REMEDIOS ANCESTRALES

DR. JOSH AXE

REMEDIOS ANCESTRALES

Los secretos de la curación con plantas,
aceites esenciales, CBD y la medicina natural
más potente de la historia

Traducción de Montserrat Asensio

PAIDÓS.

Dedico este libro a Arwyn, mi bella, valiente y brillante hija; a Chelsea, mi mejor amiga, mi mujer y el amor de mi vida; y a Dios, mi padre, por haberme otorgado una plataforma desde la que escribir este libro y la capacidad para hacerlo. ¡Me siento más que bendecido!

SUMARIO

RECONOCER LAS CARENCIAS DE LA ATENCIÓN SANITARIA BASADA EN LOS FÁRMACOS Y RECUPERAR LAS RIENDAS DE NUESTRA SALUD

Crecí en una familia que tenía una fe ciega en el poder de la medicina occidental. Mi abuela solía comenzar las conversaciones con la frase «El médico me ha dicho que tendría que...» y, entonces, seguía al pie de la letra el consejo en cuestión. Como resultado, a los sesenta años de edad tomaba quince medicamentos distintos y entre cuarenta y sesenta pastillas diarias. Eran tantas que siempre llevaba consigo el pastillero de plástico, que sacaba con frecuencia para meterse en la boca algún que otro comprimido o cápsula. Sin embargo, a pesar de su estricto cumplimiento con las prescripciones médicas, siempre estaba enferma. Su estado de salud ofrecía un contraste drástico con el de su marido. Mi abuelo no tomó ni un medicamento hasta bien cumplidos los noventa años y siguió dirigiendo un negocio a jornada completa, jugando al golf, ayudando a los más necesitados y gozando de buena salud hasta que falleció a los noventa y seis años.

Mi madre compartía la fe de mi abuela en la medicina occidental, por lo que, cuando mis hermanos y yo éramos pequeños, tomábamos obedientemente medicamentos cada vez que estornudábamos o tosíamos. Crecí en Troy (Ohio) y me resfriaba sin falta todos los inviernos, de manera que, con frecuencia, encadenaba una bronquitis tras otra desde principios de diciembre hasta finales de febrero. Aunque ahora sabemos que los antibióticos no son eficaces contra la bronquitis, que se debe a una inflamación persistente en los bronquios después de que ya haya desaparecido una infección previa, en aquella época vivía a base de antibióticos durante ese gélido trimestre. Nuestro médico era un buen hombre y solo hacía lo que creía correcto. Sin embargo, cuando ahora pienso en todos los medicamentos innecesarios, ineficaces y perjudiciales que ingerí, no tengo ninguna duda de que influyeron en los problemas intestinales y hepáticos que desarrollé más adelante y que no desaparecieron hasta que empecé a usar remedios tradicionales y a entender la comida como medicina.

Aunque los antibióticos nos pueden salvar la vida si, por ejemplo, contraemos una infección por estafilococos o una neumonía bacteriana, es mejor que los reservemos para los casos en que son realmente necesarios. Estos medicamentos están diseñados para eliminar las bacterias perjudiciales, pero también aniquilan la población de bacterias protectoras y saludables a las que conocemos como probióticos y que habitan en el intestino, lo que aumenta el riesgo de padecer una enfermedad intestinal inflamatoria, enfermedades cardiovasculares, obesidad, diabetes tipo 2, ansiedad y depresión. Estos medicamentos que nos presentan como inocuos son, en realidad, muy peligrosos. Y, sin embargo, dada la frecuencia con que los médicos los recetan durante visitas ambulatorias (casi 260 millones de prescripciones en Estados Unidos solo en 2017)[1] uno no lo sospecharía nunca.

Es muy posible que cambiar la dependencia habitual de los medicamentos con receta sea complicado. De hecho, hasta que no pasé por una experiencia desgarradora no me empecé a cuestionar la mentalidad propia de toda la medicina occidental, que se sustenta en que existe una pastilla para cada enfermedad. Cuando yo tenía trece años diagnosticaron (y trataron) a mi madre de un cáncer de mama. Jamás olvidaré la impresión que me causó encontrarme mechones de su cabello rubio en el suelo del cuarto de baño (un efecto secundario de la toxicidad de la quimioterapia) ni los meses y años posteriores, cuando me di cuenta de que, a pesar de que el cáncer de mi madre había desaparecido, ella distaba mucho de encontrarse bien. Antes del tratamiento era monitora de natación y entrenadora en un gimnasio, tenía una gran energía y gestionaba con aparente facilidad sus considerables responsabilidades profesionales y familiares; después del tratamiento, siempre estaba agotada y deprimida, y desarrolló hipotiroidismo y problemas intestinales. Yo aún era un niño, pero incluso a esa edad, me costó aceptar que la única manera de curar una enfermedad fuera tomar una medicación que dejara al paciente aún más débil de lo que estaba antes.

Fue entonces cuando se plantó la semilla de la duda: quizá nuestro amable doctor no tenía todas las respuestas. Quizá había maneras más seguras de curar la enfermedad. Quizá las hileras de frascos en el botiquín de casa eran parte del problema. Y, quizá, algún día podría encontrar una solución más saludable.

En aquella época me pareció que eran ideas muy radicales. Sin embargo, ahora veo que empezaron a moldear mi vida y me llevaron a cuestionar el *statu quo* médico y sanitario. Por ejemplo, empecé a establecer conexiones entre los alimentos que ingería y cómo me encontraba luego. En el instituto jugaba al fútbol y me di cuenta de que la leche me causaba mucosidad, algo especialmente molesto durante los entrenamientos. Así que dejé de beberla. Poco después, renuncié a los refrescos, no porque me provocaran malestar alguno, sino porque leí un artículo sobre ellos y descubrí que las bebidas con las que me hinchaba a diario carecían del menor valor nutricional. Entonces, ¿por qué las bebía? ¿Por qué las bebía todo el mundo?

Con poco más de veinte años ya me había comprometido con aprender todo lo que pudiera acerca de curar la enfermedad. Vivía en Florida y estudiaba quiropraxia, y cada vez ahondaba más en el estudio de la nutrición y de la medicina tradicional china (MTC), el ayurveda y la medicina bíblica.

Estaba plenamente implicado en ese modo de expansión mental cuando recibí una llamada de mi madre que me cambió la vida. En cuanto oí su voz llorosa, supe que algo iba muy mal: le habían vuelto a diagnosticar un cáncer. La preocupación y el miedo me causaron náuseas, pero al mismo tiempo sabía que había estrategias que la podían ayudar, estrategias que no la dejarían debilitada más adelante. Conocía el poder curativo de la nutrición y había empezado a aprender acerca de modalidades de curación alternativas en la MTC y otras formas de medicina ancestral. Así que me prometí a mí mismo que aprendería tanto como me fuera posible acerca del cáncer.

La primera pregunta que tuve que responder fue dónde centrar la investigación. Como ya era dolorosamente conocedor de los efectos secundarios de la mayoría de los tratamientos contra el cáncer que se prescriben habitualmente, parecía poco probable que el paradigma médico actual me fuera a ofrecer soluciones esperanzadoras. Así que dirigí la mirada hacia el pasado.

Escribí en el buscador «remedios tradicionales contra el cáncer», sin estar demasiado seguro de lo que encontraría. Sin embargo, hallé un verdadero tesoro de sabiduría centenaria que la medicina occidental convencional había pasado por alto (y, en ocasiones, criticado o ignorado intencionalmente). Descubrí que hacía años que los practicantes de la medicina tradicional china usaban setas medicinales para tratar el cáncer. Descubrí estudios sobre el galato de epigalocatequina (EGCG), un componente anticancerígeno del té verde. Me sorprendí una y otra vez al leer acerca de las propiedades anticancerígenas de hierbas como el ginseng, la cúrcuma o el astrágalo. A medida que iba compilando una lista de compuestos seguros, suaves y efectivos que se usaban desde hacía milenios, me iba sintiendo cada vez más como un explorador que acabara de descubrir el mapa de un tesoro enterrado. Ese era el camino que había estado buscando. Esas eran las joyas curativas que, quizá, ayudarían a mi madre a recuperarse.

A partir de mi investigación sobre remedios tradicionales y ancestrales, modifiqué por completo la dieta de mi madre, de la que eliminé toda la comida procesada, el azúcar y los hidratos de carbono simples que llenaban su despensa y su frigorífico. Los sustituí por verduras, frutos del bosque, alimentos ricos en probióticos y caldos de huesos. Le enseñé a comer grasas saludables, como el aguacate, el salmón y el aceite de oliva, además de una amplia variedad de hongos, como el shiitake, el cordyceps y el reishi, este último conocido como la «seta de la inmortalidad» en la medicina tradicional china. Acompañé esta nueva dieta saludable con otras modalidades terapéuticas, como el masaje linfático, las afirmaciones positivas, la oración

y los aceites esenciales como los de incienso (olíbano) y mirra, tratamientos ancestrales que se ha demostrado que alivian el estrés y la
ansiedad, refuerzan el sistema inmunitario y combaten el cáncer. En
lugar de quedar incapacitada por la toxicidad de la quimioterapia, se
vio reforzada por nutrientes terapéuticos y se empezó a encontrar
mejor de lo que se había encontrado desde hacía años.

Cuatro meses después de haber comenzado este régimen terapéutico, le hicieron una tomografía computarizada (TC). Las imágenes
fueron una validación asombrosa del camino que habíamos elegido.
El tumor se había reducido a la mitad de su tamaño original. No había
recibido ni quimioterapia ni radioterapia y, sin embargo, el cáncer
estaba en remisión. Salimos de la visita llenos de optimismo y de esperanza y más decididos que nunca a mantener el rumbo que habíamos iniciado.

Nueve meses después, nuestra fe en los remedios ancestrales reci-
bió la mayor validación que hubiéramos podido esperar. Los análisis
de sangre y las TC de mi madre mostraban que estaba en remisión
casi completa y, a día de hoy, sigue sana y llena de energía. A sus más
de sesenta años, participa en carreras de 5 kilómetros, practica el esquí acuático y se mantiene muy activa. Mantiene la dieta y los hábitos
de vida saludables que diseñamos después de su diagnóstico y dice
que hacía años que no se encontraba tan bien.

El cáncer es un diagnóstico muy difícil. Cuando uno se enfrenta a
una enfermedad potencialmente fatal, hay que reflexionar y sopesar
cada decisión con la ayuda de profesionales sanitarios de confianza.
Sin embargo, ver cómo mi madre mejoraba fue la prueba definitiva
que necesitaba para estar seguro de que la medicina occidental no
tenía todas las respuestas y de que, quizá, mirar al pasado era la mejor manera de cuidar de nuestra salud en el futuro.

La semilla de *Remedios ancestrales* se plantó en ese momento crucial en que descubrimos que el cáncer de mi madre había desaparecido tras haber optado por una estrategia holística y suave. En los años
que siguieron continué aprendiendo tanto como pude acerca de la
MTC y de otras tradiciones terapéuticas antiguas, como el ayurveda

indio, medicinas tradicionales de Oriente Medio o la medicina bíblica. Cuanto más aprendía, más desconcertado me sentía. ¿Por qué hemos estado tomando medicamentos caros y peligrosos cuando siempre hemos tenido a nuestro alcance estos tratamientos seguros, suaves y asequibles? ¿Por qué la medicina occidental ha ignorado la fitoterapia durante tanto tiempo? Todas esas preguntas me llevaron a plantearme otra cuestión crucial: ¿qué podía hacer para que toda esa información médica, vital y hasta ahora enterrada, fuera asequible para la población general, que la necesita hoy más que nunca?

La respuesta a esa última pregunta es el libro que sostiene usted en las manos. Ha llegado el momento de que entienda que no necesita tomar fármacos peligrosos para todas las dolencias; que el sistema médico occidental, basado en el beneficio económico, no le hace ningún favor a su salud; y que existen tratamientos alternativos y maravillosamente efectivos que pueden curar sus problemas de salud y proporcionarle un camino de bienestar para toda la vida. Me alegra poder presentarle al fin estos tratamientos naturales y saludables a fin de ayudarlo a tomar las mejores decisiones para potenciar su salud y la de su familia.

En la primera parte, descubrirá cómo las empresas farmacéuticas han secuestrado nuestro sistema sanitario y han antepuesto los beneficios económicos a la salud de las personas y aprenderá por qué los medicamentos diseñados para curarnos crean, con frecuencia, un ciclo de enfermedad del que cuesta escapar. Le explicaré por qué los remedios ancestrales son una opción más segura e inteligente y le presentaré los conceptos básicos de la estrategia tradicional para curar la enfermedad, que en realidad es muy sencilla: en lugar de tratar los síntomas, curemos el origen de la enfermedad. También aprenderá a usar los principios básicos de la medicina ancestral para encontrar la dieta adecuada para su cuerpo y a combinar alimentos de modo que los beneficios de cada ingrediente saludable se multipliquen exponencialmente.

En la segunda parte, le hablaré de los alimentos y hábitos de estilo de vida fundamentales que constituyen los cimientos de la curación y la salud del cuerpo integral. Descubrirá el valor de especias y hierbas antiguas, como el CBD (un componente del cáñamo), aceites esenciales y setas terapéuticas, además de potentes cambios en el estilo de vida como la meditación, el ayuno digital y distintos tipos de movimientos terapéuticos que pueden proporcionar una curación significativa.

Los terapeutas ancestrales no solo creían en identificar la causa subyacente de la enfermedad que afligía al paciente, sino que llevaban a cabo una investigación meticulosa y, a lo largo de los años, estudiaban y catalogaban qué remedios naturales derivados de plantas, flores, setas, hierbas y especias eran más eficaces para tratar cada enfermedad. La tercera parte es una guía sencilla y completa de este conocimiento ancestral y explica la enfermedad desde la perspectiva ancestral de la MTC y su teoría de los cinco elementos, que abarca los sistemas del organismo, las emociones y el estilo de vida; enumera las plantas que hay que ingerir para tratar el desequilibrio y la mala salud en cada sistema orgánico; y ofrece prescripciones antiguas para más de setenta enfermedades comunes que afligen a demasiadas personas en la sociedad occidental actual, como problemas digestivos, desequilibrios hormonales, disfunciones del sistema inmunitario, trastornos neurológicos y enfermedades autoinmunes.

Para terminar, en la cuarta parte encontrará recetas tan deliciosas como saludables que lo ayudarán a poner en práctica los consejos de alimentación del libro. Aportar a los órganos, la sangre y otros tejidos los nutrientes sencillos y saludables que han alimentado a los seres humanos durante siglos no solo permite prevenir y curar la enfermedad, sino que transforma la salud para poder vivir la vida de la mejor manera posible.

Cada vez más personas en Occidente caen enfermas después de haber seguido las indicaciones del médico y de tomar medicamentos peligrosos, y cada vez más personas cuestionan la sabiduría de la medicina occidental, por lo que la necesidad de alternativas es imperiosa. He escrito *Remedios ancestrales* para dar respuesta a esa necesidad. En cada página ofrezco una manera nueva de pensar acerca de la salud y de la curación, basada en conocimientos verificados por el tiempo y procedentes de sistemas médicos ancestrales que los defensores de la medicina occidental convencional preferirían que siguieran en el olvido. Sin embargo, adoptar estos tratamientos ancestrales lo ayudará, como ayudó a mi madre hace ya casi veinte años, a superar enfermedades crónicas, curar la causa subyacente de su mala salud y volver a prender la chispa en su interior. Le agradezco sinceramente que haya elegido este libro. En sus páginas encontrará las herramientas que necesita para hacer realidad el objetivo de una salud, fuerza, vigor, alegría y satisfacción que duren toda la vida.

Primera parte

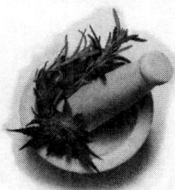

LA SABIDURÍA DE LA MEDICINA ANCESTRAL

Capítulo 1
MEDICINA ANTIGUA PARA UN MUNDO MODERNO
Cómo la industria farmacéutica ha secuestrado la atención sanitaria y por qué tenemos que retomar las riendas

Por sorprendente que resulte, la práctica de la medicina occidental en Estados Unidos tal y como la conocemos hoy comenzó hace menos de doscientos años, con la fundación de la Asociación Americana de Medicina en 1847. Las primeras empresas farmacéuticas aparecieron en esa misma época y, desde entonces, ambos sectores se han asociado y han fijado precios sin precedentes (y, en consecuencia, han obtenido beneficios elevadísimos). La era farmacéutica dio lugar a un enfoque terapéutico cada vez más sistemático y estandarizado, centrado en el tratamiento de síntomas superficiales e individuales en lugar de en la resolución de la causa verdadera y subyacente de la enfermedad, y que parece haber olvidado que cada persona es una combinación compleja y sinérgica de cuerpo, mente y alma. Y, con este proceder, la medicina moderna ha dado la espalda a miles de años de conocimiento médico sobre el funcionamiento holístico del cuerpo y sobre la mejor manera de promover la curación.

Culturas antiguas de todo el mundo, como China, India, Grecia y Oriente Medio, desarrollaron sistemas médicos sofisticados hace al menos cuatro mil años, sistemas que se siguen usando en muchos países. De hecho, los remedios ancestrales son objeto de un interés cada vez mayor, también en Estados Unidos. ¿Por qué? Porque gracias a años de aprendizaje por ensayo y error, los primeros médicos diseñaron tratamientos holísticos no agresivos pero potentes basados en la dieta, las hierbas, los aceites esenciales, la acupuntura, el movimiento y estrategias emocionales como la meditación, la oración y el contacto con la naturaleza. Estos tratamientos estaban concebidos para tratar el cuerpo a un nivel profundo y para curar la enfermedad desde el interior hasta el exterior elevando la mente y el alma para que la persona se sintiera verdaderamente bien: vital, feliz, fuerte, comprometida. Ahora, centenares de estudios científicos rigurosos han validado esas terapias ancestrales. Sin embargo, la mayoría de los médicos occidentales siguen sin prescribirlas.

En lugar de eso, recetan pastillas. ¿Que tiene fiebre? Aquí tiene un antibiótico. ¿El problema es la hipercolesterolemia? Tómese una estatina. ¿Le duele algo? Allá va un opioide. ¿Está triste? Pruebe un antidepresivo. El 74 por ciento de las visitas al médico acaban con una receta.[1] Es tan habitual que muchos de nosotros nunca nos paramos a pensar por qué la medicina actual se centra tanto en la medicación. Como resultado, los medicamentos de laboratorio se han impuesto sigilosamente en nuestras vidas.

Un informe reciente de la Kaiser Family Foundation concluyó que el 50 por ciento de los estadounidenses con edades comprendidas entre los treinta y los cuarenta y nueve años toman fármacos de algún tipo; un porcentaje que asciende al 75 por ciento en las personas de entre cincuenta y cincuenta y nueve años, y a un demoledor 90 por ciento entre las personas mayores de sesenta y cinco años. Por si eso no fuera suficiente, una tercera parte de las personas de entre cincuenta y cincuenta y nueve años y más de la mitad de las mayores de sesenta y cinco años toman cuatro o más medicamentos con regularidad.[2] Nuestra cultura ha llegado a equiparar la curación con los medicamentos hasta tal punto que muchas personas esperan que el médico les recete algo y, con frecuencia, se sienten desatendidas, incluso mal atendidas, cuando salen de la consulta sin una receta en la mano.

Los antibióticos son un ejemplo trágico de ello. Si alguna vez ha sufrido de tos crónica o si su hijo ha padecido una infección de oído, es muy probable que el médico le haya recetado uno de esos medicamentos aniquilabacterias y que usted haya estado encantado de ello. Sin embargo, el problema es que ahora sabemos que estos medicamentos no son efectivos contra la tos crónica, las infecciones de oído y muchas otras afecciones para las que se prescriben de forma rutinaria.

Aún peor, los antibióticos pueden ser mucho más peligrosos de lo que creemos. Hace mucho tiempo que se sabe que eliminan miles de millones de bacterias saludables que se hallan en el tracto gastrointestinal (microbios que desempeñan una función crucial y que nos ayudan a digerir los alimentos, combatir la inflamación y mantener un estado de ánimo elevado y un sistema inmunitario fuerte). Sin embargo, ¿sabía también que tomar antibióticos repetidamente puede aumentar el riesgo de desarrollar cáncer? Un análisis de una amplia base de datos médicos publicado en el *European Journal of Cancer* concluyó que cuantos más tratamientos con antibióticos hubiera recibido un paciente el año anterior, mayor era el riesgo de cáncer de esófago, de estómago, de páncreas, de pulmón, de próstata y de mama.[3] Los profesionales sanitarios estadounidenses escriben unos 260 millones de recetas de antibióticos cada año.[4] Aunque el riesgo de cáncer por el consumo de antibióticos es pequeño, estos ponen en peligro la salud de millones de personas.

Igualmente desconcertante es constatar que al menos el 30 por ciento de esas recetas son absolutamente innecesarias según los Centros para el Control de Enfermedades,[5] porque se prescriben para enfermedades que no responden a los antibióticos. (Personalmente, creo que el porcentaje de recetas innecesarias asciende al 90 por ciento porque nuestro cuerpo es capaz de combatir la mayoría de las infecciones bacterianas por sí solo; y, en el caso de que necesite ayuda adicional, hay múltiples plantas con propiedades antibióticas y con pocos efectos secundarios, si es que tienen alguno.) Estas tandas de medicamentos innecesarios no solo dañan la salud de quienes los toman, sino que, además, contribuyen al desarrollo de cepas letales de microbios resistentes a los antibióticos. Cada año, al menos dos millones de personas en Estados Unidos contraen una infección por bacterias resistentes a los antibióticos y veintitrés mil mueren porque las bacterias han aprendido a superar incluso a los fármacos más potentes.[6] La resistencia a los antibióticos es una de las amenazas para la salud pública más urgentes en la actualidad en todo el mundo. Si tiene una infección que pone en riesgo su vida, tomar antibióticos es absolutamente lógico. En cualquier otro caso, estoy de acuerdo con Francis Bacon, uno de los primeros impulsores de la revolución científica que, en el siglo XVI, dijo: «A veces, el remedio es peor que la enfermedad».

Los antibióticos no son más que la punta del iceberg y muy pocas personas entienden el verdadero alcance o la gravedad del riesgo que entrañan los fármacos sintéticos. Por ejemplo, quizá no sepa que el uso a largo plazo de la mayoría de los medicamentos, tanto si requieren receta como si no, puede provocar un déficit de nutrientes grave. Los inhibidores de la bomba de protones, que se suelen prescribir para tratar el reflujo ácido, limitan la capacidad del organismo para absorber las vitaminas B12 y C, así como el hierro, el calcio, el magnesio, el zinc y el betacaroteno. También aumentan el riesgo de morir de una enfermedad cardiovascular, de insuficiencia renal o de cáncer gastrointestinal.[7] Del mismo modo, algunos diuréticos que se suelen recetar para tratar la hipertensión arterial reducen los niveles de calcio, magnesio, tiamina, zinc, potasio, folato y hierro.[8] Se trata de nutrientes absolutamente esenciales para el buen funcionamiento del cerebro, del corazón y de los músculos. Y estos fármacos de uso tan generalizado no son más que dos de las docenas de medicamentos que pueden provocar déficits nutricionales graves. En la tabla siguiente encontrará medicamentos que se recetan de forma habitual y los déficits nutricionales graves que pueden causar.

Quizá no sepa tampoco que las reacciones adversas a los fármacos (desde reacciones alérgicas a antibióticos, que son muy habituales en niños, hasta hemorragias causadas por los anticoagulantes) envían cada año a urgencias a casi seiscientas mil personas,[9] el 27 por ciento de las cuales acaban ingresadas en el hospital debido a su gravedad.[10] Es más, se estima que por cada reacción adversa a un fármaco que lleva a una hospitalización, hay treinta casos leves de los que no se llega a informar a los médicos.

	FÁRMACO	NUTRIENTES AGOTADOS
ANTIÁCIDOS	Pepcid, Zantac, Tums	Calcio, ácido fólico, fosfatos, vitamina B12, zinc
ANTIBIÓTICOS	Penicilina, amoxicilina, tetraciclinas, Cipro	Ácido fólico, vitaminas B1, B2, B6, B12, calcio, magnesio, potasio, zinc, bacterias intestinales saludables
ANSIOLÍTICOS	Valium, Xanax	Calcio, melatonina
ANTIDEPRESIVOS	Cymbalta, Lexapro, Paxil, Zoloft	Ácido fólico, vitamina B12
ANTIDIABÉTICOS	Metformina	Coenzima Q10, vitamina B12, ácido fólico
ANTIHIPERTENSIVOS	Inhibidores de la ECA, betabloqueantes	CoQ10, potasio, zinc, calcio, magnesio, vitamina B1
ANTIINFLAMATORIOS	Prednisona, hidrocortisona, betametasona	Vitamina C, vitamina D, ácido fólico, calcio, potasio, selenio, zinc
ANTICONCEPTIVOS	Norinyl, TriPhasil, Yasmin y otros	Vitaminas B2, B3, B6, B12, C, bacterias intestinales saludables, magnesio, zinc
ESTRÓGENO	Estrace, Premarin, Prempro	Ácido fólico, magnesio, vitaminas B1, B2, B5, B6, B12
AINE	Ácido acetilsalicílico, paracetamol, Motrin, ibuprofeno	Vitamina C, ácido fólico, glutatión, hierro, potasio
ESTATINAS	Lipitor, Crestor, Zocor, Mevacor	Coenzima Q10, calcio, ácido fólico, hierro, magnesio, vitaminas A, B12, D, E, K
FÁRMACOS PARA LA TIROIDES	Syntrhoid, levotiroxina, Levoxyl	Calcio, hierro, fósforo

Cuantos más medicamentos tome una persona, mayor es el riesgo de reacciones adversas, lo que significa que las personas mayores de sesenta y cinco años son un grupo de gran riesgo. En 2019, un informe del Lown Institute, una institución dedicada a denunciar problemas en la atención sanitaria, estimó que, durante la próxima década, la sobrecarga farmacológica (el resultado de tomar varios medicamentos a la vez) causará la muerte prematura de ciento cincuenta mil personas mayores solo en Estados Unidos.[11] Además, investigadores de la Universidad Johns Hopkins han informado de la muerte de más de doscientas cincuenta mil personas cada año en Estados Unidos como consecuencia de errores médicos. Párese a pensarlo: la medicina occidental mata, literalmente, a cientos de miles de personas.

Cuando me convertí en médico, hice un juramento, como hacen todos los profesionales de la medicina. Juré: «Lo primero es no hacer daño». Sin embargo, ¿cómo puede ningún médico respetar ese juramento si recurrimos exclusivamente a los fármacos? Tal y como dijo sir William Osler, un respetado médico canadiense de la década de 1800: «Quien toma un medicamento se ha de recuperar dos veces: primero, de la enfermedad, y luego, del medicamento».

Lo que acabo de explicar no es más que un atisbo de la enorme tragedia alimentada por los fármacos que se está desplegando silenciosamente en nuestra sociedad. Sin embargo, hay una verdad más profunda que empeora todavía más nuestra dependencia de los fármacos. Durante años, la medicina occidental ha despreciado, ignorado, criticado e incluso enterrado deliberadamente información acerca de alternativas antiguas más seguras.

Pensemos, por ejemplo, en el CBD, una sustancia no euforizante extraída del cáñamo (una variedad de cannabis). Hace miles de años que se usa con fines medicinales, pero el gobierno estadounidense prohibió su uso para cualquier fin en la década de 1970 y lo incluyó en la misma categoría que drogas letales como la heroína y, más adelante, las metanfetaminas. Al mismo tiempo, el gobierno se hizo con la patente del CBD y otros cannabinoides (sustancias químicas halladas en la planta de cannabis) en 2003 y se está preparando para recoger dinero cuando se lancen medicamentos basados en esos compuestos. De hecho, en 2018, la FDA aprobó el primer fármaco basado en el cannabis, Epidiolex, para tratar convulsiones refractarias al tratamiento en niños. Ese mismo año, el gobierno legalizó al fin el cáñamo siempre que contenga menos de un 0,03 por ciento de tetrahidrocannabinol (THC), la sustancia psicotrópica del cannabis. Esto significa que el CBD del cáñamo (pero no de otras formas de cannabis) es legal a escala federal en Estados Unidos.

En otras palabras, durante casi cincuenta años, el gobierno estadounidense impidió que usted, yo y cualquier otra persona en el país usara legalmente el CBD y otras sustancias seguras basadas en el cáñamo, a pesar de que sabía que estas sustancias ofrecen beneficios médicos, mientras se preparaba en secreto para beneficiarse de ellas.

Si esto le indigna tanto como a mí, está leyendo el libro indicado. He escrito *Remedios ancestrales* para explicarle que las pastillas que lo enferman no son la única manera de tratar la enfermedad y para compartir con usted los mejores secretos de una variedad de tradiciones terapéuticas de todo el mundo, como la medicina tradicional china (MTC), la medicina ayurvédica y las tradiciones de la Grecia antigua, Oriente Medio y bíblica. He reunido en estas páginas las principales gemas de esos tesoros terapéuticos. Aprenderá a usar hierbas medicinales (incluido el CBD y otros cannabinoides), aceites esenciales, el movimiento terapéutico, la meditación, la oración, el contacto con la naturaleza, la acupuntura y maneras tradicionales de comer adaptadas a sus necesidades individuales.

Mientras que los fármacos entrañan un coste elevado tanto en términos económicos como de salud, estos remedios ancestrales son suaves pero potentes, seguros y efectivos si se usan bien. Y además son asequibles (¡o incluso gratuitos!). Oliver Wendell Holmes, Sr., uno de los médicos más famosos del siglo XIX, dijo: «Creo firmemente que si enviáramos toda la *materia medica* [fármacos] que usamos ahora al fondo del mar, la humanidad saldría beneficiada en detrimento de los peces». Cuando pienso en los fármacos peligrosos que los médicos recetan hoy, no puedo más que estar de acuerdo con él. Si está harto del *statu quo* impulsado por las farmacéuticas y anhela un enfoque natural seguro y más eficaz, en *Remedios ancestrales* encontrará esperanza (y ayuda).

FÁRMACOS PELIGROSOS Y LAS ALTERNATIVAS SEGURAS QUE NADIE QUIERE QUE CONOZCA

Mi crítica a la medicina occidental no es un desprecio a la medicina moderna en su conjunto. Si se sufre un accidente de automóvil, se padece un infarto de miocardio, se desarrolla un aneurisma cerebral o se contrae una fascitis necrosante (una infección bacteriana que provoca la muerte de los tejidos), no hay mejor lugar que un hospital para tratarlo. Sin embargo, si se desarrolla una enfermedad crónica y prevenible asociada a la mala alimentación, el estrés, el envejecimiento, el aumento de peso o el sedentarismo (que son los problemas que nos llevan a la consulta del médico en la mayoría de las ocasiones), es muy posible que las pastillas que recete el médico no sirvan de mucho. De hecho, casi con total seguridad crearán otro problema que solo conseguirá empeorar la salud del paciente.

Casi todos los fármacos que recetan los médicos tienen efectos secundarios, y algunos de ellos son muy severos. Veamos el caso de los antidepresivos, por ejemplo. En Estados Unidos, unos quince millones y medio de personas han tomado antidepresivos durante cinco años[12] y ocho millones y medio los toman desde hace una década o más.[13] Es un experimento muy arriesgado si tenemos en cuenta que los ensayos clínicos solo duran un par de años. Es decir, se carece de datos acerca de los efectos de su uso a largo plazo.

Los efectos secundarios que conocemos asustan. Un metaanálisis publicado en *Psychotherapy and Psychosomatics* concluyó que las personas que tomaban antidepresivos presentaban un riesgo un 14 por ciento mayor de padecer infartos de miocardio e ictus y un 33 por ciento mayor de fallecer que las personas que no los tomaban.[14] Y muchos usuarios experimentan problemas como aumento de peso, insomnio, dolores de cabeza, dolor muscular, problemas de coagulación y disminución de la libido. Por otro lado, dejar estos fármacos tampoco es fácil. Los síntomas de la retirada, como mareos, fatiga, visión borrosa, ansiedad, crisis de llanto y síntomas gripales son con frecuencia tan severos que muchos usuarios renuncian y vuelven a tomar la medicación.

La medicación puede ser útil para personas con ideaciones suicidas o con un nivel de depresión o ansiedad tan elevado que interfiere seriamente con su vida cotidiana. Sin embargo, un estudio en la revista *Health Affairs* concluyó que en el 73 por ciento de las visitas en que se recetaban antidepresivos no se informaba de ningún diagnóstico psiquiátrico.[15] En otras palabras, millones de personas con problemas leves de estado de ánimo ponen en peligro su salud innecesariamente.

Estos fármacos que se recetan de forma tan generalizada contrastan drásticamente con remedios ancestrales que pueden ayudar a aliviar los trastornos del estado de ánimo. Veamos tres tratamientos para problemas del estado de ánimo cuya eficacia ha demostrado la historia y entenderá lo que quiero decir.

- *Hierbas.* Varias hierbas antiguas, como el azafrán, el ginseng y la camomila pueden aliviar la depresión, aunque la que se ha estudiado más es el hipérico (también conocido como hierba de san Juan), que los practicantes de la MTC usan desde hace tiempo para tratar trastornos del estado de ánimo. Un metaanálisis de veintisiete ensayos clínicos publicados en el *Journal of Affective Disorders* concluyó que el hipérico es tan efectivo como los antidepresivos en las personas con depresión de leve a moderada.[16] Mientras que en Europa se prescribe de forma habitual, en Estados Unidos, por lo general, o bien se ignora o bien se califica de peligroso. No se debe usar si ya se toman antidepresivos y puede interferir con algunos fármacos, como la digoxina o la píldora anticonceptiva, pero tiene muy pocos o ningún efecto secundario.
- *Meditación.* La meditación se practica desde, al menos, el año 4000 a. C. y recientemente ha sido objeto de centenares de estudios científicos que han demostrado su eficacia para aliviar problemas emocionales. Por ejemplo, una rigurosa revisión de literatura publicada en *JAMA Internal Medicine* analizó cuarenta y siete estudios sobre la meditación como estrategia para tratar diversos problemas, como la ansiedad y la depresión, y concluyó que todos ellos habían hallado una reducción significativa y fiable de los síntomas.[17] En parte, la meditación funciona porque enseña habilidades para contrarrestar los pensamientos

depresivos o ansiógenos. (En el capítulo 9 explicaré cómo practicar una forma de meditación especialmente beneficiosa.) Sin embargo, con el tiempo, también remodela el cerebro y calma la amígdala (el centro del miedo) y refuerza las regiones dedicadas a la atención. Un estudio halló crecimiento cerebral real en personas que meditaron media hora diaria durante ocho semanas.[18] Por si todo eso fuera poco, no tiene efectos secundarios.

- *Movimiento.* El uso del yoga para centrar y calmar la mente se remonta al siglo XI en India y millones de personas pueden dar fe ahora de su capacidad para mejorar el estado de ánimo. Estudios recientes han demostrado que el yoga alivia la ansiedad y la depresión en todo tipo de personas, desde pacientes con pocos ingresos[19] y sin seguro médico hasta veteranos que sufren de Trastorno de estrés postraumático (TEPT)[20] o mujeres que esperan la fertilización *in vitro*.[21] En lugar de limitarse a tratar los síntomas de los trastornos de estado de ánimo, como hacen los fármacos, el yoga ayuda a afrontar las dificultades emocionales, lo que permite abordar o incluso eliminar el problema. Del mismo modo, otro ejercicio tradicional mente-cuerpo, el tai-chí, que consiste en movimientos lentos e intencionados, data de hace al menos setecientos años. Un metaanálisis reciente de treinta y siete ensayos controlados aleatorizados publicado en el *International Journal of Behavioral Medicine* concluyó que era una manera efectiva de aliviar la depresión, la ansiedad y el estrés.[22] Se ha visto que estas formas antiguas de movimiento suave ofrecen beneficios similares a otras formas de ejercicio contemporáneas, como caminar, correr, ir en bicicleta o nadar, que han demostrado ser tan efectivas como los antidepresivos a la hora de tratar problemas del estado de ánimo entre leves y moderados.[23] El movimiento ayuda, porque activa la secreción de endorfinas, o los neurotransmisores del bienestar; promueve el crecimiento de neuronas nuevas en el hipocampo, una región cerebral que se encoge en las personas con depresión; y reduce el estrés, que es uno de los principales factores en los problemas del estado de ánimo. Y, a diferencia de los antidepresivos, cuyos efectos secundarios pueden causar problemas de salud, el movimiento ofrece protección cardiovascular, promueve el crecimiento de tejido muscular sano y aumenta la autoestima de quien lo practica.

Los opioides son otro ejemplo de fármaco moderno peligroso que se puede sustituir por alternativas tradicionales y seguras. Estoy seguro de que conoce los riesgos que entraña el consumo de opioides. Al tratar el dolor crónico (que se estima que afecta a un 20 por ciento de los adultos estadounidenses)[24] con opioides, las empresas farmacéuticas y los médicos han creado una crisis de adicción inaudita en el país. Se estima que un 41 por ciento de los pacientes a quienes se prescribe un opiáceo para tratar el dolor crónico o bien lo usan mal o bien desarrollan dependencia,[25] lo que los lleva a sustituirlo por la heroína o el fentanilo, más fáciles de obtener, pero aún más peligrosos. Es una verdadera tragedia. Más de ciento treinta estadounidenses mueren a diario como consecuencia de una sobredosis de opiáceos.[26] En 2017, las sobredosis (la mayoría por consumo de opiáceos) costaron sesenta y tres mil vidas.[27] La cifra equivale a la suma de las bajas estadounidenses en las guerras de Vietnam y de Irak.

Hay tres factores que contribuyen a que esta tragedia sea aún más perturbadora, si cabe. En primer lugar, las empresas farmacéuticas sabían desde el primer momento lo adictivos que son estos fármacos, pero convencieron a los médicos de que eran seguros y vendieron miles de millones de ellos. En segundo lugar, los opiáceos no son más efectivos en el tratamiento del dolor crónico que los analgésicos que se pueden comprar sin receta, como el paracetamol o el ibuprofeno, según un estudio publicado en el *Journal of the American Medical Association*.[28] Y, por último, hay múltiples remedios ancestrales tan efectivos o más que los opiáceos para tratar el dolor, pero los médicos no los sugieren casi nunca, si es que lo hacen alguna vez. Estos son algunos de los mejores.

- *Acupuntura y acupresión.* Cochrane, la respetada ONG internacional, ha llevado a cabo varios metaanálisis que han concluido que la acupuntura es una manera efectiva de tratar las cefaleas tensionales y que puede ayudar a prevenir las migrañas tanto, o más, que los fármacos con receta.[29] Del mismo modo, un metaanálisis de veintinueve estudios publicado en *Archives of Internal Medicine* analizó la efectividad de la acupuntura en varios trastornos, como la artritis, el dolor musculoesquelético y el dolor de cervicales y de espalda y concluyó que podía reducir el dolor en un 50 por ciento.[30]

- *Aceite de CBD.* La sustancia no euforizante derivada de la planta del cannabis podría ayudar a aliviar el dolor consecuencia de la artritis porque reduce la inflamación (las propiedades antiinflamatorias son una de las características más notables del CBD). Aunque la investigación en humanos sobre los efectos del CBD es aún muy escasa, porque el gobierno federal estadounidense ha entorpecido su avance, los estudios animales revelan que es posible que también inhiba las vías de modulación del dolor.[31]

- *Suplementos botánicos.* Hace siglos que la medicina china usa el astrágalo, cuyas propiedades antiinflamatorias son conocidas. Estudios científicos sobre animales con osteoartritis han demostrado ahora sus propiedades analgésicas.[32] Otra planta popular en la medicina popular china, la esquisandra, ha aliviado el dolor intestinal en estudios animales.[33] La angélica china (o dong quai) contiene ligustílido, una sustancia con propiedades antiespasmódicas, sobre todo en la musculatura uterina,[34] lo que la convierte en una hierba especialmente útil para tratar el dolor y los calambres abdominales premenstruales. La cúrcuma también es efectiva para tratar el dolor, según una revisión publicada en el *Journal of Medicinal Food*,[35] probablemente por su gran eficacia antiinflamatoria. La capsaicina, que se encuentra en la pimienta de Cayena, reduce el nivel de la sustancia P, un neuropéptido que le dice al cerebro que nos duele algo.[36] Si se aplica en forma de crema, puede aliviar el dolor articular, muscular y posquirúrgico. Para terminar, las sales de Epsom, ricas en magnesio, son un analgésico efectivo para el dolor óseo, articular y muscular. Hace cientos (quizá miles) de años que se usan con este fin.

- *Aceites esenciales.* El aroma de menta puede aliviar el dolor, sobre todo el de cabeza, según un estudio publicado en el *International Journal of Preventive Medicine*,[37] y el aceite de incienso (o aceite de olíbano) aplicado de manera tópica ha demostrado su efectividad en la osteoartritis de rodilla, según una investigación publicada en el *Nutrition Journal*. Ambos ayudan a tratar la inflamación.[38] Asimismo, un metaanálisis publicado en *Pain Research and Treatment* reveló que la aromaterapia con aceite de lavanda es eficaz en el tratamiento de varios tipos de dolor,[39] probablemente gracias en parte a su efecto relajante, porque el dolor hace que el cuerpo se tense.

- *Taichí, yoga y meditación.* Se ha demostrado que estas prácticas antiguas alivian el dolor en personas con distintas afecciones. Por ejemplo, una revisión publicada en *Scientific Reports* analizó dieciocho estudios controlados aleatorizados sobre el taichí y halló evidencias de que es eficaz como analgésico en personas con osteoartritis, dolor lumbar y osteoporosis.[40] Se ha visto también que el yoga reduce el dolor y la fatiga en pacientes con fibromialgia,[41] osteoartritis de rodilla,[42] dolor lumbar[43] y dolor cervical.[44] Según una revisión de treinta y ocho estudios publicada en los *Annals of Behavioral Medicine*, la meditación no alivia solo el dolor, sino también la depresión y mejora la calidad de vida general de las personas que conviven con el dolor.[45]

CURAR SIN DAÑAR

En mi opinión, está claro que hemos depositado la fe en una industria médica que antepone los beneficios económicos a las personas y que se limita a tratar síntomas individuales en lugar de concebir la salud humana como una compleja combinación de bienestar físico, emocional y espiritual. Comparemos esta actitud con la manera de trabajar de los terapeutas de la antigüedad. Para ellos, el proceso de curación era colaborativo. Como carecían de los beneficios que ofrecen los microscopios o la tecnología moderna, acumularon un enorme depósito de conocimiento basado en cuidadosos exámenes físicos durante los que escuchaban atentamente las preocupaciones de sus pacientes y atendían a su bienestar emocional y espiritual. En lugar de apuntar a síntomas superficiales, los tratamientos que diseñaron estos primeros terapeutas, como la acupuntura, la meditación, las hierbas y los aceites esenciales, funcionaban a un nivel profundo y holístico y trataban la causa subyacente del problema para recuperar el bienestar del cuerpo y la mente como una sola entidad. Y médicos de todo el mundo siguieron usándolos durante milenios no porque fueran lucrativos, sino porque eran seguros y efectivos.

La medicina occidental sigue despreciando estos remedios ancestrales a los que califica de «alternativos». Sin embargo, marginar miles de años de sabiduría es una demostración de prepotencia. Por el contrario, creo que estos remedios ancestrales deberían ser la primera opción de tratamiento en problemas de salud no urgentes. Eso es lo que sucede en muchos de los lugares con poblaciones más longevas, como Japón, Hong Kong y Singapur. Efectivamente, unos cuatro mil millones de personas en todo el mundo (o el 80 por ciento de la población mundial) recurren a la fitoterapia como tratamiento de primera línea.[46] Tal y como ha señalado Steven Novella, neurólogo de Yale, la fitoterapia «forma parte de la ciencia médica desde hace décadas, si no siglos». ¿Cómo es posible que tratamientos que han superado la prueba de la historia sean «alternativos»?

La respuesta es muy sencilla: no lo son. Muchos fármacos actuales se han derivado de compuestos hallados en hierbas y en otras plantas. Hace más de dos mil años, Hipócrates ya prescribía hojas de sauce a los pacientes con dolor de cabeza o muscular. En la década de 1800, los científicos descubrieron que esas hojas contenían ácido acetilsalicílico, el componente activo de la aspirina. Del mismo modo, en el siglo XVII, misioneros jesuitas en el sur de África empezaron a usar la corteza de la cinchona, un árbol, para tratar la malaria, seguramente porque la población nativa ya la usaba como cura. Doscientos años después, los científicos extrajeron quinina, un tratamiento moderno habitual contra la malaria, de la corteza del árbol.

Del mismo modo, ahora nos parece que el concepto del bienestar mente-cuerpo es algo muy novedoso, pero, ya en 2000 a. C., los terapeutas de Oriente Medio y Asia sabían que la salud emocional, espiritual y mental afecta a nuestro bienestar físico, una idea que Hipócrates y otros médicos de la Grecia antigua adoptaron también y que incluso aparece en la Biblia. En Proverbios 17,22, el rey Salomón dice: «El corazón alegre constituye buen remedio; mas el espíritu triste seca los huesos».

Y, aunque el ayuno y la fitoterapia nos parezcan ultramodernos, Hipócrates centraba gran parte de sus tratamientos en estas dos estrategias. De hecho, documentó más de doscientas hierbas medicinales y enseñaba que la fitoterapia salvaba vidas. Su filosofía se basaba en esta idea nuclear: «Todos tenemos un médico en nuestro interior. Solo tenemos que ayudarlo a trabajar. La fuerza curativa natural en cada uno de nosotros es la mayor fuerza hacia la recuperación. Los alimentos deberían ser nuestra medicina. Y la medicina debería ser nuestra comida».

Los textos judíos antiguos, así como la Biblia, están repletos de sabiduría médica y de consejos sanitarios que ahora también se están «redescubriendo». La oración, la meditación, los aceites esenciales y el ayuno hunden sus raíces en las primeras tradiciones religiosas. Un pasaje en Santiago 5,14 dice: «¿Está alguno enfermo entre vosotros? Que llame a los ancianos de la Iglesia para que oren por él, ungiéndole con aceite en el nombre del Señor». El aceite de unción se elaboraba con mirra, canela, casia, cálamo aromático y aceite de oliva, una combinación con potentes propiedades curativas. En el Levítico, Dios prohíbe a los israelitas comer cerdo y marisco, porque pueden contener toxinas (preocupaciones que luego confirmaría la ciencia moderna).

A diferencia del enfoque convencional occidental que viste a todos los enfermos con el mismo traje terapéutico, los tratamientos antiguos se adaptaban a cada persona, en toda su diversidad y complejidad. Y así es como creo que deberíamos abordar la medicina de ahora en adelante. Como ha elegido este libro, entiendo que usted también comparte esta idea. Me alegro de que esté aquí.

En las páginas que siguen le aguarda abundante conocimiento ancestral. Es posible que haya cosas que le resulten conocidas y que otras le sean completamente nuevas. Sea como sea, la información lo ayudará a retomar las riendas de su salud y a tomar decisiones informadas cuando se enfrente al malestar y la enfermedad. Todos los remedios ancestrales que aconsejo son efectivos para tratar las enfermedades que azotan a la cultura moderna y que acaban con la salud de tantas personas. Juntos, estos tratamientos respaldados por la historia son un antídoto potente contra la peligrosa dependencia de fármacos caros y tóxicos.

Capítulo 2
CURAR LA CAUSA SUBYACENTE
Por qué tratar los síntomas destruye la salud y la sabiduría ancestral cura

Cuando yo era pequeño y me resfriaba, mi madre siempre me daba la misma comida: sopa de fideos con pollo de sobre y refresco de jengibre. Y la verdad es que siempre tardaba bastante en derrotar al virus. Es posible que usted tenga un recuerdo de infancia parecido. Con mis conocimientos actuales acerca de la curación, ahora entiendo por qué esos alimentos no me ayudaban a recuperarme. La sopa estaba cargada de glutamato sódico, fideos de trigo refinado y otros ingredientes artificiales o procesados que provocan una respuesta inflamatoria en el cuerpo (es justo lo contrario de lo que el cuerpo necesita para derrotar a los virus) y el refresco de jengibre era, básicamente, jarabe de maíz carbonatado con alto contenido en fructosa: cada ración contenía 40 g de azúcar, otra sustancia inflamatoria.

Sin embargo, mi madre (y quizá también la de usted) creían que esos alimentos eran curativos por un motivo bien fundamentado. De hecho, el caldo de pollo casero y las infusiones de jengibre eran tratamientos básicos contra el resfriado en la medicina tradicional china y judía. Son tan efectivos que se han seguido usando a lo largo de milenios y han llegado hasta la medicina popular occidental. Mi abuela le daba esos remedios a mi madre cuando esta era una niña y mi esposa Chelsea y yo los usamos para combatir resfriados y otros virus.

Estos remedios ancestrales funcionan porque apuntan a una de las causas que se esconden detrás de los resfriados: un exceso de frío interno. Si solo conoce el modelo occidental, estoy seguro de que esta idea le resultará muy peculiar. ¿Cómo puede el cuerpo estar frío por dentro? Admito que es una manera distinta de hablar acerca de la salud y de la curación, y más adelante en este mismo capítulo explicaré este y otros conceptos ancestrales. De momento le basta con conocer las nociones básicas: en la medicina tradicional china (MTC), si se está demasiado frío por dentro, la cura consiste en ingerir alimentos que nos calienten, como jengibre, ajo, orégano, canela, pimienta de Cayena y caldo de pollo casero. Por el contrario, si el cuerpo acumula demasiado calor, hay que refrescarlo con alimentos como manzanas, pomelo, pepino, lechuga, apio, yogur, huevos y menta.

En la medicina antigua, el objetivo del tratamiento es recuperar el equilibrio del entorno interno y reforzar los sistemas del organismo (incluido el inmunitario), lo que consigue algo que se escapa a los fármacos occidentales: curar la causa subyacente de la enfermedad. Volvamos al ejemplo de los virus. Es probable que haya oído hablar de la «teoría de los gérmenes», o la idea de que muchas de las enfermedades más habituales son consecuencia de agentes patógenos contagiosos. Louis Pasteur, un científico francés, demostró la teoría en la década de 1900. Sin embargo, esta no responde una pregunta crucial: ¿por qué unas personas contraen la enfermedad y otras siguen sanas tras la exposición al mismo microbio? La respuesta ancestral es que la toxicidad y los déficits causados por una mala alimentación, el sedentarismo, el tabaquismo, el estrés tóxico y otras emociones negativas debilitan los sistemas del organismo e inhiben la capacidad del sistema inmunitario para combatir los agentes patógenos. En otras palabras, la salud subyacente nos hace más o menos susceptibles no solo de contraer enfermedades víricas estacionales, sino también de morir como consecuencia de estas.

Si tarda bastante tiempo en recuperarse de las infecciones víricas y bacterianas, es muy probable que su sistema inmunitario esté debilitado. Esto se puede constatar durante el invierno y en las épocas de gripe, y también ha quedado demostrado durante la pandemia de COVID-19, en la que las personas mayores de setenta años o con un sistema inmunitario deprimido se han visto afectadas con mayor severidad y han tenido más probabilidades de morir que las personas jóvenes y

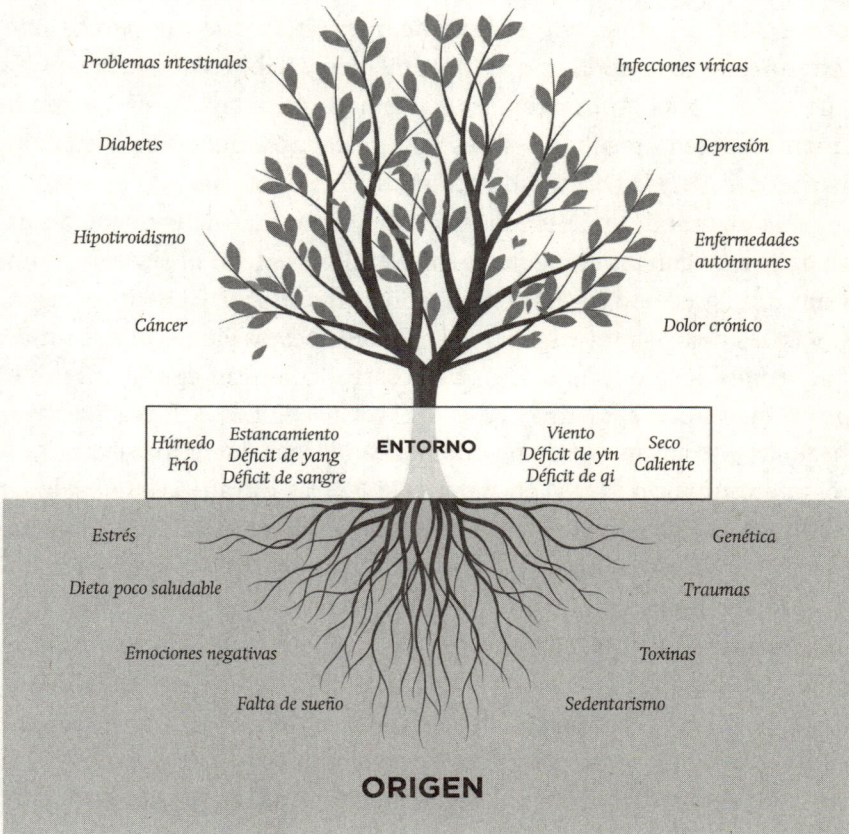

SÍNTOMAS

Problemas intestinales

Diabetes

Hipotiroidismo

Cáncer

Infecciones víricas

Depresión

Enfermedades autoinmunes

Dolor crónico

| Húmedo Frío | Estancamiento Déficit de yang Déficit de sangre | **ENTORNO** | Viento Déficit de yin Déficit de qi | Seco Caliente |

Estrés

Dieta poco saludable

Emociones negativas

Falta de sueño

Genética

Traumas

Toxinas

Sedentarismo

ORIGEN

sanas. La verdad ancestral es que la curación no viene en forma de pastilla milagrosa, sino que procede del interior del propio cuerpo. Si el sistema inmunitario está fuerte y funciona a un nivel óptimo, puede derrotar a virus y bacterias con relativa facilidad. Es posible que ni siquiera aparezcan síntomas. Uno de los problemas de depender del fármaco o de la vacuna más recientes para acabar con un virus es que siempre habrá otro virus que necesitará otro fármaco u otra vacuna. Sin embargo, si refuerza su sistema inmunitario, que está diseñado para combatir todo tipo de agentes patógenos externos, no solo se protegerá de microbios peligrosos, sino que también reducirá el riesgo de desarrollar cáncer, diabetes y otras enfermedades crónicas. En otras palabras, su salud general mejorará. Y lo que me parece más extraordinario de todo es que los remedios y hábitos de estilo de vida ancestrales pueden mantener el sistema inmunitario a pleno rendimiento y, como resultado, ofrecer la protección necesaria para combatir los virus y las bacterias incluso al envejecer.

El movimiento y la meditación que, como he mencionado antes, tienen su origen en la medicina ancestral, refuerzan el sistema inmunitario, al igual que los alimentos probióticos, el zinc y las vitaminas A, C y D (las dietas antiguas eran ricas en todos estos elementos). Es más, hace miles de años que la MTC ha desarrollado estrategias para proteger al cuerpo de epidemias víricas. *El canon interior de Huangdi*, escrito hace más de dos mil años, recomendaba hierbas que reforzaban el sistema inmunitario, una dieta saludable y otras estrategias de estilo de vida para reforzar el qi (energía celular) y el sistema inmunitario y poder luchar de esta manera contra los agentes patógenos invasores.

Efectivamente, hay todo un mundo de hierbas ancestrales y de aceites esenciales que combaten virus y refuerzan el sistema inmunitario, pero que la medicina occidental desdeña desde hace mucho. Las bayas de saúco, la equinácea, el orégano, la chiretta verde, el astrágalo, el ajo y la seta cola de pavo contienen compuestos que combaten los virus y que pueden ayudar al organismo a erradicar los agentes patógenos causantes de enfermedades. Y son extraordinariamente efectivos. Un artículo publicado en el *Chinese Journal of Integrative Medicine* en abril de 2020 informó de siete estudios que examinaban la efectividad de una fórmula de fitoterapia de la MTC durante el brote de síndrome respiratorio agudo severo (SARS) y en la pandemia de la gripe H1N1 de 2009.[1] La fórmula, que contiene una variedad de hierbas que refuerzan el sistema inmunitario, como el astrágalo, el *Atractylodes* y la regaliz, entre otras, protegió al personal médico y de enfermería chino durante ambos brotes. En tres estudios sobre el SARS, ninguno de los participantes que tomaron la fórmula de MTC contrajeron la enfermedad mortal. Del mismo modo, el índice de infección con H1N1 fue significativamente inferior entre las personas que tomaron la fórmula que entre los que no la tomaron. También hay estudios preliminares que apuntan a que hay sustancias en las naranjas (hesperidina), el galangal (galangina), el té verde (EGCG) y las cebollas (quercetina) que podrían ayudar a reprimir la infección con COVID-19. Me preguntan con mucha frecuencia por qué no hay grandes estudios aleatorizados, controlados y doble ciegos acerca de la efectividad de estos remedios. La respuesta es muy sencilla: porque son muy caros y ninguna empresa farmacéutica está dispuesta a financiarlos. Sin embargo, esto es lo que tenemos en lugar de pruebas científicas: miles de años de historia de uso. (En el capítulo 6 ahondaremos en las propiedades antivíricas de algunas hierbas específicas, y en el capítulo 8 profundizaremos en los aceites esenciales más efectivos.)

Imagine un mundo en el que el gobierno gastara miles de millones de dólares en combatir la obesidad, la diabetes y las enfermedades cardiovasculares (factores que debilitan el sistema inmunitario y que, durante la pandemia de COVID-19, han duplicado el riesgo de acabar en cuidados intensivos) y en garantizar que todo el mundo pudiera seguir una dieta saludable a base de caldo de pollo, cítricos y una amplia variedad de verduras que refuerzan el sistema inmunitario. Cuando la siguiente oleada de bichos contagiosos haga su aparición, ¿qué sucedería si los médicos prescribieran vitamina C, vitamina D, zinc y una receta de fitoterapia a base de bayas de saúco, equinácea y astrágalo? Este abordaje reforzaría drásticamente la función inmunitaria de la población.

Sea como sea, estas estrategias dietéticas, de fitoterapia y de estilo de vida deberían formar parte de su arsenal para el bienestar durante las temporadas de frío y de gripe y son especialmente importantes cuando un virus nuevo (uno con el que su sistema inmunitario no ha lidiado antes) se propaga por el mundo a toda velocidad.

Piense en cómo este conocimiento antiguo podría cambiar su vida cotidiana cuando suframos el próximo ataque de un supervirus. Si cree en el paradigma occidental (que estamos básicamente indefensos sin intervención farmacéutica), se verá superado por el miedo, lo que debilitará su sistema inmunitario. Por el contrario, si entiende que reforzar los sistemas del organismo y el sistema inmunitario lo ayuda a derrotar a los supervirus estacionales, centrará sus energías en seguir una alimentación que refuerce sus defensas naturales; reducirá el estrés con estrategias como la meditación y el ejercicio regular; y tomará hierbas y usará aceites esenciales que combaten los virus y refuerzan el sistema inmunitario. He trabajado con miles de pacientes a lo largo de los años y le puedo decir que la mentalidad médica convencional aumenta el riesgo de contraer enfermedades, mientras que el enfoque de la medicina tradicional es capacitador y ofrece una protección real que conduce a una salud y una longevidad extraordinarias.

CÓMO ACTIVAR EL SUPERPODER SECRETO DEL CUERPO: LA CAPACIDAD DE CURARSE A SÍ MISMO

Los remedios ancestrales funcionan porque tratan las dos causas más habituales de la mala salud: la toxicidad (por alimentos inflamatorios, toxinas ambientales y emociones poco saludables como la ira, la preocupación, el miedo, la soledad, el rencor, el resentimiento y el estrés) y las deficiencias (tanto déficits de vitaminas y minerales como falta de alegría, esperanza, amor, perdón y conexión).

Tres tipos de tratamientos médicos

Medicina convencional: fármacos y cirugía prescritos como tratamiento para ocultar los síntomas.

Medicina integrativa: recomendaciones de alimentación generales para todo el mundo; suplementos, ejercicio y terapias naturales para tratar las causas de los síntomas.

Medicina ancestral: dieta personalizada, fitoterapia, aceites esenciales, ejercicio físico, tratamientos holísticos, recomendaciones de salud emocional orientadas a tratar la causa subyacente de la enfermedad.

Aunque estos remedios se alejan del modelo occidental actual, son precisamente lo que necesitamos ahora. Cuando inauguré mi clínica de medicina funcional en Nashville, me sorprendió ver la cantidad de pacientes que me venían a ver después de haber visitado ya a tres, cuatro, seis o incluso más médicos convencionales. Durante mis conversaciones con ellos, oía una y otra vez la misma historia: el ciclo de iniciar una medicación, desarrollar efectos secundarios, recibir una segunda o una tercera receta para tratar los efectos secundarios que, con frecuencia, duraban años y, mientras, esas personas que habían estado razonablemente sanas estaban cada vez más enfermas, débiles e incapacitadas. Y lo que es aún más perturbador: se empezaban a considerar personas enfermas, personas con problemas de salud crónicos que se podían controlar con medicación, pero que nunca se curarían del todo. Cuando llegaban a mi consulta, muchos de mis pacientes ya se habían resignado a tener una vida de mala salud.

Durante las primeras visitas, mientras hablaba con ellos acerca de sus vidas, de sus historias y de sus síntomas, una de las cosas que más me sorprendió fue que empezaron a aparecer similitudes alarmantes. En la mayoría de los casos, el origen de los problemas de salud del paciente estaba en un estilo de vida tóxico, en una vida emocional desequilibrada o en ambas cosas. Por ejemplo, la mayoría estaban sometidos a mucho estrés, con frecuencia por factores como un divorcio, un hijo o un progenitor enfermo, problemas económicos o una carga de trabajo excesiva. Algunos habían sufrido traumas, ya fuera durante la infancia o en la edad adulta, que les hacían saltar las lágrimas años después al recordarlos. Muchos también comían mal, porque siempre estaban ocupados haciendo algo o tenían poco tiempo (o habilidad) para cocinar, o el supermercado más próximo era muy pequeño y no tenía fruta o verdura, ni carne, pescado o pollo frescos. Muchos tampoco hacían ejercicio, o bien porque se pasaban todo el día sentados ante el escritorio o bien porque tenían un trayecto hasta el trabajo muy largo, tenían sobrepeso y hacer ejercicio les resultaba muy incómodo o, sencillamente, no tenían el hábito.

Cuando los comenzaba a tratar con cambios de alimentación y de estilo de vida personalizados que se usaban desde hacía siglos, además de con hierbas antiguas y aceites esenciales para reducir la inflamación y reforzar el funcionamiento de órganos clave a nivel celular, estos pacientes mejoraban. Perdían peso, incrementaban su energía y recuperaban cierta sensación de control sobre sus vidas.

En cada visita veía mejoras tangibles y, con frecuencia, drásticas. Al cabo de unos pocos años, más de cincuenta de mis pacientes con diabetes tipo 2 pudieron revertir el diagnóstico. Cuando se empezaban a mover más y a comer de un modo más parecido a como lo hacían nuestros antepasados (eliminando el azúcar y los hidratos de carbono y aumentando la ingesta de verduras, ternera de pasto, pescado salvaje y grasas saludables), su producción de insulina se normalizaba y el nivel de glucosa descendía, con frecuencia hasta el punto de que ya no necesitaban medicación. Del mismo modo, docenas de pacientes con enfermedades autoinmunes, síndrome del intestino permeable, migrañas y depresión clínica superaron sus dolencias y recuperaron la buena salud.

Y no solo recuperaban la salud física, sino que, a medida que iban mejorando, se empezaban a ver bajo otro prisma. Ya no se veían como personas enfermas que nunca estarían bien del todo. Se habían transformado en personas sanas que, a veces, se ponían enfermas.

Los remedios ancestrales no funcionan de la noche a la mañana ni son soluciones instantáneas. Y eso puede ser frustrante para quienes están acostumbrados a la perspectiva occidental. Cuando uno se encuentra mal o descubre que tiene un problema de salud, es natural querer mejorar rápidamente. Tomarse una pastilla satisface el deseo de una solución instantánea. Sin embargo, la misma mentalidad que nos lleva a querer recuperarnos rápidamente hace que pasemos por alto una verdad importante: el cuerpo se diseñó para curarse, para combatir las bacterias y otros virus, para cicatrizar heridas y para matar células que han mutado. Yo creo que Dios puso en nuestro interior el poder de curarnos a nosotros mismos. Sin embargo, da igual cuáles sean sus creencias: el cuerpo se cura a sí mismo. Piénselo. Si se corta un dedo, ¿qué sucede a continuación? La piel cicatriza y cierra la herida. ¿Qué sucede cuando nos resfriamos? Tenemos fiebre, nos encontramos mal unos días y nos empezamos a recuperar. En palabras de Hipócrates: «La fuerza de curación natural que albergamos en nuestro interior es la mayor fuerza que nos cura».

Los fármacos con receta (y sin receta también) pasan por alto, y en ocasiones bloquean, la extraordinaria capacidad de recuperación que está programada en nuestros sistemas y, como obligan al cuerpo a hacer cosas que no haría de forma natural, no nos debería sorprender que causen problemas más adelante. Por el contrario, los remedios ancestrales refuerzan la capacidad de recuperación interna y contribuyen de manera suave a que el cuerpo haga lo que sabe hacer mejor: curarse.

De la misma manera que un árbol crece si está expuesto al sol, a la lluvia y a un terreno rico en nutrientes, el cuerpo se ve reforzado por las emociones positivas, los alimentos nutritivos y un equilibrio saludable entre la actividad y el descanso. Y esto es lo más sorprendente de todo: no es necesario usar ni un solo fármaco. Si sustituimos alimentos proinflamatorios por alimentos regeneradores, si transformamos las emociones tóxicas en emociones positivas, si nos movemos más y si superamos los traumas pasados, tendremos la capacidad de recuperarnos de casi todo.

IDENTIFICAR LA CAUSA SUBYACENTE AYUDA A ENCONTRAR LA SOLUCIÓN

En 2012, Stephanie, una madre atareada y profesional sanitaria con una consulta de éxito, vino a mi clínica de medicina funcional quejándose de fatiga y de caída de cabello. Durante la conversación mencionó que un par de años antes le habían diagnosticado hipotiroidismo (otra consecuencia clásica de estar demasiado «frío» internamente). Su médico occidental le había recetado levotiroxina, una hormona tiroidea sintética que puede causar caída de cabello, cambios de humor, cansancio, temblores y dolores de cabeza. No la ayudó. Así que Stephanie acudió a un naturópata, que le recomendó que redujera la ingesta de azúcar, comiera más verdura y tomara vitamina B12, selenio y un probiótico para mejorar su salud intestinal. Cuando eso tampoco la ayudó, vino a verme.

Le expliqué que, desde el punto de vista de la medicina china, el hipotiroidismo se debe a dos problemas subyacentes: déficit de qi (energía vital) y déficit de yang (más adelante explicaré con mayor detalle qué significa esto, pero el yang se asocia a hormonas energizantes como el cortisol o la adrenalina), y ambas cosas se asocian a que las glándulas suprarrenales están sometidas a una presión excesiva. Las glándulas suprarrenales son como las pilas del cuerpo. Estas glándulas diminutas están sobre los riñones y producen hormonas, como el cortisol, que ayudan al cuerpo a responder ante el estrés y a regular la tensión arterial, el metabolismo y otras funciones vitales. Cuando nos vemos sometidos a mucho estrés, las glándulas suprarrenales están activadas continuamente, lo que al final lleva a que dejen de funcionar bien. En otras palabras, el hipotiroidismo es el síntoma más evidente de un desequilibrio subyacente más profundo.

Para ayudarla a recuperar el equilibrio interno, le sugerí que comiera alimentos de colores oscuros y que alimentan el qi, como cerezas, higos, arroz integral, sopa de miso y caldo de huesos, además de alimentos que impulsan el yang, como ternera de pasto, nueces, canela, fenogreco y romero. Para reforzar las glándulas suprarrenales le prescribí ashwagandha (bufera) y astrágalo, dos hierbas que ayudan al organismo a afrontar el estrés.

Le gustaba mucho correr, pero correr no refuerza el yang tanto como el entrenamiento de fuerza y de intervalo, así que le pedí que cambiara a ese tipo de ejercicio. Por otro lado, se sentía agotada emocionalmente, porque trabajaba durante largas jornadas laborales y decía que sí a todas las propuestas de participar en las actividades de la escuela de su hija. Para ayudarla a instaurar límites más saludables, le sugerí que practicara decir que no y, así, crear tiempo para relajarse y descansar con su familia, dormir más y recargar la mente, el cuerpo y el alma.

PILA SUPRARRENAL DEL ORGANISMO

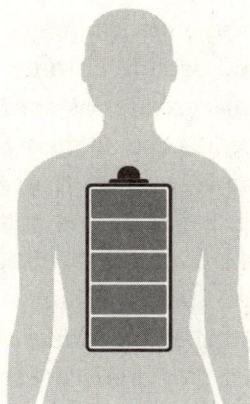 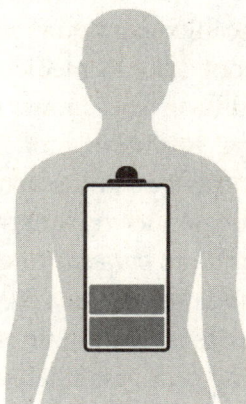

RECARGA	DESCARGA
Fe	Estrés
Esperanza	Miedo
Oración	Preocupación
Meditación	Baja autoestima
Lecturas espirituales	Comparaciones
Contacto con la naturaleza	con los demás
Más de ocho horas de sueño	Exceso de trabajo
Alimentos de elevada densidad	Sueño insuficiente
nutricional	Dieta poco saludable
Ejercicio suave	Dispositivos digitales
Relaciones profundas	Relaciones tóxicas
Propósito	Falta de identidad

Cuando la vi tres meses después, tenía más cabello y más energía. Al cabo de unos meses más, había dejado de tomar la medicación para el hipotiroidismo y se encontraba muy bien. Se quedó muy sorprendida ante el impacto que mis sencillas recomendaciones habían ejercido sobre su salud, aunque yo no me sorprendí en absoluto. La levotiroxina trata los síntomas del hipotiroidismo, pero no lo cura, como tampoco lo hubieran curado los cambios de alimentación que le había sugerido el naturópata.

Tomar fármacos es como quitar la bombilla del piloto del salpicadero que nos insta a revisar el motor en lugar de llevar el automóvil a un mecánico para que mire bajo el capó e identifique el problema. Por el contrario, la medicina tradicional arregla el motor para que pueda funcionar de manera óptima. Estas estrategias ancestrales devuelven el equilibrio a todo el sistema: el cuerpo, la mente y el alma.

Mientras que la medicina occidental casi nunca tiene en cuenta las emociones, los terapeutas ancestrales respetaban el poder que tienen estas tanto para curarnos como para enfermarnos. Intuitivamente, todos sabemos que es así. Muchas veces, cuando estamos preocupados o ansiosos, nos empieza a doler la tripa. En ocasiones, cuando un niño tiene una pesadilla, moja la cama. ¿Por qué? Porque el miedo causa una disfunción en los riñones y la vejiga. La ansiedad afecta al corazón y al cerebro, eleva la tensión arterial y nubla el entendimiento. Estoy seguro de que alguna vez habrá oído calificar a alguien de «borracho iracundo». Las personas que beben en exceso acostumbran a ser más beligerantes, porque el alcohol provoca toxicidad hepática y la ira y el hígado están relacionados.

La pena puede causar todo tipo de estragos físicos, porque debilita el sistema inmunitario. Tuve una paciente que desarrolló una enfermedad autoinmune cuando su hija (que era su mejor amiga) se fue de casa para ir a la universidad. La animé a que programara horarios regulares para contactar con su hija, se uniera a algún club de mujeres y adoptara una dieta específica para reforzar el sistema inmunitario, rica en caldo de pollo, ajo y jengibre. También le pedí que se centrara más en el futuro, tanto si eso quería decir hacer planes de ocio como fijarse objetivos a largo plazo. Durante el año siguiente, su salud mejoró drásticamente y se sintió más contenta y más en paz con esta nueva fase de su vida.

Cuando el cuerpo se ve sometido al desgaste que suponen las emociones negativas, como la preocupación, la ira o el estrés, es más vulnerable a múltiples enfermedades y dolencias. Algunos de los primeros médicos convencionales en Occidente eran conscientes de ello. En 1895, Daniel David Palmer, el fundador de la quiropraxia, dijo: «El cuerpo humano enferma como resultado de un exceso de trauma, de toxinas o de pensamientos, o por una combinación de los tres agentes».

Mucho antes, los médicos ancestrales no solo reconocían la existencia de vínculos inextricables entre el cuerpo, la mente y el alma, sino que concebían el cuerpo como una compleja red de elementos interconectados en lugar de como sistemas u órganos separados. Entendían que, si uno de los sistemas del organismo funciona mal, es inevitable que el resto se acaben viendo afectados también. Como resultado, desarrollaron tratamientos diseñados para devolver la salud a todo el sistema. Por ejemplo, los practicantes de la medicina tradicional china desarrollaron la acupuntura (el uso de agujas diminutas para tratar las causas subyacentes de los síntomas) y las copas de succión o ventosas, que se usan para aumentar el riego sanguíneo en músculos lesionados o doloridos. Ambas estrategias son efectivas porque liberan los bloqueos energéticos y restauran un flujo saludable de qi en el cuerpo. Reequilibran el sistema al completo.

Los practicantes de la medicina occidental convencional afirman que, como no podemos ver el qi del cuerpo, no se puede explicar cómo funciona la acupuntura y que, en consecuencia, esta ha de ser inefectiva (a pesar de los estudios que demuestran que la acupuntura es extraordinariamente efectiva en el tratamiento de múltiples enfermedades). Sin embargo, no reconocen que tampoco se entiende completamente cómo o por qué «funcionan» muchos de los medicamentos que se recetan con frecuencia, como los antidepresivos, el litio (un tratamiento habitual para el trastorno bipolar) o, incluso, el paracetamol que se encuentra en tantos botiquines domésticos. Tal y como declaró Peter Imming, un químico farmacéutico alemán, al sitio web *The Scientist*, «si nos deshiciéramos de todos los fármacos cuyos mecanismos moleculares desconocemos, no nos quedarían muchos».[2]

Los tratamientos ancestrales han superado la prueba del tiempo precisamente porque son efectivos y, en la actualidad, su efectividad se reconoce de un modo más generalizado. Por ejemplo, a pesar de los escépticos, cada vez hay más seguros médicos que cubren los tratamientos con acupuntura y las copas de succión están adquiriendo popularidad entre atletas profesionales que dicen que los ayudan a mantenerse en plena forma para las competiciones.

Mi estrategia basada en los remedios ancestrales también incluye tratamientos ayurvédicos. Este sistema de curación natural tiene cuatro mil años de antigüedad, se originó en India y parte de la premisa de que existen tres energías, o *doshas*: Vata, Pitta y Kapha. Los terapeutas ayurvédicos creen que todas las dolencias y enfermedades tienen su origen en el desequilibrio de estas tres energías. Al igual que la MTC y la medicina tradicional de Oriente Medio, el objetivo del ayurveda es curar la causa subyacente de la enfermedad curando los pensamientos, creencias y hábitos de estilo de vida con estrategias como la alimentación, la reducción del estrés y remedios de fitoterapia que devuelven el equilibrio al cuerpo.

La medicina tradicional occidental solo ve la enfermedad a través de la lente de la disfunción física cuantificable, lo que reduce el cuerpo, y el sufrimiento, a problemas estandarizados, como si todos fuéramos idénticos, como si nuestras vidas, emociones, composición fisiológica y ADN fueran indistinguibles. Sin embargo, lo cierto es que no hay dos cuerpos ni circunstancias exactamente iguales. Ese es uno de los motivos por los que me he convertido en un ferviente defensor de la medicina ancestral. Como me esfuerzo por llegar a la causa subyacente de los problemas personales y únicos de cada paciente, todos los tratamientos que recomiendo están hechos a medida para cada uno de ellos, según sus necesidades y su vida. Y como los remedios ancestrales curan y refuerzan el cuerpo con suavidad, suscitan más ecuanimidad, bienestar y salud general, una mejoría que puede durar toda una vida.

IDENTIFICAR LA CAUSA SUBYACENTE, Y LA CURA, DE LA ENFERMEDAD

Según la MTC, la causa que se halla detrás de todas las enfermedades son tipos determinados de desequilibrios internos. Sobre la base de esa premisa fundamental, los médicos de la China antigua desarrollaron una filosofía exhaustiva cuyo propósito era entender esos desequilibrios. En este apartado, le explicaré este paradigma además de las influencias internas más habituales que se pueden acabar desequilibrando: el qi, la sangre, el yin, el yang, el frío, el calor, la humedad, la sequedad, el estancamiento y el viento. La primera vez que oí hablar de estos conceptos me parecieron muy peculiares. Sin embargo, ahora que hace años que trabajo desde la perspectiva de la MTC, he descubierto lo profundamente útiles que son para entender la salud y la enfermedad, además de para curar enfermedades. Sí, incluso las que, desde la postura occidental, parecen incurables.

A continuación encontrará doce conceptos diagnósticos y terapéuticos básicos de la medicina tradicional china, además de listas de alimentos que lo pueden ayudar a reequilibrar el cuerpo si detecta déficits o debilidades en cualquiera de esas áreas. Retomaremos estos conceptos en los capítulos que siguen. Entenderlos puede llegar a revolucionar cómo piensa acerca de su salud. Es más, si acude a un médico holístico que practique la medicina tradicional china (espero que lo haga), la información que sigue lo ayudará a contar con cierto contexto y algo de información básica de modo que entenderá mejor lo que pase en la consulta.

Qi

El qi es como la pila o la batería interna del cuerpo. Es un precepto fundamental de la medicina tradicional china que se traduce como «fuerza vital» o «energía vital» y que circula por todo el cuerpo por vías llamadas meridianos que conectan todos los sistemas del organismo. La acupuntura y la acupresión ayudan a restaurarlo tratando puntos meridianos específicos en todo el cuerpo. Otros sistemas médicos antiguos tienen conceptos similares. En India la energía interna recibe el nombre de *prana*; en Japón, también la llaman *ki*; en la Grecia antigua la llamaban *pneuma* y en algunas zonas de África la llaman *ashe*. En términos científicos, el qi es similar al trifosfato de adenosina (ATP), una sustancia química portadora de energía que se halla en las células de todos los seres vivos. Al igual que el qi, el ATP proporciona energía para todo, desde las contracciones musculares hasta los impulsos nerviosos. Los órganos más asociados al qi son las glándulas suprarrenales, que producen hormonas que aumentan el nivel de energía, como la adrenalina y el cortisol. Sea cual sea la tradición médica, el concepto básico es que, si la batería interna está cargada, el cuerpo funciona de un modo más eficiente y tiene más capacidad para combatir los virus del resfriado y de la gripe con que se pueda encontrar. Sin embargo, tal y como sucede con la batería del móvil, el qi necesita que lo recarguemos con regularidad. Esta fuerza vital interior se alimenta de los hábitos de vida saludables, de estrategias emocionales como el refuerzo de la autoestima, de la búsqueda de propósito y de la reducción del temor y de hábitos como dormir lo suficiente y hacer ejercicios de respiración. Algunos de los signos de déficit de qi son los trastornos de la glándula tiroides, la fatiga suprarrenal, los periodos menstruales irregulares, la infertilidad, la debilidad, la ansiedad y la susceptibilidad a infecciones.

- *Alimentos que refuerzan el qi*: Frutos del bosque y bayas (sobre todo las bayas de goji), cerezas, higos, verduras de hoja verde, berros, zanahoria, calabaza, calabacín amarillo, maca, guisantes, lentejas, judías, arroz, quinoa, avena, castañas, coco, miso, caldo de huesos, ternera de pasto, pollo campero, pescado salvaje, huevos de gallinas ecológicas criadas en libertad y todas las setas medicinales, como los shiitake, los reishi o los chaga.
- *Hierbas que refuerzan el qi*: Rehmannia, ashwagandha, astrágalo, rhodiola, fo-ti, esquisandra, codonopsis, ginseng, cordyceps, reishi, regaliz, cúrcuma, fenogreco y canela.
- *Alimentos que debilitan el qi*: Alimentos fríos, como el helado con base de productos lácteos, las verduras crudas y las bebidas frías; azúcar refinado, grasas hidrogenadas, fruta tropical deshidratada, alcohol y un exceso de sal.

Sangre

En la MTC, la sangre no solo se encarga de llevar oxígeno y nutrientes a todo el cuerpo, sino que también es la responsable de calentar, humedecer y nutrir los órganos y está íntimamente relacionada con la salud cardiaca y mental. Según la MTC, la sangre alberga nuestro espíritu, lo que explica por qué a los antiguos les gustaba decir cosas como «Ama con todo tu corazón». El bazo produce sangre, que luego el hígado lleva al resto del cuerpo. Con tantas funciones, no es sorprendente que la falta de sangre o la sangre con pocos nutrientes pueda provocar tantos problemas de salud. Se conoce como déficit de sangre y puede provocar anemia, fatiga, debilidad, palidez, mareos, mala memoria e insomnio.

- *Alimentos que refuerzan la sangre*: Cerezas, higos, bayas de goji, ciruelas pasas, coco, avena, remolacha, acelgas, kale, zanahorias, boniatos, cebollas, espinacas, calabaza, huevos, hígado, caldo de pollo, ternera de pasto, pavo, venado, salmón salvaje, sardinas, nueces, garbanzos y jengibre.
- *Hierbas que refuerzan la sangre*: Dong quai, peonías, astrágalo, canela, perejil y rehmannia.
- *Alimentos que debilitan la sangre*: Ensaladas, fruta cruda, verdura cruda, pepino, exceso de fruta, sandía, tofu, productos lácteos, azúcar refinado, chocolate y agua muy fría.

Yin y yang

Estoy seguro de que ya habrá oído hablar del yin y el yang. Es posible que incluso haya visto el símbolo (un círculo dividido por una línea curva en dos mitades, una blanca y otra negra) que denota el concepto en la medicina china. El significado del símbolo es el siguiente: el yin y el yang representan el equilibrio entre las fuerzas opuestas de la vida, como el trabajo y el descanso o la oscuridad y la luz. Físicamente, alude al equilibrio hormonal, donde el yin son las hormonas «femeninas» calmantes, como el estrógeno, y el yang son las hormonas «masculinas» energizantes, como la testosterona. A pesar de que el yin y el yang se asocian a la medicina china, sus principios básicos tienen raíces aún más antiguas. De hecho, varios historiadores creen que algunas filosofías médicas orientales comenzaron con Abraham, que aparece citado en varios textos religiosos, como la Biblia. Génesis 25,6 afirma: «Pero a los hijos de sus concubinas dio Abraham dones, y los envió lejos de Isaac, su hijo, mientras él vivía, hacia el oriente, a la tierra oriental». Se cree que esos dones eran medicinas y prácticas terapéuticas, como el incienso, y que «la tierra oriental» eran India y Asia, donde comenzaron el ayurveda y la medicina tradicional china. Los conceptos del yin y el yang aparecen a principios del Génesis, cuando Dios creó el Cielo y la Tierra, la luz y la oscuridad, la noche y el día, al hombre y a la mujer. A continuación tiene más ejemplos de yin y yang:

YANG	YIN
LUZ	OSCURIDAD
DÍA	NOCHE
MASCULINO	FEMENINO
IZQUIERDA	DERECHA
EXTERNO	INTERNO
CALIENTE	FRÍO
SECO	HÚMEDO
EXCESO	DÉFICIT
TRABAJO	DESCANSO
RAPIDEZ	LENTITUD
DURO	BLANDO
CROSSFIT	YOGA
TESTOSTERONA	ESTRÓGENO
CORTISOL	MELATONINA
FUNCIÓN	ESTRUCTURA
CIELO	TIERRA

Desde el punto de vista de la medicina tradicional china, para tener un qi fuerte es necesario contar con un yin y un yang equilibrados. Algunos de los signos de un déficit de yin son la sequedad de piel y de cabello, sudoración nocturna, sed excesiva, dolores musculares (sobre todo en las rodillas y en la zona lumbar), mala memoria, ansiedad, irritabilidad, inquietud y problemas de sueño. Por otro lado, el déficit de yang puede causar falta de energía, falta de libido, déficit de testosterona, debilidad muscular, pies y manos frías o sensación de frío en el cuerpo.

- *Alimentos que refuerzan el yang*: Cerezas, dátiles, ajo, frambuesas, calabacín amarillo, zanahoria, calabaza, ternera de pasto, cordero, trucha, venado, pollo, pescados grasos, huevos, boniatos, avena, quinoa, judías negras, judías blancas, tubérculos, guindillas, shiitake, quesos duros, pistachos, nueces, coco y sal marina.
- *Hierbas que refuerzan el yang*: Fenogreco, ginseng, codonopsis, cordyceps, pimienta negra, canela, cúrcuma, romero y cuerno de alce.
- *Alimentos que debilitan el yang*: Verduras crudas, ensaladas, soja, azúcar refinado, helado, alimentos procesados y un exceso de sal.

Para el déficit de yin, consulte las recomendaciones para la sequedad, en la página 60.

Yin y yang
EQUILIBRIO ALIMENTARIO

ESPÁRRAGOS	CÍTRICOS	TUBÉRCULOS	NUECES
PEPINO	MIEL	CEREZAS	QUINOA
APIO	PATATAS	AJO	QUESOS DUROS
TOMATE	ESPELTA	FENOGRECO	PESCADOS GRASOS
BERENJENA	LÁCTEOS	CANELA	TERNERA
PERA	PATO	GUINDILLAS	CORDERO
FRUTAS TROPICALES	TOFU	COCO	HUEVOS
SANDÍA	INFUSIONES	PISTACHOS	SAL MARINA

YIN
Contrae y enfría

YANG
Expande y calienta

Frío y calor

El frío y el calor son dos de los seis «males» o «influencias perniciosas» en la medicina china (explicaré las otras cuatro en los dos apartados siguientes) que afectan al equilibrio físico y emocional del yin y el yang y que pueden provocar enfermedades. El frío puede invadir el cuerpo desde el entorno o mediante un virus de resfriado, pero también como consecuencia de la ansiedad o del miedo. Se manifiesta como fatiga, heces muy blandas, problemas de digestión, metabolismo lento, frío en las extremidades, mala circulación y propensión a la enfermedad. La nutrición tradicional china clasifica a los alimentos como calientes o fríos no solo basándose en la temperatura, sino también en función de cómo estos afectan al cuerpo. Por ejemplo, las hierbas y los alimentos calientes activan el sistema inmunitario. Cuando inauguré mi clínica, me vino a ver un anciano que vivía en una zona rural. Tenía mucosidad y estornudaba y le pregunté si se tomaba algo para el resfriado. Me respondió: «Sí, whisky caliente con miel y canela». Aunque prefiero los tratamientos sin alcohol, en teoría este remedio tiene mucho sentido. El whisky es el licor más caliente y la canela también es una hierba caliente. Tal y como he mencionado al principio del capítulo, el color de los alimentos también es importante. Los terapeutas tradicionales usaban caldo de pollo en lugar de caldo de ternera para tratar los resfriados porque es amarillo y los alimentos amarillos son potentes reforzadores del sistema inmunitario y se sabe que refuerzan los pulmones y el colon. El jengibre y el ajo también son amarillos.

- *Alimentos que calientan*: Cerezas, dátiles, melocotones, caldo de huesos, cordero, ternera de pasto, venado, pollo, calabacín amarillo, calabaza, mostaza china, albahaca, ajo, eneldo, cebolla, arroz, avena, mantequilla de frutos secos, pistachos, nueces, piñones, mantequilla, café, chocolate y vino tinto.
- *Hierbas que calientan*: Pimienta de Cayena, pimienta negra, canela, jengibre, cúrcuma, albahaca sagrada, clavo y orégano.

- *Alimentos que es mejor evitar*: Los alimentos fríos y frescos de la tabla que se ofrece a continuación, sobre todo el exceso de fruta, el pepino, los lácteos, los alimentos crudos, los zumos vegetales y el agua muy fría.

Por otro lado, el exceso de «calor» es como conducir un automóvil a toda potencia sin apenas aceite o refrigerante en el motor y con combustible de poca calidad. Acelera el desgaste y provoca que el motor se estropee prematuramente. Del mismo modo, seguir una alimentación rica en alimentos procesados y en azúcar, trabajar en exceso y sufrir de estrés crónico causa calor en el cuerpo, lo que con frecuencia se traduce en inflamación (una causa subyacente de prácticamente cualquier enfermedad crónica en la que pueda pensar). Hipertensión, erupciones cutáneas, fiebre e insomnio son algunos de los síntomas del exceso de calor.

FRÍOS	FRESCOS	NEUTROS	TEMPLADOS	CALIENTES
Pepino	Espárragos	Alcachofa	Coles de Bruselas	Guindilla
Diente de león	Brócoli	Remolacha	Kale	Cordero
Ruibarbo	Apio	Col	Cebollas	Trucha
Castaña de agua	Berenjena	Coliflor	Pimientos	Canela
Tomate	Rábano	Aceitunas	Calabaza	Jengibre
Plátano	Espinacas	Guisantes	Calabacín amarillo	Mostaza
Arándano rojo	Amaranto	Patatas	Judías negras	Ajo
Limón	Cebada	Boniatos	Avena	Rábano picante
Lima	Trigo sarraceno	Garbanzos	Quinoa	Pimienta
Pomelo	Manzana	Judías blancas	Zarzamoras	de Cayena
Melón	Aguacate	Lentejas	Cerezas	Chiles
Moras (árbol)	Arándanos azules	Maíz	Dátiles	Licores
Sandía	Kiwis	Arroz	Melocotones	
Judía mungo	Peras	Centeno	Frambuesas	
Yogur	Fresas	Higos	Ternera	
Cangrejo	Huevos de pato	Ciruelas	Mantequilla	
Tofu	Espirulina	Granadas	Caldo de huesos	
Ralladura de limón	Menta	Huevos de gallina	Pollo	
Algas	Té verde	Leche	Salmón	
Sal marina	Cerveza	Pescado blanco	Piñones	
		Atún	Pipas de calabaza	
		Almendras	Nueces	
		Chía	Cacao	
		Semillas de lino	Café	
		Coco	Miso	
		Sésamo	Vino	
		Miel		

- *Alimentos refrescantes*: Manzanas, plátanos, cítricos, kiwis, peras, melón, sandía, agua de coco, aguacate, espárragos, apio, pepino, tomate, col, verduras de hoja verde, rábanos, calabacín, cilantro, judías mungo, castañas de agua, cebada, miso, algas, pescado crudo y yogur.
- *Hierbas refrescantes*: Áloe vera, escutelaria, menta, rosa, hinojo, moras (árbol), ortigas y chiretta verde.
- *Alimentos que es mejor evitar*: Fritos, comida picante, cordero, carne roja, frutos secos, licores, exceso de aceite y exceso de hierbas calientes. También es importante cómo se elabora la comida. Consuma más alimentos hervidos, al vapor o crudos que horneados, fritos, asados o a la barbacoa.

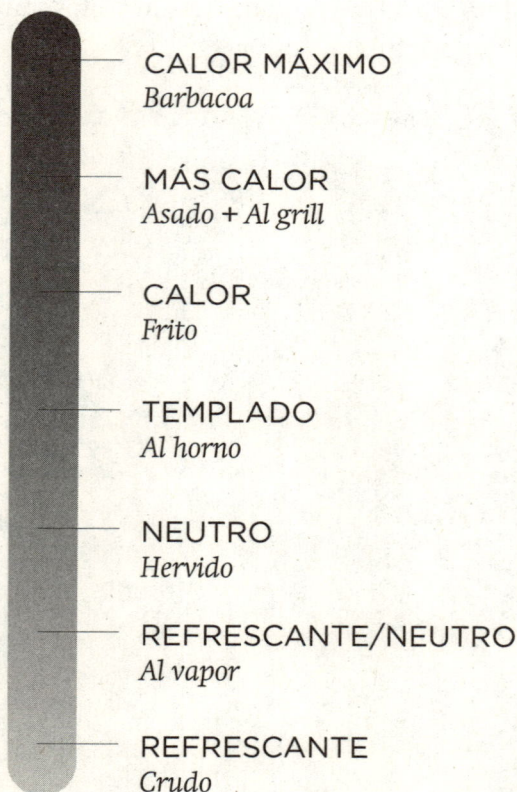

CALOR MÁXIMO
Barbacoa

MÁS CALOR
Asado + Al grill

CALOR
Frito

TEMPLADO
Al horno

NEUTRO
Hervido

REFRESCANTE/NEUTRO
Al vapor

REFRESCANTE
Crudo

Humedad y sequedad

La humedad y la sequedad también son conceptos importantes para el equilibrio del yin y el yang y son el segundo par de influencias perniciosas de la MTC. Algo de humedad en el cuerpo es normal: humecta las mucosas del tracto digestivo y de la nariz. Sin embargo, en exceso, la humedad provoca la acumulación de levaduras en la lengua y en el tracto digestivo. A continuación le explico qué significa que haya demasiada humedad en el cuerpo:

Piense en lo que sucede cuando se inunda un sótano. Si permanece húmedo durante demasiado tiempo, empieza a proliferar el moho, un problema que, si no se corrige, luego probablemente sea difícil de erradicar y puede llegar a hacer que toda la vivienda quede inhabitable. Sin embargo, si se hace el esfuerzo de secar el sótano lo antes posible se impide la aparición del moho. La humedad del cuerpo se puede deber a un exceso de sedentarismo o a problemas del sistema digestivo y sobre todo del bazo, que controla los fluidos del cuerpo. El exceso de humedad se caracteriza por las flemas, la mucosidad y la candidiasis, problemas que, si no se tratan, pueden desembocar en dolencias físicas. La flema en los pulmones causa congestión y problemas respiratorios; la mucosidad en el tracto digestivo causa diarrea; y la candidiasis puede causar fatiga, niebla mental, dolor articular, intestino permeable y mala digestión, entre otras cosas.

- *Alimentos para reducir la humedad*: Limones, ciruelas, peras, cerezas, pomelo, espárragos, apio, zanahoria, calabaza, calabacín amarillo, guisantes, rábanos, cebada, maíz, arroz, avena, garbanzos, judías, nueces, caldo de huesos, pollo, ternera de pasto, atún, salmón salvaje, ajo y cebolla.
- *Hierbas para reducir la humedad*: Alisma, lapacho, poria, plátano verde, genciana, ralladura de naranja, orégano, cardamomo, perejil y tomillo.
- *Alimentos que es mejor evitar*: Alimentos con una textura húmeda y casi flemática, como los lácteos, la clara de huevo, tofu, acei-

tes, grasas, plátanos y aguacates, además de azúcares refinados, productos de trigo, productos de harina refinada, fruta deshidratada, cerdo, ensaladas, verduras crudas, jugos vegetales y agua muy fría.

Por otro lado, el exceso de sequedad puede ser consecuencia de la deshidratación o de un problema más profundo, como un déficit de yin que, como el calor, se puede deber a un exceso de trabajo, a un déficit de sueño y a la sobreestimulación de las glándulas suprarrenales. Los cambios hormonales durante la menopausia también pueden reducir el yin y provocar sofocos y sequedad vaginal. La sequedad ocular y nasal, así como la degeneración del revestimiento mucoso del intestino, que puede provocar problemas gastrointestinales, también son signos de sequedad asociada al yin. El envejecimiento de la piel, el estreñimiento, la sed crónica, la confusión mental y la mala memoria también son un signo de exceso de sequedad.

- *Alimentos que refuerzan el yin y reducen la sequedad*: Manzanas, moras (árbol), bayas de goji, mangos, peras, piña, granada, frutas tropicales, sandía, cítricos, coco, aguacate, aceitunas, espárragos, cocos, apio, tomates, berenjenas, judías verdes, espinacas, algas, guisantes, patatas, boniatos, ñames, arroz, espelta, soja fermentada, tofu, tahini de sésamo, pato, caldo de huesos, yogur, lácteos, miel e infusiones.
- *Hierbas que refuerzan el yin y la humedad*: *Ulmus rubra*, malvavisco, CBD, cáñamo, verbasco, onagra, cohosh negro, dong quai y rehmannia.
- *Alimentos que es mejor evitar*: Comida picante, fritos, aceite refinado, cordero, pistachos y licores.

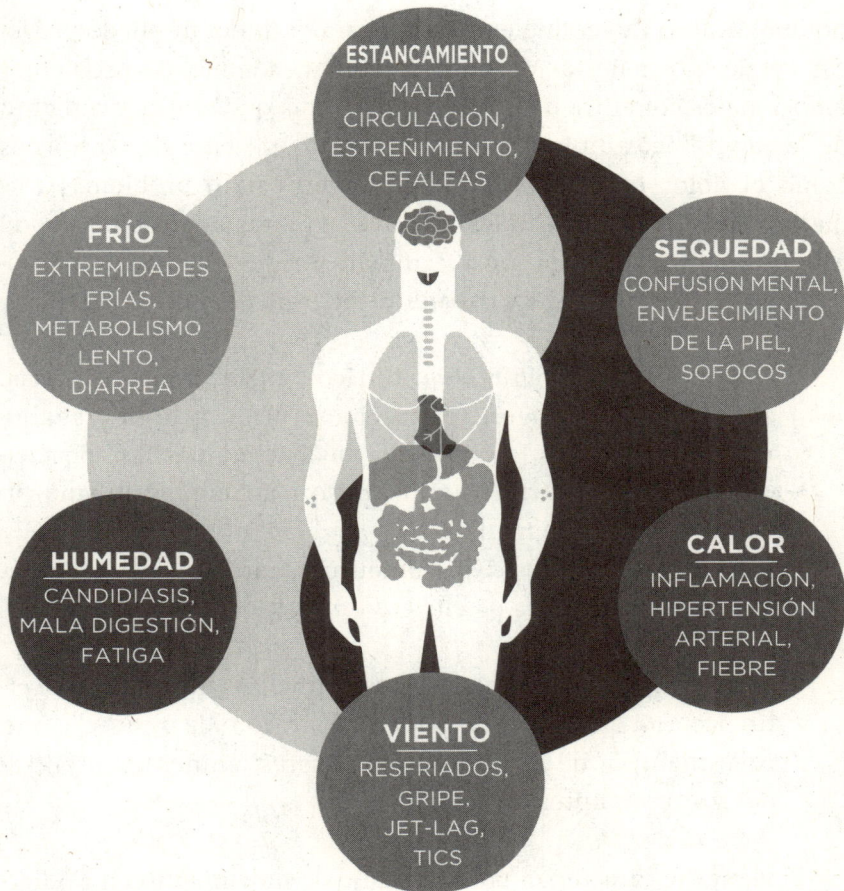

ESTANCAMIENTO
MALA
CIRCULACIÓN,
ESTREÑIMIENTO,
CEFALEAS

FRÍO
EXTREMIDADES
FRÍAS,
METABOLISMO
LENTO,
DIARREA

SEQUEDAD
CONFUSIÓN MENTAL,
ENVEJECIMIENTO
DE LA PIEL,
SOFOCOS

HUMEDAD
CANDIDIASIS,
MALA DIGESTIÓN,
FATIGA

CALOR
INFLAMACIÓN,
HIPERTENSIÓN
ARTERIAL,
FIEBRE

VIENTO
RESFRIADOS,
GRIPE,
JET-LAG,
TICS

Estancamiento y viento

El estancamiento y el viento conforman el último par de influencias
perniciosas. Tal y como indica su nombre, el estancamiento se caracteriza por la sensación de bloqueo y de falta de movimiento interior, por lo que incluye problemas como hematomas que tardan en
desaparecer, estreñimiento y manos y pies fríos, una señal de mala
circulación. El dolor (físico o emocional) también es un indicador de
estancamiento. Los practicantes de medicina china dicen: «Si fluye,

no duele; si no fluye, duele». El estancamiento del qi puede provocar cefaleas o malestar después de comer, además de problemas emocionales como ira o depresión, mientras que el estancamiento de la sangre acostumbra a ser el problema de base de trastornos como el dolor premenstrual, la endometriosis o problemas cardiacos. Moverse es una de las mejores maneras de desbloquear el estancamiento. La acupuntura también puede ser extraordinariamente útil, porque abre los canales de energía de todo el cuerpo.

- *Alimentos para movilizar el qi*: Cítricos, melocotones, ciruelas, alcachofas, espárragos, remolacha, brócoli, coliflor, zanahorias, apio, rábanos, cebolla, ajo, calabacín amarillo, mostaza china, berros, nabos, chucrut, miso, ajo, hinojo, rábano picante y vinagre de manzana.
- *Hierbas para movilizar el qi*: Bupleurum, cardo mariano, cúrcuma, ciprés, ralladura de cítricos, sándalo, cardamomo y diente de león.
- *Alimentos que es mejor evitar*: Fritos, alimentos muy grasos, aceites, lácteos, queso, mantequilla, azúcar, comida picante, carne roja, manteca de cerdo, cerveza, licores, alimentos procesados y conservantes artificiales.

El viento se caracteriza por un exceso de movimiento en el cuerpo. Piense en ello como en ser invadido por un agente no deseado, como un virus, un parásito, una bacteria o demasiado frío o calor. La gripe y otros virus son enfermedades asociadas al viento, que invade los pulmones y el sistema inmunitario. Sin embargo, se puede manifestar de múltiples maneras, como tics oculares, temblor en las manos, calambres y dolor que se desplaza por el cuerpo o enfermedades neurológicas como el párkinson o las migrañas. El viento suele ser consecuencia de un estilo de vida poco saludable, como un consumo excesivo de alcohol o el estrés, que debilitan los pulmones y el sistema inmunitario.

- *Alimentos para expulsar viento*: Ciruelas, peras, cerezas, coco, espárragos, berros, brócoli, apio, zanahoria, calabaza, calabacín amarillo, rábano, arroz, avena, semillas de lino, piñones, garbanzos, judías, caldo de huesos, hígado, pollo, atún, salmón, ajo y cebolla.
- *Hierbas para expulsar viento*: Cilantro, salvia, menta, jengibre, orégano, cardamomo, perejil y tomillo.
- *Alimentos que es mejor evitar*: Lácteos, claras de huevo, azúcar refinado, fritos, alimentos con mucha grasa, productos de trigo, productos de harina refinada, plátanos, fruta deshidratada, tofu, cerdo, ensaladas, verduras crudas, jugos vegetales y agua muy fría.

DESMITIFICAR LAS HERRAMIENTAS DIAGNÓSTICAS HABITUALES DE LA MTC

Hace miles de años, quienes practicaban la MTC no disponían de la tecnología moderna que nos permite escudriñar el interior del cuerpo. Por lo tanto, para identificar qué tipo de desequilibrio presentaba un paciente tuvieron que diseñar estrategias ingeniosas como examinar la lengua, tomar el pulso y estudiar la complexión facial. A partir de estas herramientas diagnósticas, recomendaban al paciente una dieta personalizada, hierbas específicas y prácticas de estilo de vida concretas, además de llevar a cabo algún tipo de tratamiento, como la acupuntura. A continuación ahondaremos en cada una de las tres principales herramientas diagnósticas de la MTC:

- Tal y como su nombre da a entender, el diagnóstico por la lengua consiste en examinar la lengua para indagar cuál podría ser el origen de la enfermedad. Así que no se sorprenda si un profesional de la MTC le pide que saque la lengua sin decir «Aaah». De la misma manera que los médicos modernos escuchan el corazón y los pulmones, los practicantes de la medicina tradi-

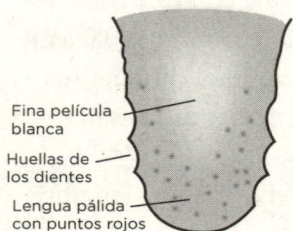

Déficit de qi
Fatiga,
problemas de digestión,
heces muy blandas,
rumiación y preocupación

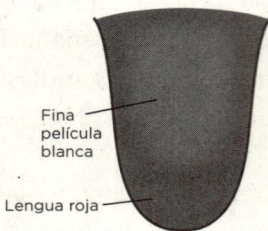

Fina película blanca
Huellas de los dientes
Lengua pálida con puntos rojos

Calor
Sensación de calor,
sudoración fácil,
sed, estreñimiento,
irritabilidad,
problemas de piel,
inflamación

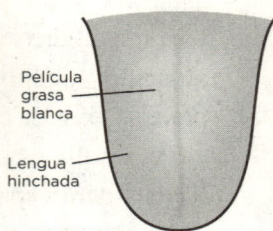

Fina película blanca
Lengua roja

Retención de humedad
Hinchazón, gases,
candidiasis, letargo,
flemas, heces muy blandas

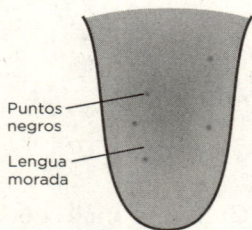

Película grasa blanca
Lengua hinchada

Inmovilidad de la sangre
Extremidades frías,
venas varicosas,
hematomas, cefaleas,
manchas hepáticas,
problemas de piel

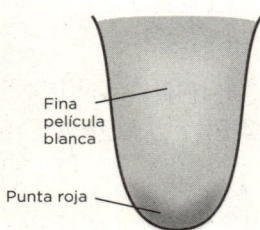

Puntos negros
Lengua morada

Estancamiento del qi
Problemas de sueño,
depresión, irritabilidad,
estreñimiento,
síndrome premenstrual (SPM),
cambios de humor

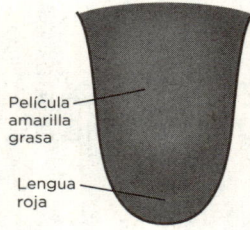

Fina película blanca
Punta roja

Calor húmedo
Problemas de piel,
infecciones del
tracto urinario (ITU),
acné, eccema,
dolor articular

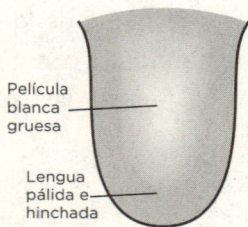

Película amarilla grasa
Lengua roja

Déficit de yang
Sensación de frío,
dolor de espalda, infertilidad,
hipotiroidismo, impotencia,
debilidad, tendencia
al pánico

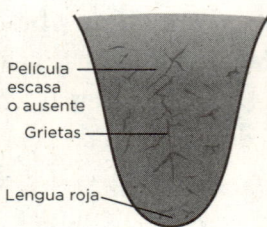

Película blanca gruesa
Lengua pálida e hinchada

Déficit de yin
Insomnio, sofocos,
inquietud,
sudoración nocturna,
irritabilidad,
tinnitus, menopausia

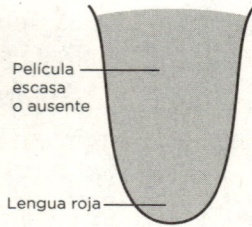

Película escasa o ausente
Grietas
Lengua roja

Déficit de sangre
Mareos, fatiga,
anemia, palpitaciones,
problemas de concentración
y de memoria,
problemas ginecológicos

Película escasa o ausente
Lengua roja

cional china creen que el aspecto de la lengua transmite información muy importante sobre la salud de la persona y se fijan en cuatro factores: el color, la forma, la película que la cubre y la humedad. El color de la lengua apunta a los trastornos que tienen que ver con la sangre, el qi, el yin, el yang, los fluidos y los órganos asociados al yin, como el corazón, los pulmones, el bazo, el hígado y los riñones. La forma también aporta información acerca de la salud de la sangre, el qi, el yin, el yang y los fluidos corporales. La película que la cubre tiene que ver con los órganos yang, como el intestino delgado y el intestino grueso, el estómago, la vejiga y la vesícula, e indica al médico dónde podría estar el problema. Y la humedad de la lengua indica la humedad o sequedad relativas del cuerpo en general.

Cada área de la lengua se asocia a órganos concretos. La punta se asocia al corazón y el área que se halla justo detrás de esta, a los pulmones. El centro de la lengua corresponde al bazo y al estómago, mientras que la parte situada detrás del centro tiene que ver con los intestinos. Y la parte posterior de la len-

Mapa de la lengua según la medicina tradicional china

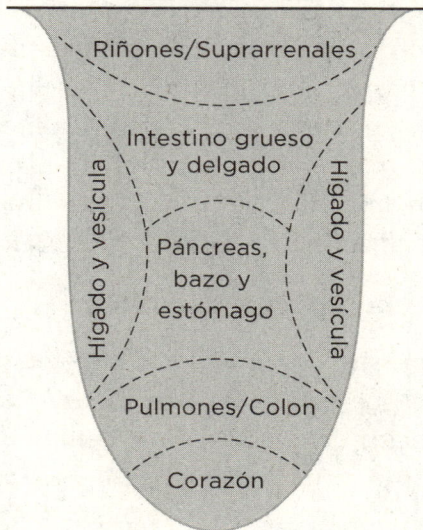

gua se asocia a la vejiga y al útero. La raíz de la lengua corresponde a los riñones. Los laterales superiores de la lengua se asocian a la vesícula y los bordes exteriores, al hígado. Por ejemplo, en caso de estancamiento de sangre, la lengua podría tener un tono morado con puntos oscuros. Alguien con demasiado calor podría tener la punta de la lengua roja y una película amarilla en el centro. En la página 64 encontrará ilustraciones con otros ejemplos.

- Tomar el pulso permite al practicante de MTC sentir qué sucede en el interior del cuerpo. No solo se fijará en la velocidad del pulso, sino también en su profundidad, uniformidad y cualidad. La profundidad y la fuerza del pulso reflejan el nivel del qi, mientras que la cualidad del pulso (si es irregular o si fluye) ofrece información acerca de una miríada de aspectos asociados a la salud. Además, distintas secciones del pulso se correlacionan con diferentes órganos. Mi querido amigo y mentor en la práctica de la medicina china, Gil Ben-Ami, le tomó el pulso a Chelsea y supo que estaba embarazada dos semanas antes de que la prueba de embarazo diera positiva.

- El mapa facial, también conocido como *mien shiang*, se basa en la creencia de la MTC de que la piel refleja el estado de salud general, por lo que es muy posible que un practicante de la MTC le escudriñe el rostro también. Según la MTC, cada parte del rostro corresponde a un órgano distinto. Granos o rojeces en la frente pueden indicar problemas en el intestino delgado o digestivos, mientras que las mejillas sonrosadas podrían indicar una inflamación de estómago, ya que las mejillas se asocian al estómago, el bazo y el sistema respiratorio.

No se preocupe si ahora mismo está algo confundido. Estas ideas son nuevas para la mayoría de las personas en Occidente. Sin embargo, estoy convencido de que se habrán generalizado en menos de diez años, porque la medicina tradicional está experimentando un renacimiento. La versión de 2019 de la Clasificación Internacional de

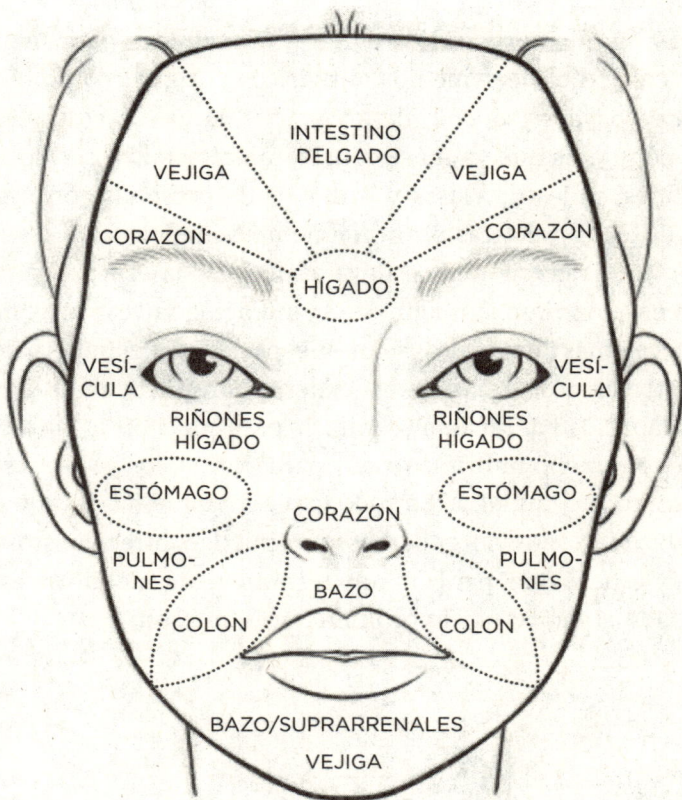

INTESTINO DELGADO

VEJIGA — VEJIGA

CORAZÓN — CORAZÓN

HÍGADO

VESÍCULA — VESÍCULA

RIÑONES HÍGADO — RIÑONES HÍGADO

ESTÓMAGO — ESTÓMAGO

CORAZÓN

PULMONES — PULMONES

BAZO

COLON — COLON

BAZO/SUPRARRENALES

VEJIGA

Enfermedades (CIE) de la Organización Mundial de la Salud (OMS), que clasifica miles de diagnósticos y que ejerce una enorme influencia en los programas de atención sanitaria de docenas de países, incluye información sobre medicinas tradicionales, como la medicina tradicional china. Del mismo modo, científicos de importantes universidades europeas y estadounidenses, como UCLA, Duke y Oxford, están explorando la eficacia de tratamientos tradicionales para enfermedades como la diabetes o el cáncer, una investigación que comenzará a revelar cómo y por qué son efectivos esos tratamientos.

Mientras tanto, cada vez más personas en Occidente están desencantadas con la medicina occidental y se sienten cada vez más atraídas por los remedios ancestrales. La venta de remedios tradicionales basados en la fitoterapia se ha disparado y, durante la pandemia de COVID-19, los herbolarios tuvieron dificultades para mantener un *stock* constante de remedios antivíricos antiguos como el aceite esencial de baya de saúco o de orégano. Y la meditación y el yoga son tan populares que ya no se consideran alternativos. Docenas de aplicaciones, miles de clases y millones de personas confirman la eficacia de estas prácticas profundamente beneficiosas.

Este interés creciente me lleva a albergar la esperanza de que estemos en pleno renacimiento de la medicina ancestral. A medida que cada vez más de nosotros seamos conscientes del peligro de limitarnos a tratar problemas superficiales, podremos empezar a recuperar la capacidad del sistema sanitario para concebir la enfermedad como un fenómeno multifactorial y para tratar a los pacientes como seres humanos completos. En todo caso, creo que ha llegado el momento de que todos entendamos qué pueden ofrecer estos tratamientos y espero que, para cuando termine de leer el libro, esté tan emocionado como yo por lo prometedores que son.

Capítulo 3
COMER SEGÚN LOS CINCO ELEMENTOS
Un enfoque personalizado para entenderse a uno mismo y utilizar la comida como medicina

No hay otra persona como usted en todo el planeta. En otras palabras, usted es uno entre siete mil quinientos millones. Si se para a pensarlo, es algo extraordinario. Aunque los seres humanos compartimos más semejanzas que diferencias, todos contamos también con rasgos específicos que nos hacen únicos. Y no hablo únicamente de las huellas dactilares, sino también del genoma, las instrucciones de funcionamiento celulares que hacen de cada uno de nosotros quienes somos. De hecho, en 2015, un grupo de científicos publicó los resultados del Proyecto 1000 Genomas, que concluyó que hay entre cuatro y cinco millones de diferencias entre el genoma de una persona y el de cualquier otra.[1]

A pesar de ello, la mayoría de los consejos acerca de la salud y de la alimentación siguen siendo genéricos, iguales para todos. Es evidente que esa estrategia no funciona. Si alguna vez ha probado sin éxito alguna dieta o algún protocolo de salud que le funcionó a las mil maravillas a un amigo o a un compañero de trabajo, ya sabe de qué le hablo. En cierto modo, fracasar así es casi peor que no haber intentado nada, porque, con frecuencia, uno se acaba culpando a sí mismo de no haberlo conseguido, se machaca y acaba convencido de que carece de fuerza de voluntad, de que es débil o de que tiene un defecto profundo y fundamental.

Son incontables los pacientes que han llegado a mi consulta a lo largo de los años, con gran malestar y vergüenza y preguntándose

«¿Qué me pasa? ¿Por qué esta estrategia les funciona a todos menos a mí?». Pues bien, permítame que le diga lo mismo que les digo a mis pacientes: no le pasa nada. El fracaso no es de usted. Es de la estrategia de tratamiento que aplica a todos el mismo patrón.

Esto es especialmente cierto cuando hablamos de la alimentación. Aunque la sabiduría convencional mantiene que hay una pauta de alimentación saludable para todos y cada uno de nosotros, lo cierto es que no hay una única dieta perfecta. Lo repetiré: no hay una única dieta perfecta. Recuerde que cada cuerpo es tan único como las huellas dactilares o el genoma, lo que significa que respondemos ante la comida (y los medicamentos, la actividad física, el estrés y la falta de sueño) de maneras distintas también. En consecuencia, para alcanzar un nivel de salud óptimo hay que adoptar una estrategia de alimentación personalizada que se adapte a la composición única de cada uno.

Últimamente se habla mucho de personalizar la medicina. Centenares de científicos occidentales buscan el modo de usar los códigos genéticos únicos para entender las diferencias individuales en el metabolismo de los fármacos o en la predisposición a ciertas enfermedades. La triste verdad es que es muy probable que esto solo conduzca a más tratamientos innecesarios y a casos en los que se prescriban fármacos de forma preventiva, antes de que se haya desarrollado ninguna enfermedad. Este enfoque da en el centro del fallo básico de la medicina occidental: cree que la única manera de tratar o de prevenir las enfermedades es tomar medicamentos.

Esta filosofía no podría estar más equivocada. Los practicantes de la medicina ancestral reconocían que el cuerpo tiene una capacidad natural para curarse y que, en la mayoría de los casos, se cura a sí mismo si cuenta con el apoyo de las hierbas, los alimentos y los ejercicios adecuados. Por lo tanto, los practicantes de la MTC desarrollaron un sistema para entender la salud emocional, física y espiritual específica de cada paciente, un sistema que les permitiera identificar las vulnerabilidades y puntos débiles de cada persona y hacer recomendaciones de alimentación y de estilo de vida para prevenir y curar la enfermedad basadas en esas características únicas. Este sistema, conocido como los cinco elementos de la medicina tradicional, ofrece una información extraordinaria acerca de la persona integral: las características físicas, el tipo corporal, las tendencias emocionales y los órganos dominantes, además de consejos sobre la alimentación y el estilo de vida que pueden ser especialmente beneficiosos para cada uno.

Personalmente, pienso en los cinco elementos de la medicina tradicional como en la forma original de la medicina personalizada. Este paradigma ofrece un enfoque personalizado para la dieta y para la salud, un enfoque que, según mi experiencia con centenares de pacientes, puede ser especialmente útil para personas que han intentado sin éxito perder peso o ganar salud en el pasado. Me alegra poder compartirlo con usted, porque lo ayudará a entender y a cuidar mejor de su cuerpo, su mente y su salud, que son únicos.

POR QUÉ LOS CINCO ELEMENTOS OFRECEN INFORMACIÓN ÚNICA ACERCA DE LA SALUD

¿Alguna vez ha hecho un test de personalidad como el eneagrama, el indicador de Myers-Briggs o el DISC (Decisión, Influencia, Serenidad, Cumplimiento)? En caso afirmativo, ya sabe lo útiles que pueden ser estas herramientas a la hora de ayudarlo a entenderse mejor (sus puntos fuertes y débiles, sus pasiones, sus habilidades...). Pues bien, la estructura de los cinco elementos es como el prototipo ancestral de estas pruebas y, hasta la fecha, sigue siendo la más completa.

Los terapeutas antiguos sabían que todos tenemos una conexión profunda con la Tierra y con sus elementos y usaron cinco elementos fundamentales de la naturaleza (fuego, tierra, madera, metal y agua) para explicar los complejos rasgos del cuerpo y de la mente. Creían que estas cinco cualidades del mundo natural existen en todos los seres humanos (metafóricamente hablando, por supuesto) y, según la teoría, cada ser humano es una combinación única de los cinco elementos en la que uno o dos (los «elementos dominantes») representan mejor cómo piensa y siente la persona, además de qué la ayuda a prosperar física y emocionalmente y qué puede entorpecer sus esfuerzos para curarse.

De la misma manera en que uno puede encajar en distinta medida en varias categorías del eneagrama o del DISC, los cinco elementos se pueden manifestar en una amplia variedad de combinaciones. Por ejemplo, alguien puede tener el fuego y la tierra como elementos dominantes, pero contar con trazas de madera, de metal y de agua. Y la combinación concreta de cada uno describe quiénes somos y si tendemos a la impaciencia (un rasgo de las personas con dominancia de la madera) o somos increíblemente bien organizados (como las personas con dominancia del metal) o más introvertidos (como las personas con dominancia del agua).

Cuando empecé a usar los cinco elementos en mi consulta de medicina funcional, vi una y otra vez lo beneficioso que podía ser este sistema a la hora de entender las diferencias individuales en la salud física y mental y de ayudar a orientar las opciones de tratamiento, además de las recomendaciones respecto al estilo de vida y la alimentación. Por ejemplo, cuando aún veía activamente a pacientes, Nancy, una amiga, acudió a mi consulta. Tenía treinta y tres años y hacía cinco que sufría problemas de infertilidad. También había sufrido varios abortos espontáneos. La pauta (dificultades para quedarse embarazada y para llevar el embarazo a término) me indicó que tenía problemas con los elementos del agua y la tierra. El agua se asocia a la concepción, a las glándulas suprarrenales y a los órganos del sistema reproductor, mientras que la tierra se conecta al embarazo, al páncreas y al bazo.

Nancy seguía una dieta paleo rica en grasas, frutos secos y semillas y pobre en hidratos de carbono, una pauta de alimentación que puede ser muy sana para algunas personas. Sin embargo, y aunque son saludables, los frutos secos y las semillas pueden aumentar el estrés del bazo y del hígado y es importante que las mujeres que quieren concebir nutran todos sus órganos y los traten con suavidad. Para empeorar la situación, Nancy estaba muy estresada por sus problemas para quedarse embarazada y llevar el embarazo a término, y la ansiedad y el miedo estaban sometiendo a las glándulas suprarrenales a mucha presión.

Mi consejo fue muy sencillo: le recomendé que, para cultivar el elemento tierra, ella y su marido crearan un ambiente acogedor en casa. Quería que, en la medida de lo posible, leyera, se arrebujara entre mantas, se sentara junto al fuego y bebiera infusiones. También le sugerí que dejara de buscar activamente el embarazo y que mantuviera relaciones sexuales solo cuando le apeteciera. Para aliviar la presión sobre las glándulas suprarrenales, le aconsejé que tomara hierbas antiestrés, como el astrágalo, la rehmannia y la ashwagandha. En cuanto a la alimentación, le propuse que redujera la ingesta de grasas, frutos secos y semillas y que añadiera azúcares nutritivos (había evitado estrictamente todo tipo de hidratos de carbono) como los de la calabaza, la calabaza violín, los boniatos y la canela.

Al cabo de seis meses, Nancy me llamó. Estaba embarazada. Poco después, dio a luz a un bebé sano y, hace poco, nació su segundo hijo. Al ver las dificultades que experimentaba en relación con el embarazo a través del prisma de los cinco elementos, le pude ofrecer consejos que apuntaban a los problemas emocionales y físicos que subyacían tras las dificultades de fertilidad y, en última instancia, ayudarla a ella y a su marido a hacer realidad su sueño de tener una familia.

La concepción es solo uno de los cientos de objetivos de salud que el paradigma de los cinco elementos le puede ayudar a conseguir. Por eso, creo que es muy importante que ahondemos en ello y descubra cómo encaja en el sistema de los cinco elementos.

¿CUÁL ES SU ELEMENTO?

Mientras que el modelo de los cinco elementos ofrece una manera nueva de pensar acerca del bienestar en general, identificar sus elementos dominantes le ofrecerá información específica acerca de sí mismo y le aportará nuevas estrategias para cuidar de su salud. Cada elemento tiene sus propias características, puntos fuertes y puntos débiles. Ninguno es mejor ni más importante que los demás.

Haga el test siguiente para identificar su elemento dominante. En cada pregunta, elija la respuesta con la que se sienta más identificado. Una vez haya terminado, haga el recuento de a, b, c, d y e. A continuación lea acerca de las características emocionales del elemento, o par de elementos, que más lo represente, junto a los hábitos de estilo de vida y las actividades que lo pueden ayudar a mantener el equilibrio. Quizá descubra que ningún elemento domina con claridad, sino que tiene características de varios.

Tiendo a...

a. ser quien intenta mantener la paz en las discusiones entre amigos o familiares.
b. ser independiente y autónomo.
c. ser muy sociable y el alma de las fiestas.
d. ser de confianza. Se puede contar conmigo para que haga las cosas bien.
e. ser innovador y visionario, y a elaborar planes y tomar decisiones con rapidez.

Prefiero...

a. trabajar en grupo que solo.
b. reflexionar yo mismo en lugar de consultar a un amigo o a un colega.
c. mostrarme abierto, honesto y vulnerable a usar una fachada.
d. seguir las normas estrictamente, incluso si eso significa que dejo de hacer algo divertido.
e. ser el primero en mi grupo de amigos en probar un restaurante nuevo en lugar de esperar a que otros me lo cuenten.

Me cuesta...

a. dejar de preocuparme y no me gusta el cambio.
b. confiar en los demás.
c. no ser excesivamente apasionado y dramático.
d. no ser crítico y perfeccionista.
e. no trabajar en exceso y tiendo a frustrarme cuando las cosas tardan demasiado tiempo.

Mi idea de diversión es...

a. reunir a toda la familia para una comida casera.
b. sentarme a leer un buen libro.
c. ir a una fiesta o conectar con otras personas de un modo significativo.
d. luchar por una causa justa. Mis principios son importantes y, con frecuencia, los antepongo al placer (aunque me gusta pasarlo bien).
e. comenzar proyectos nuevos, crear un tablero de visión y fijarme objetivos.

Casi nunca...

a. antepongo mis necesidades a las de los demás.
b. presumo de mis logros, ni siquiera en las redes sociales.
c. me siento pesimista o triste.
d. tengo días en que no soy disciplinado y productivo.
e. tengo dificultades para expresar mi opinión.

Se me da especialmente bien...

a. ayudar a otros a hacer realidad sus sueños y animarlos.
b. ver la imagen general en la mayoría de las situaciones.
c. entender las emociones de los demás y sentir empatía.

d. mantener la concentración, centrarme en la tarea y esforzarme para asegurarme de que las cosas se hagan bien.

e. ver lo que hay que hacer, concebir un plan y pasar a la acción.

Físicamente...

a. soy más bien bajo, con un cuerpo robusto o con curvas, piernas fuertes y cuello corto, rostro cuadrado u ovalado y labios carnosos.

b. tengo un torso largo y piernas cortas, rostro ovalado o con forma de corazón, ojos grandes, frente grande y piel cetrina.

c. cuerpo ligeramente rollizo, nariz y barbilla afiladas y piel con rojeces.

d. tengo un cuerpo fuerte y musculoso, rostro rectangular o redondo, labios finos, pómulos marcados y piel pálida, sobre todo en comparación con otros miembros de la familia.

e. tengo un cuerpo como el de un árbol, con hombros anchos y cintura estrecha, rostro largo y delgado, nariz fina y dedos largos.

Puntuación:

Mayoría de a: Su elemento dominante es la tierra, lo que significa que le gusta cuidar a los demás y tiende a ser una fuerza estabilizadora en su mundo. Tiende a ser de baja estatura, con cuello y dedos cortos y un rostro más bien cuadrado. Personas como Oprah Winfrey, Fred Rogers, Dwayne Johnson y Adam Sandler son ejemplos de este tipo: reflexivos, responsables, compasivos, con los pies en el suelo, prácticos y alegres. Las relaciones son fundamentales para las personas con la tierra como elemento dominante. Lo más importante para usted es la conexión y tiende a centrarse en los demás más que en sí mismo, lo que hace de usted una persona que sabe escuchar y un buen amigo, padre o madre y pareja. Para usted es muy importante crear un hogar seguro y acogedor donde todos se sientan queridos y cuidados y es feliz sobre todo cuando las relaciones y el mundo en general parecen armoniosos. Su compasión y empatía le permiten llevar el equilibrio a las personas que lo rodean, ya se trate de resolver disputas o de mantener el *statu quo*. Le gusta hacer cosas por los demás y sentir que lo necesitan. El elemento tierra se relaciona íntimamente con la maternidad. De hecho, cuando las mujeres se quedan embarazadas y empiezan a criar a sus hijos, el elemento tierra tiende a ser más pronunciado como expresión del amor, cuidados y crianza de sus hijos.

Las personas con el elemento dominante tierra funcionan mejor cuando la vida es estable y predecible. El cambio las desestabiliza y puede causar brotes de preocupación intensa, que es la dificultad emocional que define a este elemento. Cuando sucede algo inesperado (pérdida de empleo, fallecimiento de un ser querido, conflicto en las relaciones), es fácil que queden atrapadas en pensamientos circulares y en la rumiación. Esta preocupación tóxica las puede hacer descarrilar. Si quedan atrapadas en esa mentalidad durante demasiado tiempo, el qi se puede estancar y, en consecuencia, aumenta el riesgo de sufrir problemas digestivos y aumentar de peso. Otra de las dificultades de las personas con el elemento dominante tierra es que se comprometen con demasiadas cosas. Las personas que tienen dificultades se sienten atraídas por la empatía que demuestran (es su emoción positiva definitoria), pero ofrecer todo ese apoyo emocional puede ser agotador y, cuando se cansan, pueden pasar al otro extremo y expresar resentimiento y empezar a preguntarse por qué son siempre ellas las que dan. Será más feliz y estará más sano si aprende a instaurar límites y a decir que no cuando se dé cuenta de que sus reservas emocionales están disminuyendo. Además, instaurar límites puede reforzar su autoestima, algo muy importante dado que su tendencia a dar, dar y seguir dando puede tener su origen en la sensación interna de no ser lo bastante bueno. Para mantenerse equilibrado y fuerte, pase tiempo con personas positivas y que lo apoyen (se crece cuando cuenta con una comunidad de amigos leales que se preocupan por usted); haga cosas que le gusten, ya se trate de hacer ejercicio al aire libre (la naturaleza le puede resultar especialmente relajante y tranquilizadora) o de trabajar en una manualidad; y acepte la ayuda de los demás. Es posible que esto último no le salga de manera natural, pero recuerde que hay que cuidarse para cuidar. El elemento tierra se asocia al bazo y al sistema digestivo, lo que significa que tiende a sufrir problemas intestinales, hinchazón y alergias alimentarias. Opte por alimentos y hierbas beneficiosas para el intestino, aléjese del azúcar, reduzca el estrés y manténgase sereno y con los pies en el suelo para ser su mejor versión.

Mayoría de b: Su elemento predominante es el agua y tiene un rostro redondo, cejas espesas, ojos grandes y un cuerpo ligeramente redondeado. De la misma manera que el agua es el origen de toda la vida, tiene el don de producir ideas creativas gracias a su capacidad para pensar más allá de los límites. Es muy probable que sus mejores ideas broten cuando está solo, algo que suele buscar. Al igual que muchos innovadores en el mundo de la ciencia, el arte o los negocios (como Bill Gates, Robert Downey Jr., Alicia Keys, Ed Sheeran o Emily Dickinson, que no salió de su casa durante sus últimos veinte años de vida), es un inconformista que prefiere vivir según sus propias normas. Tiene la necesidad imperiosa de llevar las riendas de su tiempo y de su horario (es decir, de fluir a su propio ritmo, como el agua), y quizá prefiera moverse más lentamente que la mayoría de las personas. Por lo general se muestra calmado y sereno (sus emociones positivas definitorias). Del mismo modo, es probable que sea más bien callado, introvertido y reflexivo (características maravillosas en un mundo obsesionado con la extraversión) y prefiera mantener conversaciones significativas y profundas con un amigo o dos a las fiestas y a las conversaciones intrascendentes. La sabiduría es un rasgo de agua y es probable que los demás acudan a usted en busca de orientación y de su capacidad de reflexión. Prospera cuando encuentra una pequeña comunidad de personas que también disfrutan resolviendo los problemas del mundo.

Sin embargo, ha de tener cuidado y no mostrarse excesivamente aislado o distante. Por ejemplo, quizá se sienta solo, aislado o distinto a pesar de estar rodeado de personas y es posible que la sensación de alienación active su faceta temerosa, que es su principal emoción negativa. Del mismo modo, los órganos asociados a los fluidos, los riñones y la vejiga, son los dominantes en su vida y el miedo es una señal de que están desequilibrados. Está avisado: si permite que lo domine y se aísla de los demás, el miedo puede devenir en sospechas, desconfianza e incluso paranoia. La tendencia a guardarse para sí los pensamientos y las emociones puede intensificar su sensación de «otredad» y abrir más, sin querer, la brecha entre usted y sus seres queridos. Así que haga el esfuerzo de abrirse en sus relaciones íntimas. Busque amigos que valoren su creatividad silenciosa y su sabiduría interior y halle un equilibrio entre pasar tiempo con ellos y disfrutar de la soledad. Tiende al agotamiento, así que evite el estrés en la medida de lo posible adoptando hábitos de estilo de vida relajantes como el yoga o la natación (ambas actividades fluyen como el agua, por lo que le resultarán especialmente reparadoras), tome baños o duchas de agua caliente o pasee, a poder ser cerca de un lago, un río, un arroyo o el mar. Los riñones, las glándulas suprarrenales y la vejiga son los órganos asociados al agua, por lo que quizá tienda a la hinchazón y a desarrollar infecciones de orina. Para mantenerse sano, beba abundantes fluidos e incluya periodos de descanso en su día a día, para poder fluir y limitar el estrés.

Mayoría de c: Su elemento dominante es el fuego y tiene la chispa que define a este dinámico elemento, además de características físicas flamígeras, como nariz, barbilla y cabeza afiladas, caderas estrechas y un centro ligeramente más redondeado. Es apasionado, carismático, afectuoso, vivaz y sociable, como Muhammad Ali, Salma Hayek, Cameron Diaz o Ellen DeGeneres. En otras palabras, estar a su lado es divertido. Y gracias a su entusiasmo natural, se le da muy bien reclutar a personas para que se unan a su causa. Cuando se emociona por un proyecto, puede inspirar a otros para que pasen a la acción. La alegría es la emoción más vinculada al fuego, por lo que los demás quieren estar cerca de usted. Tiende a iluminar la sala en la que se encuentre. Busca el placer, por lo que salir hasta altas horas de la noche, las actividades de aventura, las ciudades, las multitudes y las experiencias nuevas lo nutren, aunque también le encanta forjar vínculos emocionales sólidos con los demás. Le gusta hablar y lo hace con elocuencia. Está conectado a sus emociones y necesita poder compartirlas. No le sorprenderá saber que el corazón es el órgano asociado al elemento fuego. Cuando mejor se encuentra es rodeado de una comunidad sólida de amigos.

Sin embargo, y tal y como sucede con todas las llamas, si se dispersa en demasiadas direcciones tiende a quemarse y a agotarse. Por ejemplo, quizá disfrute participando en varios proyectos a la vez, pero le cueste perseverar en las fases menos emocionantes y no llegue al final, lo que significa que acaba dejando en la estacada a otros y a usted mismo. Si quiere cumplir con sus compromisos, ha de controlar la tendencia a distraerse y recordarse una y otra vez qué lo atrajo del proyecto en un inicio. El estrés puede ser especialmente problemático para usted y hacer que entre en pánico y se obceque con las peores situaciones posibles. La actitud casi permanentemente alegre oculta una tendencia a la ansiedad, la depresión, la soledad y la inquietud, todo ello signos de desequilibrio en el corazón. Para mantenerse sano y con los pies en el suelo, evite sobrecalentarse (ya funciona a alta temperatura, así que el calor lo puede agotar); adopte estrategias de gestión del estrés que encajen con su personalidad, como bailar, el ejercicio cardiovascular, la meditación en movimiento (sentado quizá le resulte demasiado difícil) o el *power* yoga; satisfaga su deseo innato de aventuras ya sea apuntándose a clases de escalada o participando en una misión filantrópica en un país en vías de desarrollo; duerma las horas suficientes e intente mantener una rutina regular de sueño y de alimentación; registre en un diario sus pensamientos cotidianos; y mantenga una conexión fuerte con un puñado de amigos clave a los que sepa que puede recurrir cuando se encuentre mal o esté ansioso. Como el fuego tiene que ver con el corazón, tiende a desarrollar problemas de circulación. Mantenerse activo, adoptar una dieta saludable y reducir el estrés le será especialmente beneficioso.

Mayoría de d: Su elemento dominante es el metal, lo que significa que es fuerte. Y punto. Como el metal, es delgado, con labios delgados y piel fina, sobre todo en la palma de las manos, y es posible que tenga un rostro más bien rectangular y una piel pálida. Tiene cualidades que todos desearíamos tener en este mundo plagado de distracciones: concentración, disciplina, organización, precisión y atención al detalle. En la jerga actual, tiene una personalidad tipo A, como Margaret Thatcher, Angelina Jolie, LeBron James o Arnold Schwarzenegger. Se siente responsable no solo de hacer las cosas bien (ya se trate de ordenar el garaje o de preparar una presentación para el trabajo), sino también de hacer lo correcto. Estas cualidades le otorgan la habilidad única de crear orden en pleno caos, lo que es un don magnífico. Los compañeros y amigos saben que pueden contar con usted no solo para que haga lo que hay que hacer, sino para que lo haga bien. En un marco más amplio, anhela el sentido de propósito y quiere dotar de significado a su trabajo, de manera que se siente atraído por los proyectos humanitarios y medioambientales y probablemente tenga una profunda sensación de espiritualidad, principios elevados y una acusada idea del bien y del mal. El elemento metal es lo que nos otorga a todos la sensación de justicia, corrección y determinación.

Dicho eso, ha de tener cuidado de que la necesidad de hacer las cosas bien no lo aliene de las personas que lo rodean. Si la lleva demasiado lejos, esa tendencia se puede transformar en perfeccionismo, rigidez y crítica, lo que aumenta el riesgo de depresión (el perfeccionismo es una de las causas habituales). Tiende a reflexionar sobre el pasado, por lo que le es fácil dejarse llevar por el dolor, el arrepentimiento o la vergüenza por cosas que sucedieron hace tiempo. Cuando sienta el tirón de esa espiral descendente, es señal de que los pulmones, los órganos dominantes en este elemento, se han desequilibrado. Para mantener los objetivos elevados y el deseo de orden y de precisión a un nivel saludable, acostúmbrese a hacer ejercicios diarios de respiración diafragmática, que calma el sistema nervioso y ayuda a mantener la perspectiva. También puede probar el qigong (o chi kung). Esta práctica antigua combina movimientos lentos y fluidos con una respiración profunda y rítmica (que encajará bien con su faceta controlada y metódica) y la atención plena (que reforzará su toma de conciencia personal y lo ayudará a darse cuenta de cuándo se está excediendo). El yoga, que también usa la atención plena, es otra opción que le puede ser útil. Promover la conciencia momento a momento lo ayudará a mantenerse tranquilo y sereno, y a aceptar a las personas que haya en su vida, con defectos incluidos. El metal se asocia a los pulmones, por lo que tiende a tener problemas respiratorios, como el asma. El ejercicio aeróbico, así como evitar el tabaco, la contaminación y las toxinas aéreas en general, le beneficiará aún más que a la mayoría de las personas.

Mayoría de e: Su elemento dominante es la madera y, como los árboles, tiene raíces profundas en el suelo, pero al mismo tiempo crece hacia el sol, con una visión clara y una motivación orientada a los objetivos que lo convierten en un líder natural. Incluso tiene forma de árbol, con dedos largos, rostro ovalado, tronco largo, hombros anchos y cintura estrecha. Personas como Taylor Swift, Steve Jobs, Richard Branson y Michael Jordan tienen un elemento madera significativo. Le gusta hacer cosas y transformar las ideas en realidad. De hecho, en lugar de alejarse de los retos, los busca activamente y se lleva a sí mismo al límite para conseguirlos. Entiende la estrategia, ve la imagen general, tiene una habilidad especial para hallar soluciones y trabaja bien tanto en equipo como en solitario, lo que lo convierte en un activo valioso para cualquier grupo, equipo o empresa. No le gusta andarse por las ramas, por lo que usted es la persona a la que acudir para conseguir que las ideas y los proyectos salgan adelante. Tiene una mente curiosa y le encanta aprender cosas nuevas y crecer como persona, por lo que estar junto a usted es fascinante. En su mejor faceta, rebosa esperanza, fe y optimismo, que son sus principales emociones positivas. Es posible que haya quien lo encuentre intimidante, porque es una persona decidida, directa (hasta la brusquedad), decisiva, segura de sí misma y no tiene inconveniente en discutir para conseguir que lo entiendan. Al mismo tiempo, es amable y justo, siempre que se mantenga sano, claro está.

El elemento madera se asocia al hígado y, si este se desequilibra, lo puede volver resistente al cambio, una inflexibilidad que puede desencadenar la ira, su mayor dificultad emocional. Tiene un deseo intenso de sentirse ganador, por lo que cuando los proyectos se bloquean, tiende a frustrarse y a estresarse. También tiende a excederse en varias áreas, como el trabajo, las compras o el alcohol. La motivación de conseguir que las cosas se hagan puede ocultar una impaciencia continuada que estalla en ira cuando está cansado, estresado, tiene demasiado trabajo o no valoran sus esfuerzos. Por lo tanto, es importante que cuente con personas que reconozcan y valoren sus esfuerzos. Además, para mantener el equilibrio, ha de incluir actividades de revitalización en su horario cotidiano. Pasee entre árboles

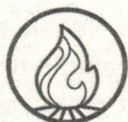

FUEGO

ANSIEDAD, DEPRESIÓN,
SOLEDAD, CELOS,
ALEGRÍA, AMOR,
GRATITUD, PASIÓN

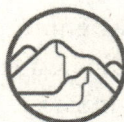

TIERRA

PREOCUPACIÓN,
BAJA AUTOESTIMA,
OBSESIVIDAD, AGOBIO,
FELICIDAD, ARMONÍA,
SEGURIDAD, COMODIDAD

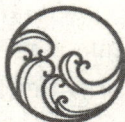

AGUA

MIEDO, AGOTAMIENTO,
SENTIMIENTO DE
INFERIORIDAD,
ALIENACIÓN, PAZ,
SEGURIDAD EN SÍ MISMO,
SABIDURÍA, AUTOESTIMA

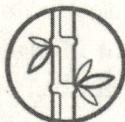

MADERA

IRA, CULPA,
FRUSTRACIÓN, RABIA,
ESPERANZA, FE,
OPTIMISMO,
CREATIVIDAD

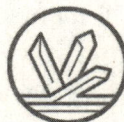

METAL

DOLOR, PENA,
ARREPENTIMIENTO, CRÍTICA,
INMISERICORDIA, ALEGRÍA,
HUMILDAD, PERDÓN,
PROPÓSITO

(como elemento madera, siente una afinidad especial por ellos), practique yoga (la posición del árbol le puede resultar especialmente relajante), plante un jardín (observar cómo otras cosas echan raíces y crecen es profundamente reparador para usted) y oblíguese a descansar en casa. Siéntese y escuche música, lea un libro o mire por la ventana. Bajar el ritmo le resulta muy difícil, pero precisamente por eso es tan importante que lo haga si quiere mantener el equilibrio. El órgano que se asocia a la madera es el hígado, por lo que tratamientos depurativos que eliminen las toxinas del organismo pueden ser especialmente beneficiosos para usted.

GUÍA DE ALIMENTACIÓN ADECUADA SEGÚN EL ELEMENTO DOMINANTE

¿Ha visto cómo la filosofía de los cinco elementos lo puede ayudar a reconocer mejor sus puntos fuertes y débiles? Me resulta fascinante, además de extraordinariamente útil en términos de toma de conciencia personal. Sin embargo, el paradigma también proporciona una guía para la salud, sobre todo en lo que se refiere a sugerencias de alimentación personalizadas y específicas para usted. De hecho, si su dieta no encaja con su elemento dominante, es muy posible que sus opciones de alimentación estén perjudicando su salud.

Quiero aclarar que la filosofía de los cinco elementos no es una dieta como tal. (En el capítulo 4 hallará una guía general más amplia sobre la alimentación ancestral y, como ya he mencionado también, los capítulos 11 y 12 contienen información sobre qué comer para tratar problemas de salud concretos.) Sin embargo, si entiende este enfoque, puede inclinar la balanza de sus decisiones diarias hacia los alimentos que promueven el equilibrio en las personas con su elemento dominante.

Cada uno de los elementos se corresponde con un sabor (ácido, salado, amargo, picante o dulce) y, según la MTC, el sabor y la temperatura de un alimento son lo que determina el efecto que este ejercerá sobre el cuerpo. (Recuerde: en este contexto, la temperatura no se refiere a que sea un plato frío o caliente, sino que es una medida del efecto del alimento en el cuerpo una vez se ha digerido.) Del mismo modo, cada elemento se corresponde con un órgano en el cuerpo y una estación del año y es especialmente importante nutrir al órgano correspondiente durante la estación de cada elemento.

Aunque le conviene saber cuál es su elemento dominante, es importante que los entienda todos, porque los cinco existen en su interior en mayor o menor medida y, en función de la estación del año y de sus objetivos en relación con la salud, quizá quiera reforzar un elemento concreto a pesar de que no sea el que predomina en usted. Todos los elementos son importantes para la salud general, de la misma manera que todos los órganos son importantes para la salud del cuerpo. Es más, los cinco elementos interactúan y fluyen entre ellos, de la misma manera que una estación fluye hacia la siguiente (también se conocen como las cinco fases o los cinco movimientos, para capturar esa idea), por lo que reforzar uno de ellos beneficia a todos. En el paradigma de los cinco elementos, la madera da lugar al fuego, el fuego a la tierra, la tierra al metal, el metal al agua y el agua a la madera. En el interior del cuerpo, las interacciones que se dan entre ellos pueden alimentarlos o limitarlos, por lo que pueden promover la salud o la enfermedad. ¿Cuál es el objetivo? Crear equilibrio y armonía entre los cinco elementos.

A continuación encontrará la información esencial que ha de saber acerca de los cinco elementos y de la alimentación.

Madera

Órganos: Hígado y vesícula. El hígado almacena la sangre, ayuda al corazón a hacerla circular, es el responsable de hacer fluir la energía del cuerpo y afecta a los tendones y a las articulaciones. La vesícula almacena la bilis y ayuda a equilibrar las emociones. Emociones como la frustración, la depresión y la ira se suelen asociar a problemas de

	FUEGO	TIERRA	METAL	AGUA	MADERA
SISTEMAS ORGÁNICOS	Sistema nervioso, intestino delgado, corazón	Páncreas, bazo, estómago	Pulmones, intestino grueso, piel	Riñones, glándulas suprarrenales, vejiga	Hígado, vesícula
FUNCIÓN	Metabolismo	Digestión	Inmunidad	Hormonal	Depuración
EMOCIÓN POSITIVA	Alegría, pasión, gratitud	Felicidad, cuidados, armonía	Alegría, humildad, sentido de la justicia	Sabiduría, paz, seguridad en sí mismo	Liderazgo, esperanza, creatividad
DESEQUILIBRIO	Celos, dramatismo	Preocupación, ansiedad	Ansiedad, TOC	Aislado, temeroso	Frustración, ira
ESTACIÓN	Verano	Principios de otoño	Otoño	Invierno	Primavera
ENTORNO	Calor	Humedad	Sequedad	Frío	Viento
TIPO CORPORAL	Rasgos afilados, manos pequeñas, rapidez, energía	Rasgos grandes y redondeados, piernas fuertes	Rasgos triangulares, voz potente	Rasgos redondeados, le gustan los movimientos fluidos	Alto, delgado, huesos y articulaciones fuertes
PERSONALIDAD	Le gusta la atención, hablador, sensible	Amistoso, tranquilo, generoso, afectuoso	Meticulosidad, fuerza de voluntad, concentración	Leal, sabio, círculo íntimo	Liderazgo, capacidad de trabajo, planificación
TEJIDO	Vasos sanguíneos	Músculos	Piel	Hueso	Tendones
COLOR	Rojo	Amarillo	Blanco	Azul	Verde
SABOR	Amargo	Dulce	Picante	Salado	Amargo

hígado y la indecisión y la incertidumbre pueden tener que ver con un déficit en la vesícula.

Problemas de salud asociados al elemento madera: Problemas ortopédicos y musculares, porque la madera se asocia a los tendones; problemas de visión, porque la madera se asocia a los ojos; problemas dentales y mandibulares (como el trastorno de la articulación temporomandibular, o TAT); síndrome premenstrual; migrañas y adicciones.

Sabor: Ácido. Añadir alimentos ácidos a la dieta refuerza el elemento madera. Estas son algunas buenas opciones: manzanas verdes, limones, limas, pomelos, granadas, kiwis, chucrut y vinagre de manzana.

Independientemente de cuál sea su elemento dominante, los alimentos ácidos se suelen usar para tratar enfermedades asociadas con la permeabilidad, como el sudor, las hemorragias o la diarrea y favorecen la absorción digestiva. Recuerde que, con los alimentos ácidos, se consigue mucho con muy poco. Una sola ración de chucrut y un cuarto de limón en el agua es lo máximo que el hígado puede soportar (aunque en primavera puede asumir un poco más y en otoño, algo menos).

Color: Verde. Consumir alimentos verdes nutre el elemento madera, así que asegúrese de ingerir suficientes verduras de hoja verde, brócoli, aguacates, espárragos, espirulina, perejil, albahaca y judías mungo, que lo ayudarán a reforzar el hígado, la vesícula, los músculos y las articulaciones.

Estación: Primavera. Esta es la estación en la que dedicar especial atención al hígado y a la vesícula (mediante el ayuno o la depuración) y comer alimentos ligeros, como verdura fresca, fruta, hierbas y especias picantes como cilantro, perejil, menta, hinojo, romero, salvia y cúrcuma, que están en sintonía con el crecimiento energético de la estación. Evite alimentos que estresan el hígado, como los fritos, los lácteos, el azúcar y grandes cantidades de grasas y alcohol. La primavera es también el momento indicado para el crecimiento personal. Visualice qué quiere conseguir, márquese objetivos y elabore un plan para un futuro de salud y de éxito.

Características saludables del elemento madera

- Claridad de visión y de objetivos
- Planificación estratégica
- Buena toma de decisiones
- Aliento

Síntomas de desequilibrio

- Tendencia a trabajar demasiado
- Rasgos de personalidad adictivos
- SPM o cefaleas
- Dificultad para digerir las grasas

Fuego

Órganos: El corazón, la mente y el intestino delgado. Según la MTC, el corazón alberga el alma y controla la sangre, pero también está íntimamente relacionado con la mente y con el sistema nervioso simpático. En la acupuntura, el meridiano del corazón afecta al corazón, pero también al cerebro. Los síntomas del desequilibrio entre la mente y el corazón son, entre otros, problemas de concentración, dificultad para encontrar las palabras al hablar, depresión, lapsus de memoria y mala circulación. El intestino delgado absorbe los fluidos y separa los nutrientes y los desechos de los alimentos que ingerimos. Separa lo puro de lo impuro físicamente, pero también ayuda a separar y eliminar las toxinas emocionales, al tiempo que retiene las emociones nutritivas.

Problemas de salud asociados al elemento fuego: Insomnio, hipertensión arterial, dolor en el pecho y otros problemas asociados al corazón, cefaleas y depresión.

Sabor: Amargo. El sabor amargo llega al corazón y al intestino delgado y reduce el nivel de energía en el cuerpo. El amargor reduce el exceso y, por ese motivo, ayuda a equilibrar la intensa energía del elemento fuego. Algunos alimentos amargos son las alcachofas, la rúcula, el café, el cacao, la lechuga romana, los espárragos, el apio, el centeno y muchas hierbas y especias, como la canela, el diente de león, el eneldo y la cúrcuma. Independientemente de cuál sea su elemento dominante, los alimentos amargos lo ayudarán a bajar la fiebre o a secar la humedad si, por ejemplo, tiene un resfriado o alergias.

Color: Rojo. Los alimentos de colores rosados son buenos para el corazón, el intestino delgado y el cerebro, así que asegúrese de que su dieta incluya algunos de estos alimentos: remolacha, bayas de goji, tomates, fresas, judías rojas, pimientos rojos y ternera de pasto.

Estación: Verano. Su alimentación debería ser tan ligera y luminosa como esta estación, con frutas y verduras de colores llamativos e intensos cocinadas con suavidad. Aunque aumentar el consumo de bebidas muy frías y de caprichos fríos como los helados puede ser muy tentador, no se exceda; ingerir demasiados alimentos fríos durante esta estación tan cálida puede debilitar los órganos digestivos. Intente ceñirse a alimentos refrescantes, como las ensaladas y la fruta rica en agua (como la sandía, el pepino, el limón y la lima). Evite alimentos pesados como los huevos, la carne y los cereales, que lo dejarán sin energía y lo consumirán. Esta época del año es ideal para salir al aire libre, hacer ejercicios de cardio, nadar y pasar tiempo en la comunidad forjando amistades.

Características saludables del elemento madera

- Pasión
- Vitalidad
- Sociabilidad
- Alegría

Síntomas de desequilibrio

- Ansiedad
- Problemas cardiovasculares
- Dificultades para dormir
- Excesivamente dramático

Sugerencias para recuperar o mantener el equilibrio

- Use hierbas beneficiosas para el corazón y el sistema nervioso, como majuelo, salvia roja y CBD.

- Consuma alimentos rojos, como la remolacha y la carne de bisonte, y verduras de hoja verde.
- Salga a pasear a la luz del sol.
- Programe aventuras en su vida

Tierra

Órganos: Bazo, páncreas y estómago. El bazo es el responsable de reciclar los glóbulos rojos envejecidos y de combatir algunas bacterias, mientras que el páncreas y el estómago son partes integrales del proceso digestivo y, entre otras cosas, distribuyen los nutrientes de los alimentos. Los signos de desequilibrio en el bazo o el páncreas son el cansancio y la sensación de bloqueo emocional y físico, como hinchazón, heces muy blandas y falta de apetito.

Problemas de salud asociados al elemento tierra: Problemas gastrointestinales, como síndrome de intestino irritable y de intestino permeable; y problemas hormonales, como la fatiga suprarrenal.

Sabor: Dulce. Es el sabor más abundante. Casi toda la comida tiene, al menos, un poquito de sabor dulce. Los alimentos que se consideran «plenamente dulces» son la carne, las legumbres, los frutos secos, las verduras ricas en almidón y los lácteos. La mayoría de la fruta y de los edulcorantes, como la miel y el jarabe de arce, caen en la categoría de «dulces vacíos», que no es lo mismo que «calorías vacías». Los dulces vacíos son purificantes y refrescantes y solo son perjudiciales si se consumen en exceso. Por el contrario, el azúcar y los edulcorantes artificiales pueden perjudicar al riñón, los huesos e incluso el bazo, el órgano que supuestamente el sabor dulce refuerza, así que haga lo posible por evitarlos.

Color: El naranja y el amarillo. Estos colores son buenos para el sistema digestivo y para el bazo, así que asegúrese de comer calabaza, boniatos, maíz, calabaza violín, pimientos amarillos y naranjas, avena, yemas de huevo, piña, nueces y miel.

Estación: Final de verano/principios de otoño. Muchas veces, el final de verano, que se suele pasar por alto, tiene una esencia propia. En la MTC, marca la transición estacional del yang al yin, de las estaciones de crecimiento exterior que son la primavera y el verano a las estaciones de mayor aislamiento que son el otoño y el invierno. Este es el momento de encontrar armonía interior, así que es ideal para comenzar a meditar y a orar si no lo ha hecho ya. También es buena idea consumir alimentos que armonicen el sistema, como maíz, col, garbanzos, calabaza, patatas, arroz, albaricoques y melón cantalupo.

Características saludables del elemento tierra

- Afectuoso y cuidador
- Amigo leal
- Trae paz y armonía
- Divertido y feliz

Síntomas de desequilibrio

- Preocupación excesiva o innecesaria
- Falta de identidad, dirección y claridad en la vida
- Asume demasiados compromisos y se siente superado
- Problemas digestivos como hinchazón, gases o dolor de estómago

Sugerencias para recuperar o mantener el equilibrio

- Use hierbas que faciliten la digestión, como el astrágalo, la regaliz, la canela o la cúrcuma.
- Consuma alimentos calientes y suaves, como sopa, boniatos, calabaza o ternera.
- Dedique tiempo a conectar con amigos que ejerzan una influencia positiva sobre usted.
- Instaure límites y practique decir que no.

Metal

Órganos: Los pulmones y el intestino delgado. Los pulmones son el órgano principal de la respiración, pero también regulan el metabolismo del agua y ayudan a absorber el qi del aire, a mezclarlo con el qi obtenido de la comida y a distribuir la energía vital por el cuerpo. Por su parte, el intestino grueso absorbe agua y excreta desechos. El desequilibrio de los pulmones se puede manifestar como tristeza.

Problemas de salud asociados al elemento metal: Problemas de pulmón, como el asma; problemas de piel, como el acné; y problemas gastrointestinales.

Sabor: Picante. Este sabor dispersa el estancamiento y el bloqueo, la energía flemática de los pulmones y el intestino grueso. Estimula la circulación de la energía y de la sangre y facilita la digestión. Las guindillas protegen los pulmones, así como el miso, el ajo, los nabos, el jengibre, el rábano picante y los rábanos.

Color: Blanco y amarillo claro. Los alimentos ricos en fibra de esta categoría, como la avena, los cereales y la pulpa de fruta son importantes para limpiar los pulmones y el colon. Otros alimentos blancos beneficiosos son las peras, las manzanas, la coliflor, el caldo de huesos de pollo, el arroz, la cebolla y las almendras.

Estación: Otoño. Esta es la estación para centrarse en el interior, tanto emocional como físicamente hablando, y encontrar refugio en el hogar y almacenar comida y energía para el frío inminente. En otoño, la naturaleza también está en proceso de contracción y las hojas y la hierba pasan de un verde intenso a un marrón reseco. Es hora de consumir alimentos amargos y de sabores intensos, como chucrut, puerros, vinagre, queso, yogur, pan de masa madre y aceitunas, y centrarse más en cocinar, que activa el sentido del olfato y está íntimamente relacionado con los pulmones. Es la época del año idónea para preparar el cuerpo para la curación. Si tiene alguna dolencia, dedique tiempo y energía a tratarla. Perdone a los demás y dedique tiempo a meditar sobre la gratitud y a centrarse en servirse y amarse a sí mismo, a su familia y a sus amigos.

Características saludables del elemento metal

- Mucha disciplina
- Organización y estructura
- Buena resolución de problemas
- Búsqueda de justicia para el oprimido

Síntomas de desequilibrio

- Mucha tristeza o depresión
- Muy crítico y enjuiciador
- Tendencia a problemas de colon, pulmón y piel
- Sudoración excesiva

Sugerencias para recuperar o mantener el equilibrio

- Use hierbas que refuercen el sistema inmunitario, como el jengibre, la equinácea y el ajo.
- Tome probióticos.
- Evite alimentos que producen mucosidad, como los lácteos y el trigo.
- Realice ejercicios con respiraciones profundas como el qigong y practique la respiración diafragmática durante la práctica.

Agua

Órganos: Riñones, glándulas suprarrenales y vejiga. Los riñones son el almacén de jing, la «esencia renal» (el ADN y la longevidad en términos occidentales) del cuerpo. El jing es uno de los Tres Tesoros de la medicina tradicional china. Los otros dos son el qi y el shen, que se asocia al alma en el sentido de conocer nuestro propósito en la vida. Los riñones y la vejiga forman parte del tracto urinario. Los riñones filtran la sangre y eliminan los desechos y el exceso de agua, con la que crean la orina que la vejiga ayuda a excretar. Las glándulas suprarrenales son las responsables del equilibrio hormonal y de la respuesta de huida o lucha del cuerpo. El desequilibrio en este sistema puede aparecer como miedo en la vida emocional.

Problemas de salud asociados a este elemento: Problemas urinarios y de próstata, infección de riñones y de vejiga, enfermedades o problemas asociados a los órganos sexuales.

Sabor: Salado. Los alimentos ricos en sodio, como la sal marina, la salsa de soja, el miso y las algas, ayudan a almacenar el calor en el cuerpo, pero úselos con moderación. El exceso de alimentos salados debilita los riñones, las glándulas suprarrenales y la vejiga, y puede perjudicar también al corazón. Aunque el elemento agua se asocia principalmente a la sal, también responde bien a alimentos amargos como las endibias, los espárragos, la quinoa, el apio y los berros.

Color: Negro y azul oscuro. Los alimentos de estos colores nutren los riñones, las glándulas suprarrenales y la vejiga, por lo que las personas con el agua como elemento predominante deberían consumir abundantes judías negras, arándanos azules, moras, arroz negro, berenjenas, semillas de sésamo negras, uvas negras, uvas pasas y té negro.

Estación: Invierno. Es el momento de buscar calor interior, descansar y conservar la energía física. Los riñones y las glándulas suprarrenales son los órganos más afectados por el invierno, pero los puede ayudar comiendo verduras al vapor, que refuerzan los riñones, y sopas contundentes, cereales integrales y frutos secos tostados, que satisfacen la necesidad de nutrición y calor en esta época del año. Es una estación contemplativa, por lo que es un buen momento para meditar u orar, además de para llevar a cabo ejercicios de respiración profunda y leer para acumular conocimiento.

Características saludables del elemento agua
- Ofrece sabiduría y buenos consejos
- Valiente
- Decidido
- Con propósito

Síntomas de desequilibrio

- Aislamiento y evitación de los demás
- Miedo y ansiedad
- Problemas de fertilidad o de libido

Sugerencias para recuperar o mantener el equilibrio

- Equilibrar el tiempo de introspección con el tiempo para los demás.
- Meditar, leer y orar.
- Evitar el estrés y aliviarlo con ejercicios como el yoga o la natación.
- Reforzar las glándulas suprarrenales y los órganos reproductivos con hierbas adaptógenas y hongos.

Ahora ya debería tener una idea de cómo el paradigma de los cinco elementos lo puede ayudar a entender la salud, tal y como ayudó a los médicos del pasado a entender el origen de las dolencias de sus pacientes y a tratarlas en consecuencia. Este enfoque puede ser tan útil hoy como lo fue entonces. Le puede ayudar a entender mejor su propia conducta y, si aplica los cinco elementos a amigos y a seres queridos, también lo puede ayudar a verlos a ellos y a su conducta desde una perspectiva más empática.

El sistema de los cinco elementos también lo puede guiar a la hora de escoger los alimentos que le pueden resultar especialmente beneficiosos. Sin embargo, su cuerpo no es estático, sino que está en constante transformación, por lo que sus necesidades nutricionales también cambian. Por eso encontrará más consejos sobre alimentación en los capítulos que siguen. Si utiliza una combinación de estas estrategias, podrá tomar las decisiones más inteligentes y beneficiosas para sus necesidades individuales en cada momento. Esta es la manera de priorizar estos enfoques ancestrales altamente efectivos:

Prioridad n.º 1: Aliméntese para curar la causa subyacente de la enfermedad. Por ejemplo, si tiene humedad interna en el cuerpo y esta le provoca problemas de candidiasis y digestivos, necesita alimentos y hierbas que aporten sequedad, como el apio, la calabaza, el cardamomo y el tomillo. En los capítulos 11 y 12 encontrará información nutricional que lo ayudará a abordar estas pautas subyacentes de desequilibrio además de enfermedades específicas, para que su cuerpo pueda recuperar una armonía saludable.

Prioridad n.º 2: Consuma alimentos de temporada. Los alimentos de temporada ayudan al cuerpo a adaptarse a los cambios de estación, como descubrirá en el capítulo 4. Por ejemplo, la primavera es ventosa y es la estación en la que el hígado está especialmente activo, por lo que es el momento adecuado para comer más alimentos ácidos y verdes.

Prioridad n.º 3: Coma teniendo en cuenta su elemento. Las orientaciones dietéticas que acaba de leer en este capítulo se basan en su elemento y en sus puntos fuertes y débiles inherentes. Si, por ejemplo, su elemento dominante es la tierra y está atrapado en un ciclo de preocupación excesiva, consuma hierbas como el astrágalo y la canela para contrarrestar el cortisol y mantener sano el sistema digestivo.

Personalmente, la estructura de los cinco elementos (incluido el apoyo nutricional) me ha resultado significativa, práctica y beneficiosa. Recurro a ella a diario para mantener la salud física y emocional. Espero que también enriquezca y mejore su vida.

Capítulo 4
LA ALIMENTACIÓN ANCESTRAL
Cómo los maridajes, los hábitos ancestrales y comer sucio pueden beneficiar a su salud

¿Sabía que hay un motivo que explica que tantos platos indios contengan curri en polvo o *garam masala* o que en Japón acompañen el sushi con wasabi y jengibre? Sí, la verdad es que son combinaciones deliciosas. Sin embargo, las culturas antiguas idearon estos platos para que ayudaran a equilibrar el cuerpo. Por ejemplo, muchos platos indios clásicos contienen ingredientes húmedos, como cordero, ternera o leche de coco. Y para compensar la humedad, añaden ingredientes que aportan calor/sequedad, como pimienta negra, pimentón y curri en polvo (una combinación de especias molidas, como cúrcuma, cilantro y comino) o *garam masala* (una combinación de nuez moscada, clavo, canela, cilantro y comino). Del mismo modo, el pescado crudo, el arroz y las algas aportan frío, por lo que el sushi se sirve con complementos que aportan calor, como el wasabi o el jengibre, para equilibrar el plato (y, por lo tanto, el cuerpo).

Esta sabiduría ancestral se ha perdido en Estados Unidos. La medicina occidental está tan centrada en la farmacología que los médicos reciben escasa o ninguna formación sobre nutrición en la Facultad de Medicina. Como resultado, la mayoría de los médicos ya no entienden la sencilla realidad de que los alimentos son esenciales para la curación, lo que significa que, cuando acudimos a su consulta, lo más probable es que no nos ofrezcan ningún consejo para mejorar nuestra alimentación. Y, si lo hacen, es muy posible que sea el consejo equivocado.

Este vacío es uno de los aspectos más exasperantes (y perturbadores) de la medicina moderna. Sin embargo, podemos cerrar esa brecha si recurrimos a la sabiduría ancestral, que nos permitirá mejorar drásticamente la calidad y el equilibrio nutricional de nuestros platos. Hay multitud de estrategias avaladas por milenios de eficacia probada que nos pueden ayudar. Una de ellas es combinar alimentos de modo sinérgico. Otra es adoptar hábitos ancestrales en relación con la hora de comer que optimizan la capacidad del organismo para aprovechar los nutrientes. Y la tercera es, en pocas palabras, «comer sucio». (Más adelante le explicaré por qué es una de las cosas más saludables que puede hacer.) En este capítulo le explicaré cómo usar estas estrategias y compartiré con usted varios secretos ancestrales sobre la alimentación que pueden mejorar sus hábitos ahora mismo.

COMBINAR ALIMENTOS PARA PROMOVER UN MAYOR EQUILIBRIO INTERNO

Los terapeutas antiguos, y sobre todo los de Oriente Medio, China e India, entendían el valor de «combinar alimentos», una idea que por fin se está volviendo a descubrir hoy. Un estudio publicado en *Planta Medica* concluyó que, cuando consumimos cúrcuma a secas, muy poca cantidad de sus componentes beneficiosos, como la curcumina, llegan al torrente sanguíneo. Sin embargo, si le añadimos piperina (un extracto de la pimienta negra), la absorción aumenta en un 154 por ciento.[1]

La comunidad científica se ha dado palmaditas en la espalda por este descubrimiento que, en realidad, es uno de los principios de la medicina ayurvédica desde hace más de tres mil años. La receta ayurvédica para la leche dorada contiene cúrcuma y *trikatu*, una mezcla de especias a base de pimienta negra, pimienta larga y jengibre, mezclada con *ghee* (una mantequilla clarificada saludable). Los terapeutas indios sabían que consumir cúrcuma acompañada de hierbas que aportan calor mejoraba su absorción y su paso al torrente sanguíneo. Y añadir la grasa saludable de la mantequilla clarificada también aumentaba la proporción de cúrcuma absorbida. La cúrcuma y la piperina no son el único dúo saludable. Combinar alimentos de la forma adecuada ayuda a maximizar el valor nutricional de los platos. La tabla siguiente le enseñará cómo distintos «maridajes» lo pueden ayudar a absorber más nutrientes.

Combine...	Con...	Porque...
Verduras	Grasas saludables (aguacate, mantequilla clarificada, huevos)	La grasa ayuda al organismo a absorber más fitoquímicos de las verduras, como el licopeno del tomate, el betacaroteno de la zanahoria o la luteína de las verduras de hoja verde, además de las vitaminas liposolubles como las vitaminas A, D, E y K.
Alimentos ricos en hierro (avena, espinacas...)	Alimentos ricos en vitamina C (fresas, cítricos)	La vitamina C aumenta la absorción del hierro no hemo (de origen vegetal).
Alimentos ricos en calcio (salmón, atún, yemas de huevo, leche, brócoli)	Alimentos ricos en vitamina D (salmón, atún, caballa, hígado de ternera)	La vitamina D aumenta la absorción del calcio en el intestino.
Arroz	Legumbres	Las proteínas de las legumbres ayudan a regular los hidratos del arroz y previenen los picos de glucosa en sangre.
Grasas saludables (aguacate, mantequilla clarificada, huevos)	Hierbas amargas (perejil y cilantro)	Las hierbas amargas ayudan al hígado a secretar la bilis que facilita la digestión de las grasas.
Hidratos de carbono	Canela, jengibre, clavo, romero, salvia y cúrcuma	Estas hierbas y especias previenen los picos de glucosa en sangre asociados a los hidratos de carbono.
Lácteos y huevos	Hierbas amargas (menta, cardamomo, ralladura de naranja, ajo, jengibre y cúrcuma)	Las hierbas amargas mejoran la digestión porque equilibran la humedad que aportan los lácteos y los huevos.

LECCIONES ANCESTRALES SOBRE NUTRICIÓN QUE NO APRENDERÁ DE SU MÉDICO

Los médicos de antes sentían un profundo respeto por la nutrición, por los alimentos y la protección que estos ofrecen al cuerpo, y estudios recientes confirman que las teorías antiguas sobre la alimentación pueden aportar un efecto terapéutico del que carecen los platos actuales. Maimónides, un médico y filósofo sefardí del siglo XII, ofreció algunos de los mejores consejos sobre la alimentación en general que haya leído nunca. Escribió diez libros sobre medicina en los que combinaba instrucciones sanitarias extraídas de la Torá con registros de los médicos de la Grecia antigua Hipócrates y Galeno. Los consejos de Maimónides son una guía para una manera más sana de comer. A continuación comparto con usted mis cinco consejos preferidos entre todos los que ofrece.

- *Comer hasta estar tres cuartas partes lleno.* Comer en exceso nos aletarga y nos enferma. El organismo solo tiene capacidad para digerir una determinada cantidad de comida a la vez y, si no la puede digerir completamente, se absorben menos nutrientes y aparecen la hinchazón y los gases. Desde la perspectiva de la MTC, hincharnos a comer provoca estancamiento, lo que da lugar a varios problemas de salud.
- *No comer hasta haber entrado en calor y moverse después para facilitar la digestión.* Hacer algún tipo de ejercicio ligero antes de comer es un concepto muy antiguo. Por ejemplo, un estudio publicado en *World Journal of Gastroenterology* demostró que caminar y hacer ejercicio aeróbico a diario mejora la motilidad gástrica y la digestión en general.[2] Y moverse después de comer también es beneficioso. Un estudio publicado en la revista *Medicine* concluyó que caminar después de comer y cenar al menos tres horas antes de acostarse reduce el riesgo de padecer cáncer de estómago.[3] Cuando Chelsea y yo viajamos a Italia, anduvimos constantemente, tanto antes como después de comer, y nos di-

mos cuenta de la facilidad con que digeríamos la comida, incluso cuando se trataba de contundentes platos italianos.

- *Comer fruta en ayunas*. La medicina ayurvédica y la china comparten este mismo parecer. Y es lógico, porque las enzimas que el cuerpo usa para descomponer la fruta son distintas de las que usa para digerir la carne y los cereales. Aunque los frutos del bosque y las bayas se digieren mejor acompañados de otros alimentos, pero es mejor comer las otras frutas solas.

- *Dormir ocho horas y levantarse poco antes del amanecer*. Esto permite que el reloj interno del cuerpo mantenga la sintonía con los ritmos circadianos de la naturaleza, lo que refuerza las funciones del organismo en general y de la digestión en particular. Maimónides también aconsejaba acerca de las posiciones para dormir que facilitan la digestión. Dijo que, al comienzo de la noche, habría que dormir sobre el lado izquierdo del cuerpo, para llevar más sangre al intestino delgado y al hígado, que participan en la digestión. Si se despierta en plena noche, dese la vuelta y pase la segunda parte de su ciclo de sueño sobre el lado derecho, para llevar más sangre al corazón y el estómago y prepararse así para la siguiente jornada.

- *Comer alimentos de temporada*. Tal y como he mencionado en el capítulo 3, la filosofía china antigua sostiene que debemos ir adaptando la ingesta de comida en función de los alimentos frescos y maduros de cada estación. (Sin embargo, si tiene algún problema de salud dé prioridad a los consejos de alimentación más prescriptivos que encontrará en los capítulos 11 y 12.) Los alimentos de temporada ofrecen al cuerpo lo que necesita en función de los cambios de tiempo y de temperatura. Por ejemplo, en verano debería elegir alimentos refrescantes, como pepino, melón y ensaladas poco aliñadas. En primavera los encurtidos y los alimentos en vinagre o fermentados ayudarán al hígado a depurar el cuerpo. La primavera también tiende a ser cálida y húmeda, por lo que es mejor evitar los productos lácteos y otros alimentos húmedos y optar por alimentos que aporten sequedad, como el apio, los nabos o los espárragos. En invierno, busque alimentos donde el picante y el ácido estén equilibrados y cocine verduras, nabos, boniatos, rábanos picantes, ajo, cebolla y aceitunas. En otoño llénese de energía con alimentos y especias que aporten calor, como cordero, pistachos, mostaza, jengibre y canela y equilibre la sequedad helada de la estación con alimentos que aporten humedad, como los caquis.

Además de estas lecciones sobre la alimentación de Maimónides, aquí tiene otros cuatro consejos tradicionales acerca de la comida que Chelsea y yo seguimos al pie de la letra.

- *Saborear la comida.* Apague la televisión, guarde el móvil, ponga la mesa y siéntese a comer platos caseros con la familia o con los amigos. Mirar la televisión o el móvil o trabajar mientras se come activa el sistema nervioso simpático, lo que interfiere con la digestión. Además, disfrutar de la comida es importante. A Chelsea y a mí nos encanta comer y cocinar y jugar con los ingredientes para idear platos deliciosos y de alta densidad nutricional. Una de nuestras cenas preferidas es la de la noche de pizza, protagonizada por nuestra pizza casera con base de coliflor, salsa de tomate orgánica, albahaca fresca, setas y mozzarella de búfala. ¡Disfrutamos hasta el último bocado!
- *¡Masticar, masticar y masticar!* Parece evidente, ¿no? Pues parece ser que no, porque me descubro muchísimas veces comiendo mientras corro de un lado a otro y sin apenas saborear la comida que tengo en la boca. Sin embargo, la digestión comienza en la boca y con la amilasa, una sustancia de la saliva. Hay un dicho antiguo que dice «El estómago no tiene dientes». La masticación empieza a descomponer la comida antes de que esta llegue al tracto gastrointestinal, lo que maximiza la capacidad del organismo para extraer los nutrientes.[4] Asimismo, masticar nos permite disfrutar del sabor de la comida y nos ayuda a sentirnos más saciados, por lo que puede reducir la ingesta calórica.[5]

- *Comer con gratitud y alegría.* En Oriente Medio y en el Mediterráneo, la hora de comer se celebra como un momento para ali-
mentarse y para reforzar los vínculos con los demás. Antes de
comer, Chelsea y yo siempre damos las gracias a Dios por la
comida en la mesa, por nuestras familias y por todo lo bueno
que hay en nuestras vidas. Desde las perspectivas china y bíblica, cuanto más valoremos la comida, más nutritiva será. La comida es el combustible de la vida y aporta energía a todas y
cada una de las células del cuerpo, desde los músculos hasta el
cerebro, y nos permite pensar, reír, jugar, trabajar y amar. ¡Es
mucho por lo que dar gracias!

- *Curar el cuerpo con infusiones y sopa.* En la antigüedad, las infusiones y las sopas hechas con caldo, verduras, hierbas y arroz eran
los alimentos de referencia para curar enfermedades. En las
culturas antiguas, se acostumbraba a tomar entre una y tres
infusiones diarias, por sus propiedades protectoras. Chelsea y
yo nos hemos acostumbrado a comenzar el día con una infusión a la que añadimos un chorro de zumo de limón recién exprimido. Nos encanta hacer infusiones con combinaciones de
hierbas, pero algunas de las que más nos gusta usar en solitario
son el té verde, que reduce la inflamación y el colesterol y es un
antioxidante potente; el té oolong, fantástico contra el envejecimiento y que alivia el estrés y reduce la tensión arterial y el
nivel de glucosa en sangre; la infusión de reishi, con propiedades anticancerígenas y que refuerza el sistema inmunitario; la
infusión de tulsí, que combate dolencias respiratorias y alivia el
dolor articular asociado a la artritis; la infusión de jengibre, que
alivia las náuseas, refuerza el sistema inmunitario y mejora la
circulación sanguínea; la infusión de cúrcuma, que es un antiinflamatorio potente y puede reducir el dolor asociado a la artritis, mejorar la función inmunitaria y aliviar los síntomas del
síndrome del intestino irritable; y la infusión de camomila, que
promueve la relajación y reduce la inflamación y el nivel de
glucosa en sangre.

HAY QUE EVITAR TRES PRODUCTOS MODERNOS QUE NO SE PARECEN EN NADA A LA COMIDA ANCESTRAL

Varios productos de alimentación se han vuelto tan frecuentes en nuestro paradigma actual de comida empaquetada que la mayoría de las personas ya no piensan en que dichas sustancias no estaban presentes en el mundo antiguo. Y, como no formaban parte de las dietas ancestrales, tampoco deberían formar parte de la de usted. Esto es lo que ha de evitar:

- *El azúcar y los sustitutos del azúcar.* El azúcar se encuentra de forma natural en algunos alimentos, como la fruta, la verdura y los lácteos, pero esos alimentos también contienen enzimas, fibra, vitaminas, minerales y antioxidantes que ralentizan su digestión, por lo que la sangre no recibe una cantidad enorme de glucosa a la vez. Pero ¿qué hay de ese paquete de cristalitos blancos que tiene en la despensa? ¿O de esas cajas de cereales, galletas, yogures de sabores, refrescos y zumos? Son tóxicos. En palabras de John Yudkin, un nutricionista de la Universidad de Londres cuyo libro de 1972 *Pure, White and Deadly* fue el primero en hacer saltar la alarma acerca del azúcar: «Si se dijera de cualquier material usado como aditivo alimentario aunque solo fuera una pequeñísima parte de lo que se sabe acerca de los efectos del azúcar sobre el cuerpo, el uso de ese material se prohibiría automáticamente». El azúcar aumenta la tensión arterial y la inflamación crónica, provoca aumento de peso (en parte, porque engaña al cuerpo y lo lleva a desactivar el sistema de control del apetito) y daña el sistema cardiovascular. En un estudio de quince años de duración llevado a cabo por investigadores de la Universidad de Harvard, las personas que obtenían entre el 17 y el 21 por ciento de las calorías diarias de azúcares añadidos tenían un riesgo de morir de una enfermedad cardiovascular un 38 por ciento mayor que las que obtenían un 8 por ciento de sus calorías de azúcares añadidos.[6] Y no es que los edulcorantes artificiales sean mejores, tampoco. Si tiene antojo de algo dulce, haga como hacían los antiguos y recurra a miel, dátiles, jarabe de arce o melaza de origen local. (Los postres que encontrará en la sección de recetas contienen edulcorantes que se usan desde tiempos inmemoriales.)

- *Aceites procesados.* Los llamo los siete aceites letales: maíz, algodón, canola, soja, girasol refinado, azafrán y vegetal. Muchos son «frankenalimentos». Asimismo, las grasas hidrogenadas de las patatas fritas, galletas envasadas, tostadas envasadas y otros tentempiés de bolsa, fritos, cremas para el café, palomitas de maíz para microondas y margarina contienen peligrosas grasas trans que aumentan la inflamación y el riesgo de sufrir infartos de miocardio e ictus, además de interferir con el control de glucosa en sangre. Un estudio en el que participaron 85.000 mujeres y que se publicó en el *New England Journal of Medicine* concluyó que las que consumían mayor cantidad de grasas trans tenían un riesgo significativamente superior de desarrollar diabetes. Elija estos otros aceites y grasas: aceite de coco, de oliva, de aguacate o de lino, mantequilla clarificada o grasa animal de origen orgánico (sebo de ternera y grasa de pollo).

- *Cereales refinados.* El trigo de hoy en día no se parece en nada al que se comía en la antigüedad. Es mucho más rico en gluten y en hidratos de carbono y mucho menos nutritivo. Le recomiendo que evite la mayoría de los panes y otros productos con cereales y que los sustituya por arroz, *congee*, avena y otros cereales sin gluten. (El pan de masa madre está fermentado, por lo que también está bien.) Cuando los antiguos preparaban los cereales para comerlos, los dejaban brotar y luego los fermentaban o los convertían en *congee*, unas gachas de arroz blanco que se elaboran hirviendo el cereal durante entre doce y veinticuatro horas, hasta que se descompone y adquiere una consistencia pastosa. En China se usa el *congee* como comida medicinal desde el año 206 a. C. porque se cree que calienta y repara el sistema digestivo, mejora la circulación (sobre todo si se come como desayuno) y favorece el sueño. Aunque prefiero el *congee* de arroz integral, también se puede preparar con maíz, quinoa, mijo y la mayoría de los cereales. Si sigue una dieta paleo o keto, pruebe a elaborarlo con coliflor. Y añada ingredientes de temporada, como setas, algas o moras en invierno; apio, pimiento verde, kiwi o limón en primavera; fresas, manzana, tomate, zanahoria o remolacha en verano; calabacín amarillo, calabaza, ñame, plátano, mango o piña a finales de verano; y cebolla, castaña de agua, rábano blanco o coliflor en otoño.

PROTEGER EL INTESTINO COMO LO HACÍAN LOS ANTIGUOS: COMER SUCIO (O LO MÁS PARECIDO A ESO)

En su tracto gastrointestinal habitan billones de microorganismos que ayudan al sistema inmunitario, mejoran la absorción de nutrientes, facilitan la síntesis de neurotransmisores fundamentales (lo que mejora el estado de ánimo) y promueven el buen funcionamiento del cuerpo en general. Sin embargo, para que esos microorganismos puedan proteger su salud, necesita que exista un equilibrio saludable entre las bacterias beneficiosas y las perjudiciales. Cuando las bacterias perjudiciales proliferan demasiado (los antibióticos son una de las causas habituales de ello, como le he explicado en el capítulo 1), el riesgo de desarrollar problemas gastrointestinales que pueden perjudicar a la salud en general aumenta drásticamente. Este problema no existía en las culturas antiguas, porque mantenían un equilibrio saludable entre las bacterias beneficiosas y las perjudiciales de forma natural, ya que sus dietas contenían abundantes probióticos, que es como se denomina a las bacterias beneficiosas que obtenemos de los alimentos.

Antes del desarrollo de la refrigeración a principios del siglo xx, la gente accedía a los probióticos comiendo alimentos frescos cosechados de una tierra saludable y rica en bacterias. Además, durante milenios, muchas culturas de todo el mundo conservaron los alimentos enterrándolos en el suelo o metiéndolos en sótanos. Cultivaban y criaban animales y sus hijos jugaban en la calle. Luego, entraban en casa y se sentaban a comer.

Comían tierra, comían sucio, literalmente. ¿Le parece poco saludable? Nada más lejos de la realidad. La tierra contiene organismos del suelo (SBO por sus siglas en inglés), microbios que mantienen las plantas sanas y nutridas y que las ayudan a combatir las infecciones de levaduras, hongos y mohos. Sin los SBO, las plantas se marchitan y mueren. ¿Adivina qué? Estos organismos del suelo también son vitales para nosotros. (En mi libro *Todo está en tu digestión* lo explico con detalle.) De hecho, más de ochocientos trabajos científicos han estudiado los SBO y han concluido que pueden ayudar a aliviar alergias, el asma, el síndrome del intestino irritable, la colitis ulcerosa, la flatulencia, las náuseas, la indigestión, la mala absorción de nutrientes, los déficits de nutrientes, las enfermedades autoinmunes, las enfermedades inflamatorias y las infecciones bacterianas, fúngicas y víricas.

Podemos encontrar maneras de incluir más bacterias beneficiosas en la dieta, incluso en esta era de refrigeración y desinfección:

- *Consuma alimentos fermentados.* Antes de la refrigeración se consumía una enorme cantidad de alimentos fermentados. La fermentación no solo conserva la fruta, la verdura y los productos lácteos, sino que también promueve el crecimiento de bacterias naturales. Cuando ingerimos alimentos fermentados, estos microbios beneficiosos actúan como una primera línea de defensa contra bacterias y toxinas perjudiciales. El chucrut, que es col fermentada, constituye un ejemplo fantástico de ello. Tiene casi cien veces más lactobacilos (las bacterias beneficiosas que hacen que el yogur sea tan saludable) que la col cruda.[7] Gran parte del chucrut que encontramos ahora en los supermercados no se ha fermentado de forma natural, por lo que no contiene probióticos. Sin embargo, aún se puede encontrar chucrut del bueno en las tiendas de alimentación natural y, además, siempre se puede hacer en casa. Lo animo a que pruebe también alimentos fermentados asiáticos, como el kimchi, el natto o el miso. La investigación ha demostrado que el kimchi reduce el riesgo de padecer enfermedades cardiovasculares, diabetes y síndrome metabólico.[8] El natto se prepara con soja fermentada que contiene *Bacillus subtilis*, un probiótico muy potente que refuerza el sistema inmunitario,[9] promueve la salud cardiovascular[10] y aumenta el nivel de vitamina K2 circulante,[11] que contribuye a la densidad ósea. El miso (soja fermentada) es un alimento salado básico en la cocina japonesa desde hace siglos que se usa para aliviar la fatiga, regular la digestión, reducir el colesterol,[12] prevenir el cáncer y reducir la tensión arterial.[13] El miso es uno de mis alimentos probióticos preferidos, sobre todo durante la temporada de gripe. Cuando se trata de temas respiratorios, la sopa de miso clásica es uno de los remedios más potentes sobre la faz de la Tierra. Otro alimento fermentado saludable es el kéfir entero, una bebida elaborada con leche de vaca, oveja o cabra. El kéfir es uno de los alimentos más ricos en bacterias del mundo (puede contener hasta treinta y cuatro cepas distintas de bacterias en cada ración) y nunca falta en mi mesa. El kéfir natural de leche de cabra o de oveja es el más saludable de todos, pero el kéfir de coco también es una buena opción, sobre todo para veganos. Eso sí, evite las versiones con azúcares añadidos. El yogur natural entero también contiene dos probióticos muy sanos (lactobacilos y bifidobacterias) y, con frecuencia, algunos más. Opte por yogur natural orgánico procedente de leche de ganado de pasto. Personalmente, prefiero el yogur de leche de cabra o de oveja, porque contiene más nutrientes y causa menos problemas digestivos que el yogur de leche de vaca. (La leche de oveja y de cabra contiene caseína A2, una proteína más fácil de digerir que la caseína A1 de la leche de vaca.) Si tiene problemas de humedad o candidiasis, evite los productos lácteos durante unos meses hasta que el problema haya desaparecido: sustitúyalos por kéfir de coco y verduras fermentadas.

- *Consumir miel cruda y polen de abejas.* Las alergias estacionales son cada vez más frecuentes y una de las maneras de combatirlas es consumir estas dos maravillas naturales. Un estudio llevado a cabo con roedores y publicado en *Pharmaceutical Biology* concluyó que una combinación de miel cruda y de polen de abejas redujo significativamente la inflamación y reforzó la función inmunitaria.[14] Y hay estudios de caso que han demostrado que la toma oral de polen de abeja reduce significativamente las alergias estacionales. Cuando se consumen, los microbios que habitan en la miel y el polen locales se instalan en el intestino, desde donde ayudan al sistema inmunitario a adaptarse a los alérgenos estacionales. La miel de manuka, elaborada en Nueva Zelanda por abejas que polinizan árboles de manuka, es una de las mieles más beneficiosas por motivos que no tienen nada que ver con las alergias. Tiene propiedades antibacterianas y se ha demostrado que combate el *Clostridium difficile*,[15] una bacteria que causa infecciones gastrointestinales graves; también inhibe la división celular en el *Staphylococcus aureus*, resistente a los antibióticos.[16]
- *Adoptar un perro.* ¿Sabe cuál es una de las actividades preferidas de los perros, además de traerle palos para que se los tire? Revolcarse por el suelo. Y luego traen a casa una legión de microbios que acaban en nuestras manos... que, con frecuencia, nos metemos en la boca. Y eso es bueno, porque nos expone a los SBO protectores. Otro beneficio de las mascotas: exponer a los bebés a perros o gatos durante su primer año de vida los protege de desarrollar alergias a animales más adelante, según un estudio publicado en *Clinical and Experimental Allergy*.[17]
- *Tomar suplementos probióticos a base de SBO.* Los organismos del suelo brillan por su ausencia en las dietas excesivamente higiénicas actuales. Y, sin embargo, los necesitamos. Los suplementos son una manera fácil de asegurarnos de que los consumimos.

Busque suplementos que contengan *Lactobacillus plantarum*, *Bacillus clausii*, *Bacillus subtilis*, *Bacillus coagulans* y *Saccharomyces boulardii*. Estas bacterias formadoras de esporas siembran el intestino de microbios beneficiosos, de modo que las bacterias protectoras proliferan y promueven una digestión y una función intestinal saludables, además de reforzar el sistema inmunitario.

Adoptar estas estrategias de alimentación y de estilo de vida ancestrales lo ayudará a tomar decisiones dietéticas más inteligentes y a aprovechar al máximo cada comida: más nutrición, más satisfacción y más alegría. En otras palabras, transformará la comida en lo que se supone que ha de ser: una fuente de sustento verdadero para el cuerpo, la mente y el alma.

Capítulo 5
LA COMIDA ES MEDICINA
Los alimentos ancestrales que debe añadir a su dieta inmediatamente

Antes de la era de los fármacos, la comida y las plantas constituían la base de la medicina. Maimónides, el médico sefardí del siglo XII cuya sabiduría he compartido con usted en el capítulo 4, dijo: «Si una enfermedad se puede tratar con la alimentación, no se debería tratar de ningún otro modo». Creo que tenía razón. En la comida, deberíamos buscar no solo el placer y la satisfacción de nuestras necesidades nutricionales, sino también una forma de proteger la salud y de ayudar a recuperarnos de la enfermedad.

Por desgracia, en Occidente, la comida dista mucho de ser medicinal. De hecho, la mala alimentación es una de las principales causas de las enfermedades que más muertes provocan en Estados Unidos, como las enfermedades cardiovasculares, el cáncer, los ictus y la diabetes. En 2019, un estudio publicado en *The Lancet* analizó las dietas de personas en ciento noventa y cinco países distintos y concluyó que unos once millones de muertes anuales tienen que ver con la mala alimentación (superan a las muertes debidas al tabaquismo o a los accidentes de tráfico).[1] Los países donde las personas comían más fruta, verdura, frutos secos y grasas saludables presentaban los índices más bajos de muertes y enfermedades asociadas a la alimentación. En los países con los índices más elevados se comía demasiado azúcar, carne procesada, sal (la comida procesada contiene mucha sal) y grasas trans. De los ciento noventa y cinco países incluidos en el estudio, Estados Unidos ocupó el cuadragésimo tercer lugar, muy por debajo de Japón, Israel, Francia, España y otros países.

Aproximadamente un 77 por ciento de la dieta estadounidense actual consiste en comida procesada.[2] Estos productos envasados suelen haber sido deshidratados, molidos, enlatados, triturados o congelados y acostumbran a contener cantidades peligrosas de azúcares, sal y aditivos impronunciables. No es sorprendente que la investigación haya concluido que cuanta más comida procesada se consuma, menor es la ingesta de ingredientes saludables y nutritivos, como proteínas, fibra, vitaminas A, C, D y E, zinc, potasio, fósforo, magnesio y calcio.[3] En mi opinión, la comida procesada es el equivalente nutricional de los fármacos peligrosos: son productos que se venden como algo seguro y beneficioso pero que, en realidad, merman (si no destruyen) nuestra salud.

Las culturas antiguas carecían de comida procesada, por lo que conocían mucho mejor los efectos de la comida real sobre el cuerpo humano y reconocían y respetaban su potencial terapéutico. Elaboraban deliberadamente medicinas a partir de verduras, caldos y bayas (el jarabe de bayas de saúco se usaba de forma generalizada para reforzar el sistema inmunitario y para combatir los virus) y consumían una gran cantidad de alimentos saludables y procedentes directamente de la naturaleza que en la actualidad prácticamente han caído en el olvido. Incluso reconocían que el color y la forma de algunos alimentos ofrecían indicios evidentes acerca de cómo podían beneficiar a la salud de quienes los consumían. Por suerte, ese conocimiento no se ha perdido del todo. He reunido aquí lo que considero más importante. Utilizar estos remedios ancestrales y estos alimentos y filosofías casi olvidados le proporcionará la oportunidad única de proteger su salud y de recuperarla si contrae una enfermedad.

LOS SUPERALIMENTOS ANCESTRALES QUE NECESITA EN LA DESPENSA Y EN EL PLATO

En 1902, Thomas Edison predijo el regreso a la mentalidad que entiende la comida como medicina —un regreso que por fin comenzamos a ver ahora— cuando afirmó: «El médico del futuro no prescribirá medicamentos, sino que hará que sus pacientes se interesen por el cuidado del cuerpo humano, la dieta y la causa y la prevención de las enfermedades». En los años que han transcurrido desde que Edison pronunciara esa frase, nuestra alimentación se ha transformado de un modo que él no hubiera podido predecir jamás: la comida envasada y procesada ha asaltado nuestras vidas. Muchos de los alimentos que eran habituales en dietas ancestrales de todo el mundo han ido desapareciendo gradualmente, o se los ha despreciado, a medida que estos productos cómodos y no perecederos empezaron a dominar nuestras dietas.

Ahora que entendemos los peligros de los productos envasados, ha llegado el momento de recuperar esos alimentos ancestrales. Algunos son tan esenciales para la salud general que aconsejo a todo el mundo que los añada a su dieta lo antes posible. A continuación encontrará los primeros ocho alimentos en mi lista de «Empiece a comerlos ahora mismo» (o a comerlos más):

- *Caldo de huesos*. Este plato tan nutritivo se elabora cociendo a fuego lento huesos y ligamentos de ternera, pollo, pescado y cordero y era uno de los alimentos básicos de nuestros antepasados, que aprovechaban todas las partes de los animales que comían. Sin embargo, hasta hace muy poco ha estado prácticamente ausente de nuestra dieta moderna. El proceso de cocción activa la liberación de los compuestos terapéuticos que contiene el tejido animal, como el colágeno y sus aminoácidos, prolina, hidroxiprolina, glicina y glutamina, que previenen el envejecimiento de la piel y de las articulaciones. (Un beneficio añadido para las articulaciones: el caldo de pollo contiene condroitina, glucosamina y ácido hialurónico, compuestos que reducen la inflamación y alivian el dolor producido por la artrosis.) Obtener colágeno mediante la dieta es fundamental, porque la piel, el cabello, las uñas, los huesos, los discos intervertebrales, los ligamentos, los tendones, el tejido conectivo, la mucosa intestinal y los vasos sanguíneos están hechos básicamente de colágeno. De hecho, los huesos contienen más colágeno que calcio y todo el resto de los minerales juntos. De la misma manera que hemos de comer proteínas generadoras de músculo para desarrollar músculo magro, tenemos que consumir colágeno para proteger esos tejidos vitales. Un estudio de veinticuatro semanas de duración concluyó que los atletas que tomaban colágeno a diario experimentaron una reducción significativa del dolor articular.[4] Y en un ensayo aleatorizado y controlado por placebo que se llevó a cabo hace poco, un equipo de investigadores alemanes concluyó que tomar colágeno a diario mejoró la hidratación, la elasticidad, la textura y la densidad de la piel.[5] Asimismo, investigadores del Centro Médico de la Universidad de Nebraska descubrieron que los aminoácidos del caldo de pollo reducían significativamente la inflamación, lo que explica que contribuya a aliviar las infecciones de las vías respiratorias superiores.[6] El caldo de huesos también contiene minerales vitales, como calcio, magnesio, fósforo y azufre, en una forma que el cuerpo absorbe con facilidad. También es saludable para el intestino, porque promueve la proliferación de bacterias beneficiosas, combate la sensibilidad al trigo y a los lácteos y reduce la inflamación en el tracto digestivo. Y, como el caldo de huesos contiene glutatión, un antioxidante potente, ayuda a controlar la regulación saludable de la proliferación y la muerte celular. Si no quiere preparar caldo de huesos desde cero, puede comprarlo ya preparado o hacerlo a partir de proteína de caldo de huesos en polvo. Yo añado 1 cucharada de proteína de caldo de huesos a mi batido de superalimentos ancestrales todas las mañanas y también tomo a diario un suplemento de multiproteínas de colágeno. Por lo tanto, ingiero entre 30 y 40 mg diarios de colágeno, lo que equivale a entre un 20 y un 30 por ciento de mi ingesta diaria de proteína alimentaria. Se trata de un objetivo saludable para cualquiera.

- *Vísceras*. Uno de los principios básicos de la MTC es que ingerir vísceras animales ayuda a sustentar esos mismos órganos en nuestro cuerpo. Y ahora sabemos que es cierto: las vísceras optimizan la función de los órganos y promueven su regeneración. Las culturas ancestrales sabían intuitivamente que las vísceras eran uno de los alimentos más ricos en nutrientes del planeta. Son mucho más nutritivas que la carne muscular que acostumbramos a comer. Por ejemplo, el hígado de ternera contiene cincuenta veces más vitamina B12 que un bistec. Aunque nos hemos alejado de las vísceras, hay docenas de motivos para reincorporarlas a la alimentación. Por ejemplo, el hígado es increíblemente saludable y está repleto de vitaminas B, vitamina A, selenio y ácido fólico. El hígado de venado, ternera y pollo tiene mayor densidad nutricional que las espinacas o el kale y aporta al cuerpo nutrientes esenciales que contribuyen a la depuración de nuestro hígado. Otras vísceras de ternera, cordero, cabra, ciervo, bisonte, pollo y pato también son muy nutritivas. La carne de corazón es rica en CoQ10, un antioxidante útil para prevenir y tratar la hipertensión y las enfermedades cardiovasculares. Los riñones están cargados de selenio y otros nutrientes clave que promueven la salud de las glándulas suprarrenales y de la glándula tiroides. El bazo, el páncreas, la tiroides, el timo y el cerebro son opciones excelentes también. La buena noticia es que, si comer vísceras le da reparo, ahora puede acceder a los enormes beneficios de sus nutrientes en forma de suplemento. Yo tomo a diario 3 g de un suplemento de hígado de búfalo o de venado.

- *Grasas saludables*: La medicina occidental lleva años demonizando a las grasas como al enemigo número uno de la salud cardiovascular. Sin embargo, hace milenios que algunas de las culturas más sanas del mundo siguen dietas ricas en grasas y sus corazones, arterias, cerebros y cuerpos siguen estando sanos. Por ejemplo, en el Mediterráneo y en Oriente Medio, las aceitunas y el aceite de oliva son alimentos básicos desde siempre. En América del Sur, los aguacates siempre han sido fundamentales en las dietas. El coco es un alimento tradicional en las regiones tropicales, como el Caribe, y en India se usa el *ghee*, o mantequilla clarificada, desde hace siglos, también. Por último, durante los últimos diez años, la cultura estadounidense convencional ha empezado a reconocer el valor que estos alimentos ricos en grasa tienen para la salud. Un estudio publicado en el *New England Journal of Medicine* comparó a sujetos que seguían una dieta mediterránea (rica en grasas saludables) con otros que seguían dietas bajas en grasa o bajas en hidratos de carbono. ¿Resultado? Los que seguían la dieta rica en grasas perdieron más peso, probablemente porque la grasa es saciante y se digiere más lentamente, por lo que tardamos más en volver a tener hambre, y también redujeron drásticamente sus niveles de colesterol malo,[7] una conclusión que seguramente se debe a que los ácidos grasos monoinsaturados ejercen un efecto beneficioso sobre el colesterol y reducen el riesgo de desarrollar enfermedades cardiovasculares.[8] Además, la grasa es fundamental para la salud general. La necesitamos para absorber vitaminas liposolubles, como la A, D, E y K, y es esencial para mantener el nivel de energía, construir membranas celulares fuertes y reparar la piel sana. Además, comer una amplia variedad de alimentos ricos en grasa puede mejorar la salud cerebral.[9] Aunque es cierto que se ha de mantener alejado de las grasas muy procesadas, como los aceites vegetales refinados, la carne procesada y los tentempiés que vienen en bolsas (patatas fritas, tostadas, galletas...) y que son fatales para la salud del corazón, lo animo encarecidamente a que consuma grasas ancestrales. El aceite de coco virgen es una de mis preferidas. Contiene triglicéridos de cadena media (TCM), que se queman con más rapidez que otras grasas, por lo que son una fuente de energía excelente. Y, a diferencia de los ácidos grasos de cadena larga que se hallan en otros aceites vegetales, los TCM son fáciles de digerir, no se almacenan en forma de grasa con tanta facilidad y tienen propiedades antimicrobianas y antifúngicas. El aceite de oliva y el aceite de oliva virgen extra (básicos en la supersaludable dieta mediterránea tradicional) están repletos de antioxidantes y pueden reducir el colesterol y la tensión arterial,[10] aliviar el dolor[11] y funcionar como un probiótico, porque aumentan la cantidad de bacterias buenas en el intestino.[12] Además, alimentos como la mantequilla clarificada; la mantequilla ecológica; los frutos secos y las semillas; los huevos; el aguacate; la ternera orgánica de pasto; los productos lácteos enteros (sobre todo si son de leche de oveja o de cabra); los pescados grasos como el salmón y las sardinas (repletos de ácidos grasos omega-3 supersaludables) y otros productos a base de coco también pueden ser un tesoro para su salud.

- *Hierbas y especias*. Aunque durante milenios personas de todo el mundo reconocieron las propiedades nutricionales de estos diminutos alimentos, ese conocimiento se fue perdiendo gradualmente. Por ejemplo, ¿sabía que la densidad nutricional de la cúrcuma, el cilantro o la canela supera a la del brócoli, el kale y los arándanos azules? En algún momento, relegamos estos alimentos terapéuticos al reino de los condimentos y los convertimos en algo que espolvoreamos sobre los platos para añadir más sabor. Pues bien, no podemos seguir así. Cada vez son más los estudios de investigación que confirman lo que nuestros antepasados ya sabían: las hierbas y las especias son los medicamentos más potentes que nos ofrece la naturaleza. En el capítulo 6 le explicaré qué hierbas y especias se usan con más frecuencia para elaborar tinturas e infusiones con una capacidad terapéutica increíble. De todos modos, es muy posible que en su despensa ya tenga algunas de las hierbas más potentes. Algunos de los condimentos más habituales, como la albahaca, el comino, el cilantro, el perejil, el tomillo, el romero, la salvia, el jengibre, el ajo, el orégano y la cúrcuma son muy ricos en polifenoles, unos compuestos vegetales con un potente efecto antioxidante y antiinflamatorio. El romero es fantástico para reducir la inflamación, mejorar la memoria, aliviar la ansiedad, mejorar el sueño[13] e incluso estimular el crecimiento del cabello. El tomillo ofrece multitud de beneficios gracias a sus propiedades anticancerígenas y antimicrobianas y, en el Mediterráneo, se usa desde hace siglos para tratar trastornos respiratorios. Estudios recientes han demostrado que puede mejorar problemas fisiológicos subyacentes en personas con enfermedad pulmonar obstructiva crónica[14] y que ofrece protección ante el daño oxidativo del ADN en células pulmonares cancerosas y sanas.[15] El ajo puede reducir el colesterol y la hipertensión arterial.[16] La salvia puede reducir el nivel de cortisol, la hormona del estrés, y aumentar el de serotonina, un neurotransmisor que acostumbra a disminuir en las personas con depresión.[17] El orégano es tan efectivo matando bacterias que yo lo considero el antibiótico de la naturaleza.[18] Y los últimos estudios científicos han demostrado que el jengibre, un remedio tradicional contra las náuseas, no solo ayuda a aliviar el dolor de estómago, sino que también facilita la digestión.[19] Hay incluso evidencias preliminares de que los aceites esenciales de algunas de estas hierbas podrían tener potencial en la lucha contra el cáncer[20] y las enfermedades cardiovasculares,[21] así como en la mejora de la salud cognitiva.[22]

- *Setas*. Hace siglos que las fantásticas setas forman parte de tradiciones terapéuticas de todo el mundo, por lo que ahora sabemos bastante acerca de sus múltiples beneficios. Las setas contienen betaglucanos, unos azúcares complejos que funcionan como el sistema inmunitario de los hongos. Cuando consumimos setas, su sistema inmune refuerza y potencia el nuestro. Las setas también contienen ergotioneina, un potente antioxidante que protege la salud cardiovascular y que reduce el riesgo de síndrome metabólico. Asimismo, la investigación demuestra que tipos específicos de setas confieren beneficios únicos. Por ejemplo, la melena de león mejora la ansiedad, la función cognitiva y la depresión,[23] probablemente porque estimula el crecimiento de los axones y las dendritas, las partes de las neuronas que se encuentran en las sinapsis (el espacio entre las neuronas), lo que mejora la comunicación interneuronal. Los reishi (conocidos en la MTC como setas de la inmortalidad) y los cordyceps podrían ayudar a reducir el tamaño de los tumores[24] y reforzar el sistema inmunitario.[25] Las setas maitake, las gírgolas y los champiñones también tienen propiedades anticancerígenas. Los champiñones también son ricos en vitamina B3, B2 y B5, por lo que podrían tratar y prevenir la fatiga. Por su parte, los shiitake ofrecen un amplio abanico de beneficios potenciales, como combatir la obesidad, reforzar la función inmunitaria y la salud cardiovascular, aumentar la energía y promover la función cerebral. Por suerte, muchos supermercados ofrecen una amplia variedad de setas y hongos en la sección de fruta y verdura. Saltee varios tipos de setas y sírvalas como acompañamiento o añádalas a sopas, guisos y tortillas para supervitaminar sus platos.

- *Frutos del bosque.* El ser humano ha seguido dietas ricas en frutos del bosque y bayas desde tiempos inmemoriales. El campo ofrece una amplia variedad de frutos del bosque listos para cosechar y los primeros terapeutas de todo el mundo los usaron en sus remedios ancestrales. Si solo pudiera comer un tipo de fruta durante el resto de mi vida, elegiría los frutos del bosque. Los arándanos azules, las frambuesas y las moras son las frutas con más nutrientes de todas. Sin embargo, hay muchos otros frutos del bosque cargados de antioxidantes y de nutrientes saludables y lo animo a que los incluya en su dieta. Son deliciosos tanto frescos como deshidratados, aunque también se pueden tomar en forma de suplemento o en polvo. Las bayas de saúco pueden ser especialmente útiles en esta era de virus y pandemias, porque, además de reforzar el sistema inmunitario, pueden inhibir directamente la entrada (y posterior reproducción) del virus en las células humanas.[26] Las bayas de goji aparecen entre las ciento veinte hierbas principales en el *Shen Nong Ben Cao Jing* (*Clásico de materia médica de Shén Nóng*), el libro más antiguo sobre hierbas chinas, que data del año 200 a. C. Desde entonces se han usado para reforzar el cuerpo y prolongar la vida. De hecho, un estudio publicado en el *Journal of Complementary and Alternative Medicine* concluyó que los participantes que bebieron zumo de bayas de goji a diario durante dos semanas informaron de mejoras en la energía, el desempeño deportivo, la calidad del sueño y la capacidad de concentración.[27] Otros estudios han concluido que las bayas de goji ayudan a controlar el nivel de glucosa en sangre, mejoran la función sexual, combaten el cáncer porque ayudan a la proliferación de las células T y refuerzan el sistema inmunitario.[28] Del mismo modo, a la triphala, un remedio tradicional muy popular en Oriente Medio e India que contiene grosella de la India (o amla), bibhitaki y chébula, en la medicina ayurvédica se la conoce como el «rey de las medicinas», porque repara la mucosa intestinal, mejora la digestión, reduce la inflamación intestinal y mejora el síndrome del intestino irritable y la enfermedad intestinal inflamatoria. En estudios de laboratorio y con animales, se ha visto que trata infecciones, la inflamación, problemas gastrointestinales, la hipercolesterolemia e incluso el cáncer.[29] La grosella de la India es muy saludable por sí sola. Un estudio publicado en el *European Journal of Clinical Nutrition* concluyó que los participantes que tomaron un suplemento de grosella de la India durante cuatro semanas experimentaron una reducción significativa del nivel de colesterol.[30] Otros estudios han concluido que también puede reducir la tensión arterial.[31] La cereza ácida puede ayudar a aliviar procesos inflamatorios, como la artritis: beber zumo de cereza ácida dos veces al día durante tres semanas redujo el dolor en pacientes con artritis, según un artículo publicado en el *Journal of Food Studies*.[32] Las grosellas (rojas y negras), las bayas de açaí, el camu-camu y el maqui se usan desde hace siglos para reducir la inflamación y promover la salud, y también son unos de mis frutos del bosque preferidos. Añado 1 cucharada de bayas de goji en polvo a mi batido matutino rico en colágeno, porque su elevado contenido en vitamina C es fundamental para la formación de colágeno.

- *Verduras.* Quizá le sorprenda saber que la reciente oleada de entusiasmo por las dietas basadas en alimentos de origen vegetal tiene raíces muy antiguas. Hace mucho tiempo que la medicina tradicional china recomienda las verduras más que cualquier otro tipo de alimento, y con razón. El *Journal of the National Cancer Institute* publicó uno de los estudios más amplios sobre los efectos de la ingesta de fruta y verdura: en comparación con los participantes que comían menos de 1,5 raciones diarias, quienes consumían un promedio de ocho raciones diarias tenían un 30 por ciento menos de probabilidades de sufrir un infarto de miocardio o un ictus. Los alimentos que se asocian con una mayor salud cardiovascular fueron las verduras de hoja verde como las espinacas, las acelgas y el kale; el brócoli; la coliflor; la col; las coles de Bruselas y el bok choy.[33] El consumo de verduras también se asocia a una reducción del riesgo de desarrollar un cáncer (de mama, boca, garganta, esófago, estómago y pulmón), diabetes, cataratas y degeneración macular, y ayuda a proteger la salud gastrointestinal, porque el elevado contenido en fibra de las verduras ayuda a la comida a pasar por el sistema con más facilidad. La MTC aconseja consumir verduras asadas, al vapor o salteadas en otoño e invierno y una combinación de verduras crudas y cocinadas en verano y en primavera. Sin embargo, si tiene problemas digestivos, cíñase a las verduras cocinadas todo el año, porque son más fáciles de digerir. Yo lleno la mitad del plato con verduras de distintos tipos, como espárragos, brócoli, coliflor, col, zanahorias, judías verdes, coles de Bruselas, cebolla, espinacas y kale.

- *Algas y superverduras.* Las algas hacen mucho más que aportar una textura crujiente a la comida. Son muy ricas en fibra, por lo que facilitan la digestión, combaten los radicales libres y reducen el colesterol[34] y, como contienen cantidades saludables de yodo, promueven la salud de la glándula tiroides. Algunas de mis algas favoritas son: wakame, ogonori, kombu e hijiki. La espirulina, un tipo de cianobacteria (antes llamadas algas verde azuladas), ofrece unos beneficios espectaculares. Ayuda a depurar los metales pesados, como el arsénico; tiene propiedades antimicrobianas y podría ser especialmente útil contra la candidiasis; combate el cáncer, según más de setenta artículos científicos revisados por pares; aporta energía y reduce la tensión arterial y el colesterol. La clorela es un alga verde que, como su nombre da a entender, es muy rica en clorofila (la sustancia responsable del color verde de las plantas) y aporta múltiples beneficios. Protege de la exposición a los metales pesados, porque reduce su absorción[35] y refuerza el sistema inmunitario,[36] dos propiedades que protegen del cáncer. Además, reduce el nivel de glucosa en sangre y de colesterol.[37] La moringa, una planta tropical, se ha labrado la reputación de agente antiinflamatorio. También refuerza la libido y el sistema inmunitario y la medicina ayurvédica la usa desde hace años para prevenir o tratar las úlceras de estómago, las enfermedades hepáticas, los trastornos renales, los problemas digestivos y las infecciones fúngicas y de levaduras, como la candidiasis. El sabor fresco del cilantro se ha hecho muy popular, pero probablemente no sepa que refuerza la salud cardiovascular porque reduce los niveles de colesterol y de azúcar en sangre,[38] alivia los problemas de estómago y protege de algunas cepas de bacterias que provocan intoxicaciones alimentarias.[39] El perejil ofrece unos beneficios igualmente impresionantes y, por ejemplo, alivia la hinchazón, mejora la digestión, combate el mal aliento y protege los huesos (gracias a su elevado contenido en vitamina K) y podría ayudar a combatir el cáncer. El zumo de pasto de trigo, uno de los remedios favoritos de los antiguos egipcios, que lo usaban para reforzar su salud y mantener la vitalidad, puede aumentar la absorción de electrolitos y de las vitaminas C y E. También minimiza el daño causado por los radicales libres, reduce el riesgo de cáncer, refuerza los efectos de la quimioterapia y ayuda a reducir el colesterol.[40]

LA ESTRATEGIA ANCESTRAL QUE LO PUEDE ORIENTAR HACIA LOS ALIMENTOS ESPECÍFICOS MEJORES PARA USTED

En los capítulos anteriores he compartido con usted algunas de las estrategias de alimentación más efectivas del mundo antiguo. Sin embargo, hay otra estrategia igualmente fascinante que lo puede ayudar a identificar cuáles son los alimentos mejores para usted. Conocida como «doctrina de firmas», esta teoría afirma que los alimentos que se asemejan a partes del cuerpo son beneficiosos para esa parte del cuerpo concreta. Paracelso, un médico suizo del siglo XV, lo explicaba así: «La naturaleza marca cada crecimiento... según su beneficio curativo». Veamos, por ejemplo, las zanahorias. Si cortamos una en rodajas, veremos que estas parecen ojos. Muchos estudios científicos actuales han demostrado que los nutrientes de las zanahorias, como el betacaroteno y la luteína, mejoran la salud visual.

La idea de que la naturaleza ofrece pistas acerca de cómo usar la comida con fines medicinales surgió de forma independiente en múltiples culturas de todo el mundo, desde Asia hasta Oriente Medio. Plinio el Viejo, un naturalista romano que falleció en 79 d. C., fue el primero que lo mencionó en Occidente y varios médicos y botánicos célebres recuperaron el concepto a lo largo de los siglos. William Coles, un botánico del siglo XVII, escribió que Dios «imprimía [en las plantas comestibles] una forma característica, pero también les ha otorgado firmas particulares que permiten al hombre leer su uso». Aunque la idea se suele desdeñar ahora en Occidente, creo que tenía razón. A continuación encontrará algunos de los alimentos supersaludables que la ciencia ha demostrado que cumplen la doctrina de firmas. Puede usar la lista como una guía de los alimentos con los que podría tratar sus puntos débiles en lo que a la salud se refiere.

- *Las zanahorias parecen ojos y refuerzan la visión*. Estas verduras crujientes son ricas en luteína y en betacaroteno, dos antioxidantes que favorecen la salud ocular y que protegen de enfermedades oculares asociadas al envejecimiento, como la degeneración macular. Además, el betacaroteno se transforma en vitamina A, que ayuda a ver en la oscuridad.[41]

- *Las nueces parecen cerebros en miniatura y son el fruto seco que más favorece la salud cerebral.* Estudios con ratones sobre la enfermedad de Alzheimer han demostrado que una dieta rica en nueces mejora la memoria y el aprendizaje[42] y estudios con personas mayores han demostrado que la ingesta de nueces mejora el procesamiento cognitivo, la flexibilidad mental y la memoria.[43]
- *Los tallos de apio parecen huesos y protegen la salud ósea.* El apio contiene sílice, que refuerza los huesos. También es una fuente excelente de vitamina K que, junto al calcio, construye huesos fuertes, y potasio, que neutraliza los ácidos que erosionan el calcio de los huesos.
- *La remolacha es roja como la sangre y ayuda a tratar la anemia, la circulación y la presión arterial.* Estas bellezas rojas son ricas en hierro y alimentan a la hemoglobina, la proteína sanguínea responsable de transportar el oxígeno. La remolacha también contiene nitratos, que se transforman en óxido de nitrógeno, una sustancia que dilata los vasos sanguíneos y reduce la tensión arterial y mejora la capacidad del cuerpo para llevar sangre rica en oxígeno a los tejidos. La investigación demuestra que el jugo de remolacha mejora la resistencia física hasta en un 16 por ciento.[44]
- *Las cebollas se asemejan a las células y las protege.* Las cebollas contienen vitamina C, que protege a las células del daño causado por radicales libres inestables, y potasio, necesario para el funcionamiento normal de las células. Y, como la cebolla contiene azufre, también las podría proteger del cáncer.
- *Los tomates recuerdan a cámaras cardiacas y son cardiosaludables.* Si corta un tomate por la mitad, verá que tiene cámaras que recuerdan a las del corazón. Los estudios demuestran que comer tomate reduce la presión arterial, protege el corazón ante las lesiones durante un infarto de miocardio, mejora el índice de

PARTE DEL CUERPO	ALIMENTO	PARTE DEL CUERPO	ALIMENTO
OJO	ZANAHORIAS	CORAZÓN	TOMATES
CEREBRO	NUECES	ALVÉOLOS PULMONARES	UVAS
HUESOS	APIO	MAMA	POMELO
SANGRE	REMOLACHA	ESTÓMAGO	JENGIBRE
CÉLULAS	CEBOLLA	PÁNCREAS	BONIATO
RIÑONES/ SUPRARRENALES	REISHI/JUDÍAS	TESTÍCULOS	HIGOS
CRÁNEO/LÍQUIDO CEFALORRAQUÍDEO	COCO	OVARIOS	ACEITUNAS
CUERPO	GINSENG	ÚTERO	AGUACATE

supervivencia en pacientes con insuficiencia cardiaca y reduce el riesgo de ictus.

- *Los racimos de uvas se parecen a alvéolos pulmonares y protegen a los pulmones.* La uva contiene antocianinas, un flavonoide crucial para el mantenimiento de la función pulmonar a medida que se envejece.

- *El jengibre tiene forma de estómago y es un antídoto potente contra las náuseas.* El gingerol es el ingrediente que otorga al jengibre su sabor ácido y previne las náuseas y los vómitos.

- *Los boniatos tienen forma de páncreas y promueven su funcionamiento saludable.* La MTC recurre al boniato para reforzar el bazo y el páncreas. Y, aunque son «dulces», contienen hidratos de carbono de liberación lenta y la hormona adiponectina, que interviene en el metabolismo de la glucosa en sangre y, de este modo, ayuda al páncreas a hacer su trabajo.

- *Los reishi se parecen a los riñones y a las glándulas suprarrenales y los protegen.* La MTC considera a estas setas un tónico para el qi, y los estudios demuestran que aumenta la energía y la resistencia, incluso en personas con enfermedades que cursan con fatiga, como la fibromialgia.[45]

- *Los aguacates tienen forma de útero y refuerzan la salud reproductiva.* Los aguacates contienen una dosis saludable de ácido fólico, una vitamina B crucial durante el embarazo para la salud del bebé y que puede reducir el riesgo de displasia de cérvix, una enfermedad precancerosa.

- *Los higos se asemejan a los testículos y son beneficiosos para el esperma.* Hace mucho que se usan para mejorar la fertilidad y estudios recientes han confirmado que el extracto de higo puede mejorar el recuento y la motilidad de los espermatozoides.[46]

- *Las aceitunas recuerdan a los ovarios y protegen la salud reproductora.* Las grasas saludables son cruciales para la síntesis de las hormonas reproductoras necesarias para la concepción y son beneficiosas para la salud reproductiva general, tanto de hombres como de mujeres.

- *Los cocos se asemejan a cráneos y el aceite de coco refuerza la salud cerebral.* Las investigaciones demuestran que consumir triglicéridos de cadena media, el tipo de grasa que contiene el aceite de coco, mejora la función cerebral en personas con formas leves de alzhéimer.[47]
- *La raíz de ginseng es como una persona en miniatura y beneficia a la salud general de todo el cuerpo.* El ginseng se usa para aumentar la energía, mejorar la cognición, reducir la glucosa en sangre, aliviar el estrés, facilitar la relajación e incrementar el bienestar general.
- *Las vísceras de los animales benefician a las vísceras equivalentes en las personas.* Tal y como he mencionado antes, el hígado de ternera y el de pollo tienen niveles extraordinariamente elevados de vitaminas B, como la vitamina B12, beneficiosa para la salud hepática. Los corazones animales contienen CoQ10 y hierro, que benefician al sistema cardiovascular humano. La carne del músculo, como la pechuga de pollo o el bistec, refuerza la salud del tejido muscular. Del mismo modo, el caldo de huesos refuerza nuestra médula ósea, huesos, ligamentos, tendones, revestimiento intestinal y piel, todos ellos compuestos de colágeno.

Me alegra poder compartir con usted estos secretos ancestrales que han permanecido ocultos durante demasiado tiempo. Comer de un modo más parecido a como lo hacían nuestros antepasados aporta al cuerpo el combustible que necesita para combatir infecciones víricas y bacterianas, superar una jornada tras otra repleto de energía y funcionar al máximo nivel.

Segunda parte

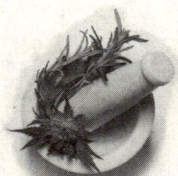

EL BOTIQUÍN ANCESTRAL

Capítulo 6

EL VALOR CURATIVO DE LAS HIERBAS, LAS ESPECIAS Y LAS SETAS
Cómo usar las potentes medicinas del colmado local

Hace poco, mi padre, que tiene setenta años y vive en Florida, salió a practicar esquí acuático. (Sí, ha leído bien.) Era diciembre, por lo que el agua estaba a unos gélidos 15 °C. Unos días después, estaba hospitalizado con neumonía. Los médicos lo trataron con dosis elevadas de antibióticos que, en mi opinión, eran innecesarios. Así que volé a Florida, le dije: «Papá, te voy a sacar de aquí», y me lo llevé a mi casa de Nashville.

Llamé a Gil Ben-Ami y al doctor Anis Khalaf, dos de mis mejores amigos, además de colegas de profesión con una vasta experiencia en medicina ancestral. Acostumbro a consultarles cuando me encuentro con casos graves o complicados. Esta vez, elaboramos conjuntamente un programa para expulsar el agua del sistema pulmonar de mi padre y para reforzar su sistema inmunitario, porque lo que necesitaba era desarrollar defensas internas potentes con las que luchar contra el microbio que lo había puesto enfermo.

El Dr. Anis lo trató con acupuntura y yo, con copas de succión. También le impusimos una dieta diseñada específicamente para reforzar el sistema inmunitario y la función pulmonar. Entre otras cosas, contenía caldo de pollo, peras asadas con nueces, espárragos al vapor, coliflor y rábanos con tahini. Al mismo tiempo, le hicimos tomar varias hierbas, como astrágalo, baya de saúco, equinácea, jengibre, regaliz y ajo. Para terminar, le pusimos películas divertidas y cultivamos la alegría de forma intencionada, porque la tristeza puede debilitar el elemento metal (¿recuerda que los pulmones se asocian al metal?). Y, por supuesto, recé por él a diario.

En cuestión de semanas, mi padre estaba como nuevo. Cuando volvió a Florida, le prohibí que hiciera esquí acuático durante al menos un mes y le aconsejé que tomara bebidas e infusiones calientes antes y después de meterse en el agua cuando hiciera frío.

Soy consciente de que lo que acabo de explicar contraviene lo que la medicina occidental quiere que creamos: que los medicamentos son la única manera de combatir la enfermedad. Sin embargo, los médicos antiguos hubieran considerado que los comprimidos y las cápsulas en los omnipresentes frascos de color ámbar son tóxicos para el organismo. Los primeros médicos recurrían a hierbas, especias, setas, vísceras y aceites esenciales, remedios naturales y suaves que trataban con éxito una amplia variedad de enfermedades porque devuelven el equilibrio al cuerpo. Incluso ahora, en Oriente Medio, India y Asia se siguen usando fórmulas a base de hierbas e infusiones con fines terapéuticos. Y, sin embargo, la medicina occidental insiste en descartar, despreciar e incluso ocultar la mayoría de estos tratamientos. Por eso no ha oído hablar nunca de algunos de los tratamientos mucho menos usados, más seguros, menos caros y más efectivos que existen, incluidos algunos que desactivan virus y refuerzan el sistema inmunitario.

Pues bien. Eso está a punto de cambiar. En este capítulo y en los tres que le siguen encontrará una guía en profundidad de estos secretos enterrados, que incluye información práctica acerca de las enfermedades que pueden tratar y de la investigación más reciente que confirma su efectividad. Cuando descubrí estas estrategias me quedé anonadado ante la existencia de este universo alternativo y sentí que me embargaba la impaciencia por empezar a practicar una medicina guiada por tradiciones milenarias. Ahora, al cabo de los años, soy aún más entusiasta, si cabe, de estas joyas terapéuticas desdeñadas. Tengo la seguridad de que, a medida que aprenda más acerca del funcionamiento de estos tratamientos y entienda por qué estos remedios ancestrales pueden transformar su salud de un modo imposible de conseguir para los medicamentos farmacéuticos tóxicos, empezará a sentir el mismo entusiasmo que yo.

CONOZCA LOS MEDICAMENTOS MÁS POTENTES DE LA NATURALEZA Y APRENDA A OPTIMIZAR SU SALUD CON ELLOS

Las hierbas y las setas contienen ingredientes activos que, como los de los medicamentos, hacen de estas humildes plantas instrumentos especialmente útiles para tratar problemas de salud específicos. En el capítulo 4 le he presentado una rápida visión general de algunas hierbas culinarias, especias y setas muy conocidas y de las maneras en que pueden mejorar su salud. Ahora quiero profundizar un poco más en algunas de las plantas que ya he mencionado, presentarle algunos de mis remedios preferidos, si bien menos conocidos, y explicarle cómo usarlos. Cuando se trate de remedios basados en plantas que indiquen varias dosis, comience por la más baja para ver cómo le sienta y, si es necesario, auméntela progresivamente. A continuación encontrará once problemas de salud habituales y las extraordinarias hierbas y setas que puede usar para tratarlos.

LOS MEJORES POTENCIADORES DE LA INMUNIDAD Y DEFENSORES ANTE LOS VIRUS

El sistema inmunitario está de servicio las veinticuatro horas del día y combate virus y bacterias, elimina las células muertas o moribundas, destruye las células con mutaciones que se podrían transformar en cáncer y busca sustancias extrañas. En otras palabras, mantenerlo en plena forma es una de las cosas más importantes que se pueden hacer por la salud, sobre todo cuando aparecen microbios nuevos, como el virus de la COVID-19. Para fortalecer al máximo sus defensas internas, añada inmediatamente estas potentísimas hierbas a su arsenal para el bienestar.

- *Reishi*. Conocida como la «seta de la inmortalidad», este adaptógeno refuerza el qi suprarrenal, mejora la longevidad y apoya y refuerza el sistema inmunitario. El reishi es la seta medicinal más prescrita en la MTC; yo mismo la uso con regularidad para mantener en forma a mi sistema inmunitario y es uno de los suplementos básicos que le prescribí a mi madre durante su lucha contra el cáncer (al que venció), no solo porque refuerza el sistema inmunitario, sino porque se ha visto que es especialmente efectiva contra el cáncer, sobre todo contra el cáncer de pulmón, de mama, de próstata y óseo.[1] La investigación demuestra que el reishi aumenta la actividad de las células asesinas naturales o NK[2] («Natural Killer», en inglés).

  Se trata de una seta que necesita compuestos antibacterianos y antivíricos para sobrevivir, por lo que contiene de forma natural cantidades significativas de esas sustancias. Por lo tanto, no es sorprendente que los estudios demuestren que esta superseta es capaz de combatir varios virus, como el del herpes y el de la gripe A, una cepa habitual durante la mayoría de las temporadas de gripe. Un artículo publicado en el *British Journal of Sports Medicine* concluyó que tomar un suplemento de reishi mejoraba la función de los linfocitos (una de las principales células del sistema inmunitario) en atletas expuestos a situaciones estresantes.[3] También es rico en triterpenos, que pueden reducir las alergias y el asma. El reishi se puede tomar en forma de cápsula, en polvo o en tintura. Compruebe que el envase muestre el nombre de la especie, *Ganoderma lucidum*. Tome entre 2 y 9 g al día.
- *Bayas de saúco*. Los medicamentos a base de bayas de saúco se remontan al antiguo Egipto e Hipócrates describió esta planta como su «botiquín», porque podía aliviar una cantidad enorme de problemas de salud. Las bayas de saúco pueden ser muy útiles contra los virus y las bacterias gracias a su elevado contenido en antocianidinas (pigmentos vegetales con potentes propiedades antibacterianas). Si se usa en un plazo de cuarenta

y ocho horas tras la aparición de los primeros síntomas de resfriado o de gripe, por ejemplo, el extracto de bayas de saúco puede reducir la duración de la enfermedad.[4] Un estudio publicado en *Nutrients* concluyó que el extracto puede acortar la duración del resfriado, así como mitigar su severidad en personas que viajan en avión.[5] También hay evidencias de que puede ayudar a tratar la sinusitis bacteriana.[6] Asimismo, puede actuar como diurético natural, aliviar las alergias y ayudar a prevenir el cáncer. La preparación más efectiva en el caso de esta hierba es en forma de jarabe, que se puede usar para tratar infecciones víricas y bacterianas. Tal solo hay que seguir las instrucciones de dosificación del envase.

- *Equinácea.* Los nativos americanos usaban este remedio botánico para tratar las paperas y el sarampión y los primeros colonos adoptaron también la práctica. Ahora se conoce a esta planta sobre todo por su capacidad para acabar con los resfriados. Un estudio publicado en *Lancet Infectious Diseases* concluyó que reduce el riesgo de contraer resfriados en un 58 por ciento.[7] Y si se toma en cuanto aparecen los primeros síntomas, puede evitar que el resfriado alcance su pleno apogeo o, al menos limitar su duración.[8] Eso no es todo. En 2015, un estudio concluyó que la equinácea era tan efectiva como el medicamento Tamiflu en el tratamiento de la gripe.[9] Parece que la forma líquida del suplemento es la más beneficiosa. Para prevenir los resfriados, tome 2.400 mg diarios durante cuatro meses durante la temporada de los resfriados y la gripe. Para tratar el resfriado, tome 500 mg dos veces al día durante diez días.

- *Chiretta verde.* Esta superhierba se usa tanto en la medicina ayurvédica como en la MTC y se la conoce como «el rey de los amargos». Su sabor amargo activa el hígado, lo que estimula la circulación sanguínea y reduce la inflamación; también contribuye a eliminar la humedad del cuerpo, lo que a su vez ayuda al sistema inmunitario. Tomada sola o como parte de una combinación de hierbas, se ha demostrado que la chiretta verde alivia la intensidad de la tos y del dolor de garganta. Un estudio doble ciego y controlado por placebo publicado en *Phytomedicine* concluyó que el extracto de chiretta verde fue un 50 por ciento más efectivo que un placebo en el tratamiento de varios síntomas de resfriado.[10] El principal componente bioactivo de la planta se llama andrografólido y mejora varios elementos del sistema inmunitario especializados en combatir virus, como la actividad de las células T (que ayudan a determinar la respuesta del sistema inmunitario ante sustancias extrañas), las células NK (leucocitos que combaten las infecciones y el cáncer), los fagocitos (que protegen el cuerpo ingiriendo bacterias, virus y otras partículas extrañas), todo lo cual impide la replicación de los virus y previene el desarrollo de enfermedades víricas.[11] Busque suplementos con andrografólido y tome 4 mg tres veces al día cuando se enfrente a un resfriado o a la gripe.

- *Mención especial*: astrágalo, tomillo, orégano, salvia, eucalipto, mirra, hidrastis y setas cola de pavo.

LOS FIELES ALIADOS DE LA DIGESTIÓN

Aunque los síntomas evidentes de los trastornos intestinales causan mucho malestar por sí mismos, también ejercen un impacto negativo sobre la salud general y, especialmente, sobre el estado de ánimo y el sistema inmunitario.

- *Astrágalo*. Es muy probable que sea la hierba más prescrita en toda la MTC y, en mi opinión, todos saldríamos beneficiados si la tomáramos con regularidad. El astrágalo es muy efectivo como protector y reforzador de la digestión y de la función inmune, lo que es lógico si tenemos en cuenta que mejorar la salud intestinal es una de las maneras más efectivas de reforzar el sistema inmunitario. Es muy probable que la planta deba sus efectos protectores a que es rica en flavonoides, polisacáridos (cadenas largas de moléculas de hidratos de carbono) y saponinas (una sustancia que se halla en algunas plantas) que, según un estudio reciente publicado en *Evidence-Based Complementary and Alternative Medicine*, puede mejorar la salud celular.[12] Por lo tanto, ejerce un impacto potente sobre enfermedades como el intestino permeable, la candidiasis, el hipotiroidismo, el SII, las enfermedades autoinmunes, los resfriados, los virus, la inflamación crónica y el cáncer. Y eso no es todo. Un artículo de revisión publicado en *Aging and Disease* informó de la eficacia del astrágalo contra el envejecimiento: ayuda a revertir el proceso de envejecimiento celular porque aumenta la actividad de la telomerasa, una enzima que impide el encogimiento de los telómeros (los extremos de las hebras de ADN que protegen a los cromosomas). Como resultado, conservamos la juventud.[13] Otras investigaciones demuestran que el astrágalo reduce el estrés, combate la inflamación, protege el cerebro a medida que envejece y combate el cáncer.[14] Actúa como un adaptógeno y es suave, por lo que se puede tomar a dosis bajas o moderadas a diario o a dosis más elevadas para combatir una enfermedad. Siga las indicaciones. La dosis más habitual es de entre 500 y 2.000 mg diarios.

- *Jengibre*. Apuesto a que ya conoce el uso medicinal más habitual que se le da al jengibre: ayuda a tratar las náuseas. Una revisión de doce estudios concluyó que el jengibre redujo las náuseas en mujeres embarazadas.[15] Otro estudio concluyó que también era eficaz como antiemético en pacientes sometidos a quimioterapia.[16] Esta raíz picante también previene la formación de úlceras de estómago, posiblemente porque reduce el nivel de proteínas inflamatorias y bloquea la actividad de enzimas asociadas al desarrollo de úlceras.[17] Un último beneficio: el jengibre beneficia la salud digestiva (y podría prevenir los síntomas gastrointestinales) porque acelera el vaciado del estómago en hasta un 25 por ciento, según un estudio publicado en el *World Journal of Gastroenterology*.[18] Añádalo en rodajas finas a los batidos; rállelo sobre el plato de sopa, ensaladas o salsas; o lícuelo junto a otras verduras. También se puede tomar en forma de suplemento o en polvo. Para las náuseas, tome entre 1.000 y 2.500 mg.

- *Triphala*. Esta fórmula ayurvédica elaborada con tres frutas en polvo (grosella de la India, bibhitaki y chébula) es un laxante natural. Es más suave que la mayoría de los productos farmacéuticos sin receta y nutre al tracto digestivo al tiempo que facilita la defecación. También depura el colon de forma natural, lo que ejerce un efecto positivo sobre el sistema nervioso y alivia síntomas como la fatiga o la ansiedad. En lo que concierne al tránsito intestinal, la grosella india promueve la reparación y la curación intestinal, la chébula refuerza la musculatura intestinal (cuyas contracciones son entonces más eficientes) y el bibhitaki depura. La combinación puede ser terapéutica. Un estudio con animales concluyó que la triphala redujo la colitis en ratas.[19] También puede reducir el colesterol y promover la pérdida de peso. Si usa triphala como laxante, tómela por la noche, unas dos horas después de haber cenado y al menos media hora antes de acostarse.
- *Mención especial*: olmo americano, regaliz, cardamomo, hinojo y menta.

LAS SUPERESTRELLAS PARA LA BELLEZA Y CONTRA EL ENVEJECIMIENTO

La industria de la belleza busca sin cesar los últimos ingredientes «imprescindibles», muchos de los cuales desaparecen con la misma rapidez con que han aparecido. Sin embargo, estos tesoros ancestrales basados en plantas han superado la prueba del tiempo y lo ayudarán a parecer (y a sentirse) más joven.

- *Fo-ti*. Esta hierba antiedad tiene su propia leyenda en la MTC. Hace siglos, el señor He, que estaba muy enfermo, se vio obligado a subsistir a base de plantas, entre ellas el fo-ti, durante una hambruna. Sin embargo, en lugar de empeorar, su salud mejoró. Su piel rejuveneció, recuperó la energía y las canas desaparecieron y dieron paso al cabello negro original. Ahora se conoce al fo-ti como un potente agente antiinflamatorio y se usa para combatir el acné y como tratamiento antiedad. Un estudio publicado en el *Journal of Advanced Pharmaceutical Technology and Research* concluyó que activa una vía de señalización que se inhibe durante la aparición de las canas.[20] También hay evidencias de que puede proteger la memoria. Busque suplementos de fo-ti con *Polygonum multiflorum*, el nombre científico de la planta. Siga las instrucciones del envase (normalmente 560 mg dos o tres veces al día), pero no se exceda. Aunque hace siglos que el fo-ti se usa con total seguridad, las dosis excesivas pueden dañar el hígado.

- *Esquisandra.* Los emperadores chinos y los maestros taoístas eran grandes aficionados a la esquisandra y, en la década de 1960, científicos rusos descubrieron que refuerza la función suprarrenal y equilibra los efectos negativos del estrés.[21] Históricamente, la esquisandra se ha usado para tratar las enfermedades hepáticas, reforzar el sistema inmunitario (sobre todo para superar enfermedades como la mononucleosis y la neumonía) y equilibrar el nivel de glucosa en sangre. La esquisandra es uno de los únicos alimentos del mundo que contiene los cinco sabores (picante, dulce, ácido, amargo y salado), de ahí su capacidad para equilibrar todo el cuerpo y que sea un ingrediente clave de muchas fórmulas botánicas de la MTC desde hace siglos. Estudios más recientes han demostrado que puede aliviar la fatiga mental y el agotamiento y que es un tónico de belleza natural que protege la piel de la exposición al viento y al sol, así como de las toxinas.[22] Añada esquisandra en polvo a los batidos (unos 3 g diarios), tome un suplemento (entre 1 y 3 g diarios, con la comida) o tómela en infusión, infusionando entre 1 y 3 g en agua caliente de cuarenta a sesenta minutos antes de beberla.

- *Matcha*. Este superalimento tiene más antioxidantes que los arándanos azules o las verduras de hoja verde. Y, como su presentación en polvo se elabora con hojas de té molidas, sus antioxidantes están superconcentrados, por lo que constituye una bebida antiedad muy potente. Además, el intenso color verde del matcha se debe a su elevadísimo contenido en clorofila. Y adivine qué hace la clorofila: protege la piel de los daños provocados por la radiación solar, que causa arrugas y manchas de edad. El matcha también contiene epigalocatequina (EGCG), que ayuda a rejuvenecer las células de la piel, refuerza la epidermis y previene el cáncer. Yo bebo una o dos tazas de matcha diarias. También se puede usar tópicamente, para hidratar y rejuvenecer la piel. Mezcle matcha en polvo con un poco de aceite de coco y aplíquese una película ligera. Deje que impregne los poros durante unos diez minutos y retírelo con agua.
- *Mención especial*: bayas de goji, astrágalo, jalea real y ginseng.

LOS MEJORES CARGADORES DE PILAS Y REFUERZOS SUPRARRENALES

Una de las quejas que oigo con más frecuencia en mi clínica de medicina funcional es la falta de energía y estos son los tres tratamientos con los que ayudo a mis pacientes a recuperar la vitalidad.

- *Rehmannia*. En la MTC, esta planta es el tratamiento de primera elección para tratar el déficit de yin y la fatiga, que es su síntoma principal. También es útil para tratar el déficit de qi y es la hierba más prescrita en Asia para tratar la fatiga suprarrenal y el hipotiroidismo y para activar la producción de células madre. Hay evidencias científicas de que la rehmannia es útil en el tratamiento de la anemia[23] y como refuerzo de los huesos y de la salud cardiaca y de que nutre la sangre y reduce la inflamación. La dosis estándar es de entre 55 y 350 mg diarios. (No tome rehmannia si está embarazada, da el pecho o tiene una enfermedad hepática crónica.)

- *Panax ginseng (asiático y americano)*. El ginseng se usa desde hace siglos en Asia y en América del Norte, se sabe que mejora la resistencia física y la concentración mental y también se prescribe con frecuencia como tratamiento de la fatiga crónica. En 2018, una revisión de la literatura publicada en el *Journal of Alternative and Complementary Medicine* confirmó que el ginseng puede ser efectivo a la hora de combatir la fatiga.[24] Se puede tomar entre diez y treinta días para tratar infecciones como resfriados, gripe, neumonía o cualquier déficit importante del sistema inmunitario. También es útil tomado como suplemento diario a largo plazo para aumentar la energía en personas mayores de cincuenta y cinco años. Tome 500 mg diarios.

- *Cordyceps*. Esta seta medicinal es un básico de la medicina holística desde hace mucho tiempo y es conocida por su capacidad para optimizar la energía y combatir los efectos del envejecimiento y del estrés. Se ha visto que aumenta significativamente la cantidad de tiempo que los roedores pueden nadar, probablemente porque activa la producción de trifosfato de adenosina (ATP), la principal fuente de energía para las células del organismo.[25] Un estudio publicado en el *Journal of Alternative and Complementary Medicine* concluyó que los suplementos de cordyceps mejoraron el rendimiento físico y contribuyeron al bienestar general de adultos mayores.[26] Tome entre 100 y 3.000 mg diarios para aumentar sus niveles de energía.

- *Mención especial*: rhodiola (una hierba con raíces a las que se considera adaptógenas, es decir, que ayudan a afrontar el estrés y a equilibrar las hormonas), eleutero (o ginseng siberiano) y té matcha.

LAS SUPERESTRELLAS DE LA OPTIMIZACIÓN CEREBRAL

Si usted es como la mayoría de las personas, mantener la mente en plena forma a medida que envejece será una de sus principales prioridades. Si bien la medicina occidental tiene poco que ofrecer en este sentido, estos remedios ancestrales funcionan de verdad.

- *Melena de león.* Esta seta de aspecto peculiar que evoca la melena de un león es popular en la medicina china desde hace mucho tiempo gracias a su capacidad para mejorar la función cerebral. Ahora, los estudios científicos han revelado que este extraordinario hongo podría ofrecer esperanzas a las personas con alzhéimer y párkinson, porque promueve el crecimiento de los axones y las dendritas neuronales, lo que a su vez podría ralentizar o incluso revertir la degeneración del cerebro. Los estudios animales han concluido que la melena de león mejora la memoria en los sujetos con y sin alzhéimer.[27] Además, un estudio doble ciego y controlado por placebo llevado a cabo con personas determinó que mejora el deterioro cognitivo leve[28] y podría frenar el avance de la enfermedad de Parkinson.[29] También es fantástico para todo el que quiera mejorar la concentración y la memoria y reforzar la conexión intestino-cerebro para mejorar el estado de ánimo. Aunque tomar entre 300 y 3.000 mg entre una y tres veces al día es seguro, comience con una dosis más baja para ver cómo responde su cuerpo.
- *Bacopa.* Hace miles de años que los terapeutas ayurvédicos usan esta planta (también conocida como brahmi) para tratar trastornos asociados al cerebro y, ahora, la investigación confirma su efectividad. En un estudio doble ciego y controlado por placebo, un equipo de investigadores australianos concluyó que las personas que tomaron 300 mg de bacopa durante doce semanas presentaron mejoras de aprendizaje y de memoria. La velocidad de procesamiento visual también fue significativa-

mente superior que antes del estudio y en comparación con el grupo placebo.[30] Un metaanálisis publicado en el *Journal of Ethnopharmacology* revisó nueve estudios científicos y concluyó que la bacopa es prometedora como tratamiento para mejorar la cognición,[31] quizá porque aumenta el nivel de los neurotransmisores que intervienen en el pensamiento, el aprendizaje y la memoria. La planta también podría ser útil en el tratamiento de la ansiedad, la depresión, el TDAH y la esquizofrenia. La dosis efectiva está entre los 300 y los 450 mg diarios.

- *Gingko biloba*. El gingko biloba es un antiinflamatorio muy potente y es una de las hierbas más investigadas y más utilizadas para mejorar la salud cerebral. El gingko contiene flavonoides y terpenoides, unos antioxidantes que podrían ralentizar el avance del deterioro cognitivo asociado al envejecimiento. Y, según un estudio publicado en *Phytomedicine*, también podría ralentizar el avance del alzhéimer.[32] Las personas con demencia deberían tomar 40 mg tres veces al día, mientras que las personas sanas que quieren mejorar su función cognitiva pueden tomar entre 120 y 600 mg diarios. Busque preparaciones de gingko que contengan entre un 24 y un 32 por ciento de flavonoides y entre un 6 y un 12 por ciento de terpenoides.
- *Mención especial*: aceite de CBD, aceite de incienso, romero, ginseng, rhodiola y ashwagandha.

REMEDIOS ANCESTRALES CONTRA LA CANDIDIASIS

Aunque muy frecuentemente la infección fúngica conocida como candidiasis suele pasarse por alto a la hora de hallar las posibles causas subyacentes de una enfermedad, lo cierto es que puede contribuir a una amplia variedad de dolencias, como aftas orales, sinusitis, fatiga o dolor articular. Estos remedios ancestrales pueden combatir la infección y arrancarla de raíz.

- *Lapacho*. El lapacho es una hierba de América del Sur conocida por sus propiedades antiinflamatorias, pero que también es efectiva como agente antivírico, antiparasitario y antifúngico. Contiene sustancias químicas conocidas como naftoquinonas, como el lapachol y la beta-lapachona, que pueden matar a una amplia variedad de bacterias, virus y hongos. Un estudio sobre el lapachol concluyó que era tan efectivo como los fármacos contra la *Candida albicans*, una de las causas principales de infección.[33] Tome entre 1 y 2 ml diarios de extracto líquido tres veces al día o entre 2 y 4 cápsulas de 500 mg de lapacho una o dos veces al día.

- *Canela*. Si solo usa este condimento en las recetas festivas, ha de saber que está desaprovechando uno de los alimentos más saludables del planeta. Cuando investigadores de Hong Kong analizaron la capacidad antioxidante de veintiséis hierbas y especias, la canela quedó entre las tres primeras, junto al clavo y el orégano.[34] También tiene propiedades antiinflamatorias y es un antifúngico potente, y se ha visto que reduce el colesterol, la tensión arterial y la glucosa en sangre. Cuando un equipo de investigadores chinos administró aceite de canela a pacientes con *Candida albicans* en el intestino, el 72 por ciento de estos habían eliminado el hongo a los catorce días y el 28 por ciento restante presentaron una reducción significativa.[35] Yo espolvoreo canela en los batidos, café, avena y muchos otros platos. Si quiere acceder a los beneficios óptimos, use canela de Ceilán en polvo (que solo contiene trazas de cumarina, una sustancia que, en grandes cantidades, puede causar problemas hepáticos), aceite esencial de canela o canela en comprimidos o en cápsulas. Siga las indicaciones.

- *Ajo*. Esta planta es muy potente y un verdadero superalimento: más de 6.100 estudios revisados por pares confirman su capacidad para combatir multitud de dolencias, desde enfermedades cardiovasculares hasta el cáncer. Cuando maja o pica un diente de ajo fresco, la alicina y la alinasa, dos de las sustancias que contiene, se combinan y forman ajoeno, un potente antifúngico. En un estudio de laboratorio publicado en el *Journal of Applied Microbiology*, un equipo de investigadores británicos concluyó que el ajo fresco inhibe la proliferación de *Candida albicans*.[36] Asimismo, el ajo también tiene propiedades antibacterianas y antivíricas y se ha demostrado que es eficaz contra la gripe, los resfriados y la neumonía vírica.[37] Tome entre 2 y 5 g de ajo fresco picado (un diente mediano) o entre 600 y 900 mg diarios de ajo crudo en polvo.

- *Mención especial*: orégano, clavo y alisma (llantén de agua).

ANTIINFLAMATORIOS NATURALES

La inflamación a corto plazo (el dolor y la hinchazón que aparecen tras una herida, por ejemplo) es saludable. Sin embargo, la inflamación crónica es un problema grave y una de las causas primeras de la mayoría de las enfermedades que azotan a nuestra cultura moderna, como el cáncer, el alzhéimer, la artritis, el dolor crónico, la depresión, las enfermedades cardiovasculares y las enfermedades autoinmunes. Si su objetivo es una salud óptima, reducir la inflamación debería ser uno de los primeros pasos para ello. (El CBD es uno de los antiinflamatorios naturales más potentes que existen. En el capítulo 7 hablaré de ello en profundidad.)

- *Cúrcuma*. Es muy difícil sobrestimar la capacidad antiinflamatoria de la cúrcuma, que se debe sobre todo a la curcumina, su ingrediente activo. La cúrcuma combate la inflamación porque nutre y moviliza la sangre, lo que acelera la curación. Un estudio publicado en *Oncogene* evaluó la eficacia de varios antiinflamatorios y concluyó que la cúrcuma era más efectiva que el ácido acetilsalicílico y el ibuprofeno.[38] La cúrcuma también puede aliviar la depresión, frenar el alzhéimer, mejorar los síntomas de la artritis, ayudar al manejo de la diabetes y matar células cancerosas. Añadir cúrcuma a los alimentos es fantástico, pero la cúrcuma en polvo solo contiene un 3 por ciento de curcumina. Para acceder a sus beneficios, tome entre 500 y 2.000 mg diarios de un suplemento que contenga un 95 por ciento de curcumina.

- *Boswellia*. Esta resina, extraída del árbol del incienso, es rica en terpenos, los fitoquímicos antioxidantes de olor potente que se hallan también en el eucalipto, la albahaca y la menta. Sin embargo, también contiene muchas otras sustancias que ayudan a eliminar la inflamación, como el AKBA, que combate las enzimas proinflamatorias, y el acetato de incensol, que es especialmente eficaz a la hora de proteger a las neuronas y de combatir la inflamación en el cerebro. Tome entre 600 y 700 mg de suplemento de boswellia (debería contener como mínimo un 37 por ciento de ácido boswélico o de boswellina) varias veces al día. O póngase a diario unas gotas de aceite esencial de incienso, que se extrae de la boswellia, bajo la lengua.

- *Chaga*. Hace miles de años que esta seta se usa en Asia y en Siberia. Se la conoce por su capacidad para aumentar la energía, reforzar el sistema inmunitario y aliviar la inflamación. El chaga es un adaptógeno, una categoría única de plantas terapéuticas que ayudan a equilibrar las hormonas del cuerpo y que alivian los efectos del estrés. También obtiene una de las puntuaciones más elevadas en su capacidad atrapadora de radicales de oxígeno (ORAC) de todos los alimentos, por lo que es saludable de múltiples maneras. En cuanto a la inflamación, estudios llevados a cabo sobre animales han concluido que estos hongos reducen el problema porque impiden la producción de las citoquinas que promueven la inflamación. El chaga se puede encontrar en forma de tintura, cápsula y comprimido o en polvo. También hay infusiones y cafés que contienen chaga. Siga las instrucciones del envase.

- *Mención especial*: galangal (un rizoma parecido al jengibre), jengibre, romero y escutelaria.

LOS GRANDES DEFENSORES DEL CORAZÓN Y LA SANGRE

El corazón y la sangre le dan la vida. Protéjalos de la enfermedad con estas dos hierbas ancestrales.

- *Dong quai*. Esta es una de las hierbas que la MTC recomienda más a las mujeres. Es la hierba de referencia cuando se trata de reforzar la sangre para combatir la anemia y una de las cinco principales para equilibrar las hormonas. Se la conoce como «ginseng femenino» por su capacidad para aumentar la vitalidad. También ayuda a reducir el nivel de glucosa en sangre, por lo que ayuda a prevenir la diabetes. Un estudio publicado en la revista *Food and Function* concluyó que los ratones a los que se había administrado dong quai durante cuatro semanas presentaron una reducción del nivel de glucosa en sangre y un mejor funcionamiento de la insulina.[39] El mismo estudio concluyó también que tratar a los ratones con dong quai durante cuatro semanas había reducido el nivel de colesterol total y de triglicéridos, un resultado que puede ayudar a prevenir las enfermedades cardiovasculares. El dong quai también podría ser beneficioso para las personas con hipertensión, otro factor de riesgo para las enfermedades cardiovasculares. Tome entre 2 y 4 g diarios de un suplemento, repartidos en tres dosis.
- *Majuelo*. Descrito como la «hierba del corazón», el majuelo, o espino blanco, es muy valorado por su capacidad para tratar dolencias cardiacas, probablemente gracias a su elevado contenido en antioxidantes. Los estudios han concluido que puede reducir la presión arterial, tratar la angina de pecho, reducir el colesterol y tratar a pacientes con insuficiencia cardiaca. Un investigador de la Facultad de Medicina de la Universidad George Washington publicó en *Preventive Cardiology* un artículo sobre el uso de plantas para tratar las enfermedades cardiacas en el que destacaba los beneficios del majuelo para los pacien-

tes con insuficiencia cardiaca congestiva.[40] Si no padece ningún problema cardiovascular, no hace falta que lo tome. En
caso de padecerlo, tome hasta 1.800 mg diarios durante un
máximo de veinticuatro semanas. Es posible que deban pasar
hasta doce semanas para que note que los síntomas mejoran.
(Las mujeres embarazadas o que dan el pecho y los niños no
pueden tomar majuelo.)

- *Mención especial*: peonía, reishi, canela, albahaca sagrada, cúrcuma y té verde.

REGULADORES HORMONALES ANCESTRALES

Las hormonas lo controlan todo, desde el estado de ánimo hasta los
ciclos menstruales, la fertilidad y el metabolismo. Mantenerlas en
niveles saludables contribuye al óptimo funcionamiento del organismo. A continuación encontrará cuatro plantas que destacan en este
aspecto.

- *Ashwagandha*. Esta planta es un adaptógeno muy potente y un
fantástico regulador hormonal. Si tiene hipotiroidismo, la ashwagandha puede normalizarlo. Si tiene hiperglucemia o hipercolesterolemia, la ashwagandha puede bajar los niveles de
glucosa y colesterol en sangre. Ejerce el mismo efecto regulador sobre el estrés, la ansiedad y la depresión, todos los cuales están controlados por hormonas. Tome entre 300 y 500 mg
de un suplemento que contenga entre un 5 y un 10 por ciento de withanólidos (hormonas naturales). Muchas de las instrucciones en los envases de suplementos sugieren tomar entre
1.000 y 1.500 mg diarios, pero comience con una dosis más
baja y auméntela progresivamente.
- *Sauzgatillo*. El sauzgatillo es uno de los remedios botánicos más
populares para el síndrome premenstrual (SPM) y los calambres menstruales y contribuyó a aliviar los síntomas de SPM en

el 93 por ciento de las mujeres que participaron en un estudio
publicado en el *Journal of Women's Health and Gender-Based Medicine*.[41] El sauzgatillo también puede mejorar la fertilidad. En un
estudio doble ciego y controlado por placebo, investigadores de
la Facultad de Medicina de la Universidad de Stanford administraron a cincuenta y tres mujeres que llevaban entre seis y
treinta y seis meses intentando concebir sin éxito una combinación de hierbas que contenía sauzgatillo, té verde y varias
vitaminas y minerales, mientras que otras cuarenta mujeres
recibieron un placebo. Los ciclos menstruales de las mujeres que tomaron la mezcla de sauzgatillo se normalizaron y
catorce de ellas (el 26 por ciento) se quedaron embarazadas en
un periodo de tres meses, mientras que otras tres concibieron
pasados los seis meses. Por el contrario, en el grupo placebo,
solo cuatro de las mujeres se quedaron embarazadas.[42] También hay evidencias de que el sauzgatillo trata los síntomas de
endometriosis, amenorrea y menopausia y estimula la producción de leche en mujeres lactantes. En los hombres, también
puede inhibir la proliferación de células cancerosas en la próstata. Para combatir el SPM, tome 400 mg diarios antes de desayunar. Para la infertilidad y los síntomas de la menopausia,
tome entre 160 y 240 mg diarios. Para la endometriosis, tome
400 mg diarios.

- *Fenogreco*. Esta planta, que activa el deseo sexual y la producción de testosterona, se usa para tratar hernias, la disfunción
eréctil y la calvicie de patrón masculino. Un equipo de investigadores australianos administró a treinta varones sanos un suplemento de fenogreco y halló un efecto positivo en el deseo
sexual, la energía y la resistencia. También se descubrió que el
suplemento había ayudado a los participantes a mantener niveles normales de testosterona.[43] Parece que esta planta también
estimula la producción de leche en madres lactantes que producen poca cantidad. Tome 600 mg diarios de extracto de semillas de fenogreco.

- *Cohosh negro*. Este remedio botánico contiene fitoestrógenos (estrógenos de origen vegetal) y, en consecuencia, es conocido por su capacidad para tratar problemas hormonales, como los síntomas de la menopausia. Recientemente, un estudio llevado a cabo con ochenta mujeres posmenopáusicas que sufrían sofocos concluyó que, a las ocho semanas, el cohosh negro había reducido significativamente tanto la frecuencia como la severidad de estos.[44] La planta también reduce los sofocos en las supervivientes del cáncer de mama. Además, mejora la calidad del sueño durante la menopausia, según un estudio aleatorizado, doble ciego y controlado por placebo publicado en *Climacteric*.[45] Descansar lo suficiente también es vital para equilibrar las hormonas de forma natural. Tome entre 160 y 200 mg diarios.
- *Mención especial*: esclarea, ñame salvaje para las mujeres y ginseng y *Epimedium* (que se usa para tratar la disfunción eréctil) para los hombres.

SUPERDEPURATIVOS DEL ORGANISMO

Cuando las toxinas, los conservantes y los aditivos llegan al cuerpo, el hígado es el órgano responsable de eliminarlos. Estas tres plantas lo ayudan a eliminar estos contaminantes no deseados.

- *Cardo mariano*. Esta planta tiene múltiples usos, desde promover la pérdida de peso hasta mejorar la salud de la piel, pero se la conoce sobre todo porque actúa como reforzador natural del hígado. De hecho, es la planta más investigada para el tratamiento de enfermedades hepáticas como la cirrosis, la ictericia o la hepatitis.[46] El cardo mariano depura el hígado porque estimula la regeneración de las células hepáticas, alivia el daño y promueve la eliminación de las toxinas, una de las principales funciones del hígado. Asimismo, estudios de laboratorio han demostrado que reduce la inflamación celular porque activa las vías de reparación celular.[47] Para depurar el hígado, tome 150 mg entre una y tres veces diarias. Si quiere ofrecer un apoyo continuado al hígado, tome entre 50 y 150 mg diarios.

- *Bupleurum.* La MTC recurre desde hace mucho tiempo a esta planta para depurar el hígado y las investigaciones más recientes explican por qué es tan efectiva. En un estudio de laboratorio, investigadores búlgaros identificaron en el bupleurum dos antioxidantes potentes, la narcisina y la rutina, y analizaron sus efectos sobre el hígado. Concluyeron que protegen este órgano vital a nivel celular y subcelular porque limitan el daño causado por los radicales libres, unos átomos inestables que dañan las células y que pueden promover la enfermedad y el envejecimiento.[48] El bupleurum se puede encontrar como comprimido en forma líquida y está incluido en varias fórmulas hepáticas junto a otras hierbas como el cardo mariano o la raíz de diente de león. Siga las indicaciones.

- *Hoja de diente de león.* La raíz de diente de león es rica en antioxidantes, como el bupleurum, lo que probablemente ayuda a explicar sus efectos protectores sobre el hígado. Sin embargo, la investigación ha revelado otros mecanismos asociados a la raíz de diente de león que son muy prometedores en relación con la salud hepática. En un estudio publicado en *Molecules*, los investigadores administraron polisacáridos (cadenas largas de moléculas de hidratos de carbono) extraídos de la raíz de diente de león a ratones y concluyeron que la sustancia protegía el hígado de los roedores del daño hepático inducido por el paracetamol.[49] Además, parece que la raíz de diente de león aumenta el flujo de bilis, esencial para descomponer los lípidos. La mayoría de los extractos de raíz de diente de león contienen entre 500 y 1.500 mg por dosis. Como recomiendo con todos los suplementos, comience por la dosis más baja para ver cómo le sienta.

- *Mención especial*: alcachofa, cilantro, ciprés, genciana (una hierba conocida por su capacidad para ayudar con problemas digestivos), cúrcuma y algas como clorela y espirulina.

SOLUCIONES ANCESTRALES PARA UN SUEÑO REPARADOR

Tanto si es consecuencia del estrés, de síntomas de la menopausia, de ansiedad, de depresión o de dolor crónico, todos sufrimos insomnio antes o después, lo que nos deja agotados y vulnerables ante todo tipo de problemas, desde el dolor crónico hasta el aumento de peso pasando por accidentes de automóvil. A continuación encontrará tres remedios botánicos que lo ayudarán a conseguir una noche de sueño reparador.

- *Valeriana*. La investigación ha demostrado que la valeriana reduce la cantidad de tiempo necesario para conciliar el sueño y mejora la calidad de este. Un equipo de investigadores suizos concluyó que un suplemento a base de valeriana mejoró el sueño en el 89 por ciento de los participantes.[50] Otro estudio aleatorizado triple ciego publicado en *Menopause* concluyó que el extracto de valeriana mejoraba la calidad del sueño.[51] La valeriana refuerza el sueño porque aumenta el nivel de ácido gamma-aminobutírico (GABA), un neurotransmisor que inhibe el sistema nervioso central. Se ha demostrado que la valeriana también calma la ansiedad. Para mejorar el sueño, tome 1 cucharadita diaria de valeriana en forma de tintura o de extracto líquido. Pueden pasar unas dos semanas antes de que el efecto se consolide. Una vez haya mejorado el sueño, siga tomando valeriana durante dos o seis semanas.
- *Camomila*. Quizá ya sepa que tomar una infusión de camomila antes de acostarse puede relajarlo y facilitar la conciliación del sueño. Uno de los motivos por los que actúa de esta manera es porque reduce la ansiedad. Efectivamente, un estudio sobre el efecto de la camomila en humanos halló una reducción significativa en los síntomas de personas con ansiedad entre leve y moderada a lo largo de ocho semanas, con una tasa de respuesta similar a la de los tratamientos farmacológicos contra la ansie-

dad.[52] Pruebe a tomar una o dos tazas de infusión de camomila antes de acostarse. Para obtener el máximo beneficio, tome entre 220 y 1600 mg de un suplemento de camomila.

- *CBD*. Hace miles de años que el cannabis se usa como tratamiento y el cannabidiol (CBD), un componente no psicotrópico del cannabis, ha vivido un renacimiento entusiasta durante los últimos años. Y con motivo: el CBD es un antiinflamatorio muy potente que podría ayudar a reducir el riesgo de desarrollar docenas de enfermedades. Aunque ahondaremos en ello en el capítulo 7, de momento abordaré uno de sus beneficios más importantes: el CBD lo puede ayudar a dormir, porque, entre otras cosas, calma el sistema nervioso central. En un estudio publicado en el *Permanente Journal*, un equipo de investigadores de la Universidad de Colorado observó a personas con ansiedad o problemas de sueño a quienes se trató con CBD. Durante el primer mes, casi el 80 por ciento de los pacientes con ansiedad presentaron una reducción de las puntuaciones de ansiedad y las puntuaciones de sueño mejoraron en un 67 por ciento.[53] Como el CBD es relativamente nuevo, aún no se ha definido la posología, pero los participantes en el estudio de la Universidad de Colorado recibieron entre 25 y 75 mg diarios de CBD en cápsulas. Los pacientes con ansiedad lo tomaron por la mañana, después del desayuno, y quienes tenían insomnio, por la noche después de cenar.

- *Mención especial*: lavanda, melisa, tila, pasionaria y semillas de amapola.

Esto debería haber constituido una buena introducción a las múltiples maneras en que las plantas medicinales pueden mejorar su salud. Hay, literalmente, cientos de opciones entre las que elegir, muchas de las cuales apenas se conocen en la mayor parte de Occidente. En los capítulos que siguen aprenderá más acerca de cómo usar estos remedios ancestrales para tratar diversas dolencias y para mejorar su salud general.

Capítulo 7
CANNABIS: LA HIERBA PROHIBIDA
La medicación que las empresas farmacéuticas quieren monopolizar

Hace varios años vino a mi consulta de medicina funcional un hombre de unos sesenta años llamado John. Su hija, Amy, lo había traído porque estaba preocupada por él. Me explicó que hacía diez años que tomaba antidepresivos y opioides para tratar un dolor de espalda crónico, pero que los fármacos lo habían cambiado. «Antes era divertido, vital y muy sociable. Ahora parece un robot y se ha vuelto retraído.»

Lamenté su situación y fui muy sincero con ellos. Retirar la medicación de John no sería fácil y tendríamos que hacerlo muy lentamente, a base de reducir las dosis muy poco a poco. Además, él tendría que participar en el proceso y adoptar algunos cambios en cuanto a su alimentación y su estilo de vida. Accedió a intentarlo.

Le di algunos consejos sobre alimentación y le recomendé que empezara a tomar cardo mariano para movilizar la energía y la sangre del cuerpo, ya que los antidepresivos habían aletargado al hígado (es uno de los efectos secundarios habituales). También le sugerí que usara el aroma de aceite esencial de limón para mejorar el estado de ánimo y le prescribí hacer yoga y pasear entre la naturaleza para reforzar el hígado. Sin embargo, nada de lo que hiciera funcionaría si no abordábamos el dolor de espalda. Y, para ello, le recomendé CBD (cannabidiol) tópico. El CBD, una sustancia no psicotrópica extraída del cannabis, no solo contribuye al movimiento y el flujo saludable del qi, sino que también es un analgésico efectivo que combate la inflamación.

El proceso de retirarle a John toda la medicación fue laborioso y duró dos años. Pero lo consiguió. Durante todo el periodo, fue recuperando su personalidad progresivamente e incluso pudo volver a jugar al golf, un deporte que le encantaba antes de que aparecieran los problemas de espalda. Durante una conversación con él hacia el final del proceso, me dijo que el CBD era lo que más lo había ayudado. Dijo que le había aliviado el dolor y añadió que creía que le había salvado la vida. De no ser por el CBD, hubiera seguido con los medicamentos.

Seguramente piense en el CBD como en un fenómeno de reciente aparición, pero lo cierto es que hace milenios que el ser humano usa este remedio. En el año 2900 a. C., el emperador chino Fuxi escribió un tratado de medicina en el que observó que la popular sustancia *ma* (cannabis en chino) contiene una combinación de yin y yang. Unos doscientos cincuenta años después, el también emperador chino Shennong comenzó a explicar las propiedades terapéuticas de la hierba, entre ellas su capacidad analgésica, promotora del sueño, antiinflamatoria y ansiolítica.

El CBD es un cannabinoide, que es como se conoce a las sustancias terapéuticas que contiene la planta del cannabis. La investigación demuestra que hay cientos de cannabinoides. Algunos de ellos, como el CBD, se hallan en el cáñamo, un tipo de planta de cannabis que se usa desde hace miles de años para elaborar productos como papel, ropa, sogas, telas y materiales de construcción. El primer libro impreso en una imprenta de tipos móviles, la Biblia de Gutenberg, se imprimió en papel de cáñamo.

En la actualidad, por ley, el cáñamo no contiene ninguno de los cannabinoides con efectos eufóricos, al contrario que la marihuana, un tipo de cannabis similar que contiene niveles variables de tetrahidrocannabinol (THC), un cannabinoide que coloca a quien lo toma. Como resultado, los aceites y las tinturas a base de CBD en el mercado estadounidense se elaboran principalmente con las hojas y las flores de la planta de cáñamo.

Las referencias al uso medicinal de la planta de cannabis han ido apareciendo en todo el mundo a lo largo de la historia, desde la antigua medicina ayurvédica india hasta registros de la Grecia antigua que se remontan a hace casi dos mil años. Y, quizá este dato le sorprenda, el uso medicinal del cannabis era muy habitual en Estados Unidos. De hecho, en la década de 1800, los médicos lo consideraban tan seguro que se lo recetaban a las madres para ayudar a aliviar el dolor de sus bebés cuando a estos les empezaban a salir los dientes.

Sin embargo, en las décadas de 1930 y 1940, el gobierno estadounidense empezó a avivar el miedo acerca de los peligros que entrañaba el consumo del cannabis y tanto Estados Unidos como otros países prohibieron la sustancia. En 1970, el gobierno estadounidense restringió aún más drásticamente el uso del cannabis con la Ley de Sustancias Controladas que clasificaba a la planta del cannabis, y a todos los cannabinoides que contiene, como el CBD, como una sustancia de tipo 1, una categoría que comparte con sustancias de alto riesgo, como la heroína o la metanfetamina.

La Ley de Sustancias Controladas también especificaba que las sustancias pertenecientes a esa categoría (el cannabis incluido) carecían de usos medicinales conocidos. Eso es lo mismo que decir que el ejercicio físico no tiene un valor medicinal. Y es especialmente irónico, porque, tan solo cinco años después, un artículo publicado en el *Journal of the National Cancer Institute* (que, en la época, era una publicación del Instituto Nacional del Cáncer estadounidense) concluyó que el uso de cannabinoides inhibía el crecimiento tumoral en ratones de laboratorio con cáncer de pulmón.[1]

Afortunadamente, la situación legal del cannabis está cambiando. En el momento en que escribo estas páginas, treinta y tres estados y el Distrito de Columbia han legalizado el cannabis medicinal (tanto la marihuana como el cáñamo). Por otra parte, y como ya he mencionado en el capítulo 1, el CBD derivado del cáñamo (que no otras formas de cannabis) es legal ya a escala federal. Incluso así, la regulación federal sobre la marihuana ha entorpecido significativamente la investigación sobre el uso medicinal del CBD y otros cannabinoides.

Y es una lástima, porque la mayoría de los estudios que se han llevado a cabo concluyen que, usados en la proporción y las dosis adecuadas, el CBD y otros cannabinoides pueden sustituir a los fármacos sintéticos; es muy posible que no hayamos hecho más que arañar la superficie de todo su potencial. La investigación preliminar ha reforzado la idea de que el CBD y otros cannabinoides puedan reducir el tamaño de los tumores cancerosos, por ejemplo.[2] Otros estudios demuestran que podría ralentizar la formación de placas amiloides en la enfermedad de Alzheimer,[3] así como el avance de las lesiones neurológicas asociadas a las conmociones cerebrales.[4] Varios estudios más han demostrado también que el CBD podría aliviar la ansiedad, mejorar la digestión, controlar las náuseas, facilitar el sueño, mejorar la salud cerebral y aliviar el dolor y la inflamación crónicas. Y, como he mencionado en el capítulo 1, en 2018, la FDA aprobó el primer fármaco derivado de CBD de la historia, Epidiolex, diseñado para tratar a niños con convulsiones refractarias a otros tratamientos.

La mayoría de los profesionales sanitarios están a favor de la legalización del cannabis con fines medicinales[5] y médicos de todo el país, como los doctores Knox (Rachel, Jessica, Janice y David Knox), una familia de cuatro médicos pioneros en el campo de la cannabiología, ayudan a los pacientes a entender cómo usarlo de un modo seguro y efectivo. Y dos médicos muy conocidos (el jefe de la corresponsalía médica de la CNN, el doctor Sanjay Gupta, y el doctor Mehmet Oz) defienden públicamente también el cannabis medicinal, en parte debido a las pruebas irrefutables que demuestran que los estados que han legalizado el cannabis medicinal han experimentado una caída del 20 por ciento en la mortalidad asociada a las sobredosis por opioides entre 1999 y 2010.[6] (En 1996, California fue el primer estado en legalizar el cannabis de uso medicinal y la tendencia se extendió rápidamente.)

Además, los pacientes afirman que los cannabinoides funcionan. En un estudio publicado en *Drug and Alcohol Review*, el 92 por ciento de los pacientes que consumían cannabis con fines medicinales refirieron que la sustancia aliviaba síntomas como dolor crónico, artritis, migrañas y cáncer.[7] ¿No le parece irónico? Una sustancia que el gobierno demoniza por su peligrosidad ofrece, en estos mismos momentos, un alivio extraordinario a millones de personas.

Quiero dejar una cosa muy clara. No apruebo el uso recreativo de la marihuana y tampoco el uso a largo plazo de la marihuana medicinal con THC, el componente psicotrópico de la planta. Sin embargo, sí que creo que el CBD extraído del cáñamo y otros cannabinoides, como el cannabigerol (CBG) y el cannabinol (CBN) tienen un potencial enorme para mejorar la salud y, por eso, constituyen un elemento fundamental de mi programa de remedios ancestrales. Por lo tanto, es muy importante para mí que entienda qué son los cannabinoides y por qué funcionan. Partiendo de esta premisa, los apartados que siguen explican el sistema biológico de emergencia que permite que nuestro cuerpo responda al cannabis, además de las sustancias químicas más prometedoras de entre las que contiene la planta y la investigación que demuestra sus beneficios tan numerosos como extraordinarios.

POR QUÉ LOS CANNABINOIDES OFRECEN MÚLTIPLES BENEFICIOS PARA LA SALUD

El organismo cuenta con un sistema innato de neurotransmisores y receptores al que llamamos sistema endocannabinoide y que produce sus propias sustancias parecidas al cannabis (endocannabinoides), que el cuerpo secreta en las cantidades necesarias para mantenernos sanos. Hay receptores de endocannabinoides en todo el cuerpo: el cerebro, la piel, los huesos, los órganos, las células inmunitarias, las glándulas, el corazón, los vasos sanguíneos, el tracto gastrointestinal y los músculos.

Como resultado, el sistema endocannabinoide está entretejido con prácticamente todos los sistemas del cuerpo y va de la mano del sistema nervioso y del sistema endocrino. En consecuencia, no es de extrañar que el sistema endocannabinoide intervenga en la regulación de un amplio abanico de funciones vitales, como el estado de ánimo, la memoria, la salud intestinal, el equilibrio hormonal, el apetito, el dolor, la inflamación y la inmunidad. Sin embargo, su función global se podría definir como el mantenimiento de la homeostasis (equilibrio) del cuerpo, de modo que el entorno interno se mantenga estable y funcione correctamente independientemente de los retos externos a los que se enfrente. Piense en ello como en la placa base de todo el cuerpo. El sistema endocannabinoide controla constantemente el cuerpo y la mente, y activa la liberación de los neurotransmisores necesarios para mantener la armonía biológica.

El cuerpo cuenta con dos tipos principales de receptores de endocannabinoides: los receptores CB1, muy concentrados en el cerebro y en la médula espinal, que controlan el sistema nervioso y afectan a cuestiones como el sueño, el estado de ánimo, el estrés y la memoria. Y los receptores CB2, que se hallan en varios lugares, pero se concentran especialmente en las células inmunitarias, que regulan la inflamación. Y mantener la inflamación a raya es una de las cosas más importantes que usted puede hacer por su salud, porque interviene en prácticamente todas las enfermedades modernas, desde las enfermedades cardiovasculares hasta la enfermedad de Alzheimer.

Y esto es lo verdaderamente sorprendente: como si fueran llaves que se introducen en un cerrojo, varias de las moléculas del cannabis (cuyo nombre técnico es fitocannabinoides, porque proceden de las plantas) encajan en estos receptores, donde activan los efectos terapéuticos de los endocannabinoides naturales del cuerpo.

INTRODUCCIÓN AL CÁÑAMO

La planta del cáñamo contiene centenares de compuestos individuales, como cannabinoides y terpenos. Aunque oímos hablar mucho del CBD, lo cierto es que todos los cannabinoides funcionan mejor cuando se usan combinados entre ellos y con los terpenos, de la misma manera que los alimentos enteros son más saludables que los suplementos por separado. Este fenómeno se conoce como efecto séquito. Por ejemplo, los terpenos y los flavonoides (las sustancias saludables que otorgan color a las plantas) pueden mejorar los efectos terapéuti-

SISTEMA *endocannabinoide*

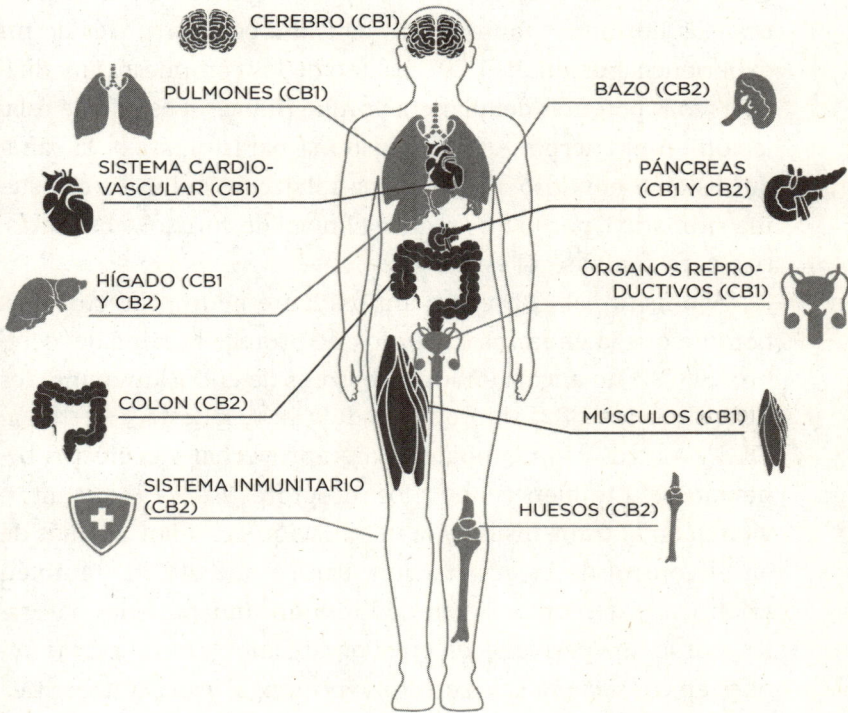

CEREBRO (CB1)

PULMONES (CB1)

BAZO (CB2)

SISTEMA CARDIO-VASCULAR (CB1)

PÁNCREAS (CB1 Y CB2)

HÍGADO (CB1 Y CB2)

ÓRGANOS REPRO-DUCTIVOS (CB1)

COLON (CB2)

MÚSCULOS (CB1)

SISTEMA INMUNITARIO (CB2)

HUESOS (CB2)

cos del CBD. Una revisión de estudios publicada en el *British Journal of Pharmacology* concluyó que la combinación de terpenos y fitocannabinoides era útil en el tratamiento de varias enfermedades, como el cáncer, la ansiedad, el dolor, la inflamación o la epilepsia.[8]

A continuación encontrará una lista que lo ayudará a entender estas sustancias y a aprender a usarlas.

- *Cannabidiol (CBD)*. En la MTC, este cannabinoide es un tónico yin que aumenta la humedad y activa la circulación del qi, calma la mente y alivia la inflamación. Se halla en concentraciones elevadas en el cáñamo y en las variedades medicinales de cannabis que se cultivan de forma selectiva para que contengan niveles elevados de CBD, que puede aliviar la ansiedad,[9] las náuseas,[10] las convulsiones[11] y el dolor de la artrosis.[12] He comprobado su efectividad para mejorar el sueño y la digestión y para equilibrar las hormonas tanto en mi consulta como a través de mi experiencia personal. El CBD es uno de los compuestos medicinales más potentes del planeta porque induce el estado de relajación en el cuerpo. Activa el sistema parasimpático, la rama del sistema nervioso que media la relajación, e inhibe el sistema simpático, por lo que reduce el nivel de cortisol y es fantástico para combatir el estrés.

Asimismo, el CBD es un antioxidante neuroprotector más potente que la vitamina C, por lo que protege la salud del cerebro. El CBD no encaja en los receptores de endocannabinoides CB1 ni en los CB2, sino que modula la respuesta de estos al THC y a otros cannabinoides, para aprovechar sus efectos beneficiosos. También se une a los receptores TRPV1,[13] que intervienen en la transmisión y la modulación del dolor además de en el control de la inflamación. Parece que el CBD también ralentiza la descomposición de los endocannabinoides naturales, por lo que permanecen en el organismo durante más tiempo y, en consecuencia, su efecto se prolonga. Esta característica del CBD puede ser increíblemente útil para las personas con «déficit de endocannabinoides», una de las posibles causas del síndrome del intestino irritable, la fibromialgia, las migrañas y otras enfermedades de tratamiento difícil. Los estudios demuestran que las personas con estas enfermedades tienen niveles subóptimos de endocannabinoides[14] y que el cannabis alivia sus síntomas. Un estudio publicado en *Pharmacotherapy* concluyó que usar a diario cannabis medicinal redujo en más de la mitad tanto el dolor como la frecuencia de los ataques de migraña.[15] Aunque hay que seguir investigando, es posible que, como reduce el metabolismo de los endocannabinoides, el CBD permita que estos alcancen un nivel saludable en personas con estas enfermedades misteriosas y resistentes al tratamiento.

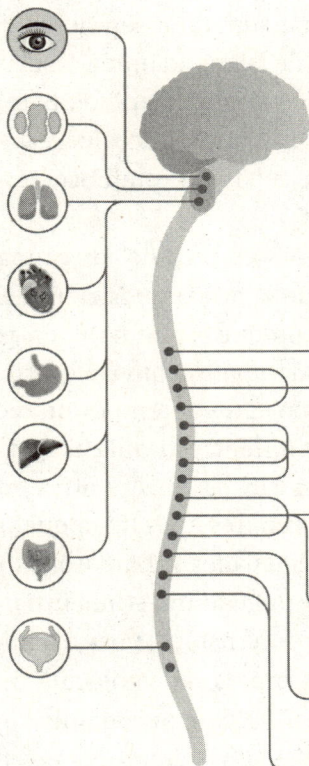

NERVIOS PARASIMPÁTICOS	NERVIOS SIMPÁTICOS
Descanso y digestión	*Huida o lucha*

CONSTRICCIÓN PUPILAR

DILATACIÓN PUPILAR

ESTIMULACIÓN DE LA SALIVACIÓN

INHIBICIÓN DE LA SALIVACIÓN

CONSTRICCIÓN DE LAS VÍAS RESPIRATORIAS

RELAJACIÓN DE LAS VÍAS RESPIRATORIAS

DISMINUCIÓN DE LA FRECUENCIA CARDIACA

AUMENTO DE LA FRECUENCIA CARDIACA

ESTIMULACIÓN DE LA FUNCIÓN DIGESTIVA

INHIBICIÓN DE LA DIGESTIÓN

ESTIMULACIÓN DE LA VESÍCULA

INHIBICIÓN DE LA VESÍCULA

ESTIMULACIÓN DE LA ABSORCIÓN Y LA ELIMINACIÓN DE NUTRIENTES

INHIBICIÓN DE LOS INTESTINOS

CONTRACCIÓN DE LA VEJIGA

SECRECIÓN DE ADRENALINA Y NORADRENALINA

RELAJACIÓN DE LA VEJIGA

- *Cannabigerol (CBG)*. Este cannabinoide es menos conocido pero cada vez más popular y, aunque las cepas de cáñamo solo contienen cantidades ínfimas de CBG, su potencial terapéutico es enorme. Se lo conoce como la madre de todos los cannabinoides porque es el primero que la planta produce y el precursor a partir del cual se sintetizan todos los demás. Al igual que el CBD, no es psicotrópico. Se puede unir tanto a los receptores CB1 como a los CB2, además de al receptor alfa-2 del tronco encefálico y de los nervios periféricos,[16] donde actúa de un modo similar al sistema nervioso parasimpático y ejerce un efecto calmante. También bloquea la recaptación de anandamida, uno de los endocanna-binoides naturales del organismo, conocida como la «molécula de la felicidad», porque suscita la sensación de placer. El CBG prolonga la presencia de la anandamida en el organismo, por lo que mejora el estado de ánimo. También parece efectivo como antiinflamatorio y como antibiótico (parece que podría fun-cionar incluso contra cepas de estafilococos resistentes a los antibióticos).[17]

- *Cannabinol (CNB).* El CNB es otro de los cannabinoides menos conocidos y procede de la descomposición de las moléculas de THC envejecidas, por lo que no se halla en plantas vivas. Los estudios demuestran que podría aliviar los trastornos de dolor muscular crónico, como el dolor temporomandibular y la fibro-mialgia.[18] Parece que también estimula el apetito, lo que podría ayudar a personas con cáncer, SIDA y otras enfermedades cró-nicas.[19] Estudios preliminares apuntan a que podría mejorar el sueño[20] y tratar enfermedades inflamatorias como trastornos autoinmunes y la enfermedad intestinal inflamatoria.[21]

- *THC.* Las moléculas de esta sustancia psicotrópica son muy simi-lares a las de la anandamida, la «molécula de la felicidad». Y, como la anandamida, el THC se puede unir tanto a los recepto-res CB1 como a los CB2 y, por lo tanto, tiene efectos muy diver-sos. Estudios recientes demuestran que el THC podría ayudar a personas con TEPT[22] y dolor crónico.[23] Una revisión publicada en el *British Journal of Clinical Pharmacology* analizó los resultados de dieciocho estudios de gran calidad que usaron THC solo o combinado con otros cannabinoides en personas con dolor cró-nico (como dolor neuropático y artritis reumatoide) y concluye-ron que, a excepción de tres, todos hallaron que la sustancia ejercía un efecto analgésico significativo.[24] Dicho esto, desde la perspectiva de la MTC, el uso habitual o elevado de THC reduce el qi y agota las glándulas suprarrenales, estresa al hígado y anula la libido. La investigación demuestra también que el uso habitual de THC puede aumentar el riesgo de psicosis,[25] interferir con la memoria[26] y causar cambios anatómicos en el cerebro.[27] Por lo tanto, parece lógico usarlo únicamente cuando es necesario de verdad, por ejemplo para aliviar el dolor después de una intervención quirúrgica o las náuseas durante la quimioterapia. En la mayoría de los casos, es mejor ceñirse a cepas de cannabis con una proporción de al menos 10:1 entre el CBD y el THC para minimizar los efectos secundarios del THC.

- *Terpenos*. Es muy posible que el cáñamo contenga más de ciento veinte de estas sustancias, que le otorgan su olor característico. Los terpenos también aparecen en cantidades elevadas en los aceites esenciales y, de hecho, son los responsables de las cualidades medicinales de estos. Aunque la investigación apenas está en sus primeras etapas, varios de los terpenos hallados en el cannabis parecen ejercer un efecto protector sobre la salud. Por ejemplo, parece que el limoneno mejora el estado de ánimo y ataca a las células del cáncer de mama.[28] El mirceno combate la inflamación y es un sedante y relajante muscular.[29] El pineno tiene propiedades antiinflamatorias y antibacterianas y refuerza la memoria.[30] El linalool puede aliviar la ansiedad y podría ayudar a prevenir las convulsiones.[31]

La dosis efectiva de CBD para la mayoría de los problemas de salud se halla entre los 10 y los 40 mg diarios. Sin embargo, en el caso de algunas dolencias que es preferible tratar con una combinación de CBD con THC a dosis bajas, la situación es distinta. A continuación encontrará una tabla con las dosis recomendadas de aceite de CBD por vía oral.

Enfermedad	Dosis
Bienestar general	10 mg-50 mg diarios de aceite de CBD
Dolor crónico	10 mg-100 mg diarios de aceite de CBD
Epilepsia	50 mg-300 mg diarios de aceite de CBD
Trastornos del sueño	40 mg-160 mg diarios de aceite de CBD

Enfermedad	Dosis
Esquizofrenia	40 mg-1.000 mg diarios de aceite de CBD
Glaucoma	20 mg-40 mg diarios de aceite de CBD
Pérdida del apetito en pacientes de cáncer	2,5 mg de THC oral, más 1 mg de aceite de CBD durante seis semanas

HIERBAS, ALIMENTOS Y ACEITES ESENCIALES QUE IMITAN Y REFUERZAN A LOS CANNABINOIDES

Los siguientes alimentos habituales influyen en el sistema endocannabinoide y pueden trabajar sinérgicamente con los cannabinoides para mejorar la salud.

- *Aceites esenciales*. Los aceites de romero, pimienta negra, lavanda, canela, clavo y copaiba imitan algunos de los beneficios que los cannabinoides ejercen sobre el sistema inmunitario. ¿Por qué? Porque contienen beta-cariofileno, un terpeno que se une a los receptores de endocannabinoides CB2, que se encuentran sobre todo en el sistema inmunitario.
- *Albahaca sagrada*. Esta hierba, que también recibe el nombre de tulsí, contiene beta-cariofileno y otros terpenos que reducen el cortisol y alivian el estrés.
- *Equinácea*. Es conocida por su capacidad para combatir los resfriados y contiene N-aciletanolaminas, que se unen a receptores de endocannabinoides y los activan.
- *Trufa negra*. Este manjar contiene anandamida, la «molécula de la felicidad» y uno de los endocannabinoides naturales del organismo.
- *Cacao*. Otro alimento delicioso que contiene anandamida. También desactiva un tipo de ácido graso que descompone la anandamida.
- *Helicriso*. Esta planta con flor se suele usar en forma de aceite esencial y produce compuestos que imitan al CBG y al ácido cannabigerólico (CBGa).

- *Ácidos grasos omega-3.* Estas grasas saludables intervienen en la síntesis de nuevos endocannabinoides en el cuerpo y reaccionan con los ya existentes de modo que dan lugar a un tipo de endocannabinoide que se une a los receptores en el sistema inmunitario.
- *Maca.* Hace mucho tiempo que se sabe que la maca es una planta adaptógena, es decir, una sustancia que ayuda al cuerpo a responder ante el estrés. La investigación sugiere que se debe a que contiene N-alquilamidas, que imitan la acción biológica de los cannabinoides.

SEIS ENFERMEDADES QUE RESPONDEN ESPECIALMENTE BIEN A LOS CANNABINOIDES

A pesar de que aún no conocemos todos los beneficios que pueden ofrecer, parece que los cannabinoides son especialmente prometedores en el caso de algunos trastornos concretos. Aunque antes he mencionado algunos de los estudios, los siguientes problemas de salud son tan habituales (y pueden ejercer un efecto tan devastador sobre la salud) que merece la pena examinarlos en mayor detalle.

- *Estrés y ansiedad.* El estrés es un factor de riesgo en prácticamente todas las enfermedades conocidas del ser humano, pero el sistema endocannabinoide interviene en los circuitos nerviosos que responden al estrés, lo que sugiere que desempeña un papel crucial en la regulación de la respuesta al estrés. Un estudio en el *British Journal of Psychiatry* concluyó que bastaba una dosis de 300 mg de CBD para aliviar la ansiedad de los participantes en dicho estudio que tenían que hablar en público (las dosis superiores e inferiores no fueron tan efectivas).[32] Una revisión del CBD en el tratamiento de los trastornos de ansiedad, como la ansiedad generalizada, el trastorno de pánico y la ansiedad social, concluyó que las evidencias lo «apoyan sólidamente como tratamiento».[33] En 2018, se publicó el primer estudio de este tipo en el *Journal of Affective Disorders*. Tras revisar informes de casi nueve mil sesiones con personas que usaban cannabis medicinal (una combinación de CBD y THC), el estudio concluyó que el estrés y la ansiedad se habían reducido en un promedio del 58 por ciento.[34]

- *Alteraciones del sueño*. El insomnio crónico afecta a entre el 10 y el 15 por ciento de los estadounidenses, y entre el 25 y el 35 por ciento tenemos problemas ocasionales para dormir, lo que puede afectar al estado de ánimo, reducir la productividad y aumentar la vulnerabilidad ante accidentes y enfermedades. Sin embargo, muchos investigadores creen que el CBD y otros cannabinoides podrían mejorar el sueño y un fascinante estudio publicado en 2020 en *Digestive Diseases and Sciences* concluyó que, efectivamente, es así. El estudio examinó a personas con hepatitis autoinmune, una enfermedad dolorosa que acostumbra a cursar con insomnio, que recurrían al CBD para aliviar el dolor. El 87 por ciento refirieron que dormían mejor y el 12 por ciento afirmaron que gracias al CBD habían podido dejar de tomar medicación para dormir.[35]

- *Dolor*. El dolor crónico es un problema que parece irresoluble en Estados Unidos y que se complica aún más por el hecho de que los analgésicos químicos que se prescriben son peligrosamente adictivos. Sin embargo, los cannabinoides ofrecen una esperanza. Hay evidencias de que los cannabinoides pueden reducir el uso de opioides[36] y la mortalidad por sobredosis[37] y el estudio sobre pacientes con hepatitis autoinmune que acabo de mencionar en el apartado sobre el sueño lo confirma: el 82 por ciento de los participantes dijeron que el CBD les alivió el dolor significativamente y el 47 por ciento de estos pudieron dejar de tomar analgésicos con receta.[38]

- *Inflamación*. Las células inmunitarias cuentan con receptores de endocannabinoides, lo que significa que estos desempeñan un papel importante en el sistema inmunitario y en una de las principales respuestas inmunitarias: la inflamación. Ya he mencionado antes que el CBD se une a receptores TRPV1, que median la inflamación y el dolor, y los desensibiliza. Y varios estudios demuestran que los cannabinoides suprimen las respuestas inflamatorias reduciendo la producción de citoquinas y quimioquinas (dos sustancias proinflamatorias).[39]

- *Salud cerebral.* En el cerebro abundan los receptores de endocannabinoides, un motivo más por el que el CBD y otros cannabinoides parecen ser tan beneficiosos para los trastornos del estado de ánimo. De todos modos, parece que los cannabinoides son saludables para el cerebro en general. En un estudio, el CBD previno el desarrollo de déficit de reconocimiento social en ratones con alzhéimer inicial y, posiblemente, ralentizó el avance de la enfermedad.[40]
- *Salud intestinal.* Más de 1,5 millones de estadounidenses tienen una enfermedad inflamatoria intestinal (como la enfermedad de Crohn o la colitis ulcerosa) y los medicamentos disponibles no son muy efectivos. Hace miles de años que el cannabis se usa para tratar la inflamación intestinal[41] y la investigación actual apoya su uso. Un estudio pequeño en Israel halló que los pacientes con enfermedad de Crohn experimentaron un alivio significativo de los síntomas cuando usaron aceite de cannabis (con CBD y THC).[42] Y hay evidencias de que el CBD también podría ser beneficioso para pacientes con intestino permeable[43] y colitis.[44]

Aunque estas son las enfermedades sobre las que más se ha investigado, los cannabinoides pueden beneficiar la salud de otras maneras diferentes. A continuación encontrará una pincelada de las prometedoras investigaciones acerca de las que probablemente sabremos más en los próximos años.

- *Efectos anticancerígenos.* En estudios con animales, el CBD y otros cannabinoides no psicotrópicos han demostrado tener beneficios en la lucha contra los tumores y el cáncer, y podrían ser efectivos en la prevención de la propagación del cáncer de mama, próstata, cerebro, colon y pulmón. Parece que los cannabinoides podrían tener varios efectos, desde inhibir la viabilidad de las células tumorales hasta limitar la actividad de las células madre cancerosas, necesarias para que el cáncer se extienda.[45]

- *Tratamiento del acné.* El CBD ataca a dos de las vías primarias de la formación de granos: la inflamación y la producción de sebo. Otros cannabinoides podrían ofrecer beneficios similares.[46]

- *Tratamiento de la diabetes.* La investigación con ratones halló que tratarlos con CBD podría prevenir la aparición de diabetes. Un 86 por ciento de los ratones sin tratamiento desarrollaron la enfermedad, en comparación con el 30 por ciento de los que sí recibieron un tratamiento con CBD.[47]

- *Salud cardiovascular.* Investigaciones recientes han asociado el CBD con varios beneficios para la salud cardiovascular, como la capacidad de reducir la tensión arterial,[48] influir en la diabetes (como ya se ha mencionado) y reducir el estrés. De hecho, la sustancia puede provocar que los vasos sanguíneos se relajen, lo que protege del daño vascular a las personas que siguen una dieta rica en glucosa.[49]

- *Enfermedades autoinmunes.* Numerosos estudios han demostrado que el CBD puede calmar la hiperactividad del sistema inmunitario y reducir la inflamación, las dos causas subyacentes en las enfermedades autoinmunes. Por ejemplo, un estudio reciente publicado en *Frontiers in Immunology* concluyó que el CBD puede mejorar la encefalomielitis autoinmune (un modelo de esclerosis múltiple) en ratones.[50]

En los capítulos siguientes seguiré hablando del CBD y de otros cannabinoides. Por el momento, ahora que conoce la investigación llevada a cabo con estas sustancias ancestrales, que demuestra sus propiedades curativas y su capacidad para mejorar la salud de diferentes formas, espero que comparta mi entusiasmo por ellas y que encuentre maneras seguras y efectivas de usarlas en su vida.

Capítulo 8
EL PODER DE LOS ACEITES ESENCIALES
Cómo la medicina basada en plantas lo puede ayudar a evitar medicamentos

Cuando mi madre se enfrentó a su segunda batalla contra el cáncer en 2005, transformamos su dieta y eliminamos la comida procesada y el azúcar y aumentamos la ingesta diaria de grasas saludables, verduras y muchísimas hierbas. Seguramente, eso no le sorprenda. Sin embargo, es posible que esto sí: los aceites esenciales fueron un elemento indispensable de la estrategia que diseñamos para luchar contra el cáncer. Le prescribí aceite de incienso a diario, porque es un antiinflamatorio muy potente, protege las células sanas, estimula el sistema inmunitario y erradica a los gérmenes y a las bacterias. Sin embargo, lo más importante es que, según estudios de laboratorio, puede incluso matar a las células cancerosas.[1] El aceite de mirra también[2] y mi madre lo incluyó en su rutina diaria. Siguió al pie de la letra el régimen de alimentación y de estilo de vida que diseñamos y ahora hace ya quince años que no tiene cáncer.

Aunque los aceites esenciales no son los únicos responsables de la extraordinaria recuperación de mi madre, creo que desempeñaron un papel crucial, porque bastan unas gotas de estas sustancias antiguas para que ejerzan un efecto biológico, y cada aceite tiene sus propios beneficios característicos. Por ejemplo, el aceite de lavanda puede aliviar el estrés y la ansiedad[3] y usar aceite de orégano es una manera eficaz de acabar con los hongos, la candidiasis y las infecciones víricas.[4]

Si bien la ciencia que apoya estos remedios es reciente, hace miles de años que el ser humano usa aceites esenciales para tratar una amplia variedad de enfermedades. En el Egipto antiguo, los faraones, como Cleopatra, y la población en general usaban habitualmente estos compuestos orgánicos extraídos de flores, hojas, cortezas, raíces, resina y pieles de plantas como medicamentos, tratamientos de belleza y fluidos para embalsamar. Templos enteros se dedicaban a la producción y mezcla de aceites y las recetas quedaron escritas sobre las paredes en forma de jeroglíficos.

En la China antigua también se conocía el poder de los aceites esenciales. Allí, los aromáticos se empezaron a estudiar ya en 2700 a. C. y pronto se incluyeron en el elaborado sistema médico chino. Por ejemplo, el aceite de jengibre, un aceite esencial yang que aporta calor, se usaba para facilitar la digestión y estimular la eliminación de la humedad causada por la candidiasis o los resfriados.

En la Grecia antigua, Hipócrates prescribía aromaterapia para reforzar los beneficios del masaje y documentó la acción de más de doscientas hierbas distintas. Hubo otros que también contribuyeron a la base de conocimiento actual acerca de los aceites esenciales. Por ejemplo, Teofrasto, el sucesor de Aristóteles, investigó cómo algunos aromas específicos afectaban a las emociones.

Los aceites esenciales también constituyen una parte integral de la medicina ayurvédica y aparecen en la Biblia en más de doscientas cincuenta ocasiones. De hecho, el libro del Éxodo contiene una receta para el aceite de unción (una mezcla de mirra, canela, cálamo, casia y aceite de oliva) que se usaba habitualmente para tratar dolencias.

Estos aceites curativos se han usado también en la historia más reciente. En 1910, el químico francés René-Maurice Gattefossé estaba trabajando en una fábrica de perfumes y se quemó la mano. La sumergió en la tina de líquido más próxima, que resultó estar llena de aceite de lavanda. Sintió un alivio inmediato y la piel se curó rápidamente, sin apenas dejar cicatrices. Entonces empezó sus estudios avanzados sobre los aceites esenciales y escribió el innovador manual de aromaterapia *Aromathérapie*. En él, plasmó la receta para una combinación curativa llamada «Los cuatro ladrones»: vinagre infusionado con una combinación de hierbas y especias, como salvia, clavo, romero y orégano. Cuenta la leyenda que unos ladrones descubrieron la fórmula antibiótica y antivírica en Europa durante la peste del siglo XVII. Robaban a los muertos y a los enfermos sin contraer ellos la enfermedad y, cuando los capturaron, las autoridades les ofrecieron el indulto a cambio de la revelación de la fórmula. Las versiones modernas de la receta de los cuatro ladrones contienen clavo, salvia, tomillo, romero y ajo.

¿Por qué los aceites botánicos nos pueden ayudar a combatir enfermedades? Muy sencillo. Las plantas también son vulnerables a las enfermedades y deben combatir muchos de los agentes patógenos que causan las enfermedades humanas, como virus, bacterias, hongos y parásitos. Por lo tanto, cuando inhalamos, aplicamos o ingerimos sus aceites esenciales, el cuerpo extrae los compuestos químicos de estos y los usa como refuerzo de nuestra capacidad innata para combatir la enfermedad y, así, levantar una defensa más sólida. El orégano y el tomillo son dos ejemplos magníficos de ello. Contienen compuestos que repelen de forma natural virus, bacterias y parásitos, por lo que, cuando usamos sus aceites esenciales, refuerzan nuestra capacidad para luchar contra los agentes patógenos.

En consecuencia, los aceites extraídos de las plantas pueden ser tan beneficiosos para las dolencias modernas como lo fueron en la antigüedad. Durante los últimos ciento sesenta y cinco años, al menos ocho mil quinientos estudios han investigado los aceites esenciales y muchos de mis pacientes los han usado en lugar de fármacos con receta, y es lógico. No solo son más baratos, sino que carecen de los efectos tóxicos que acompañan a la mayoría de los medicamentos (aunque algunos aceites también son peligrosos si no se usan correctamente). Asimismo, pueden tener efectos biológicos similares. Por ejemplo, se ha demostrado la eficacia del aceite de menta en el tratamiento del síndrome del intestino irritable (SII). Un estudio publicado en la revista *Digestive and Liver Disease* halló una reducción del 50 por ciento de los síntomas de SII en el 75 por ciento de los pacientes que lo usaron.[5] Además de los usos del incienso que he mencionado antes, este «rey de los aceites», como se lo conoce, es beneficioso para las personas con estrés o ansiedad crónicos, probablemente porque contiene dosis elevadas de alfa-pineno, una sustancia que afecta al GABA, un neurotransmisor que interviene en la regulación del estado de ánimo.

Hay aún otra manera en que los aceites esenciales pueden reforzar la salud general: se pueden usar en lugar de los productos de limpieza domésticos y de los productos de cuidado personal habituales, que suelen ser tóxicos. Chelsea y yo usamos aceite de limón y aceite del árbol del té mezclados con unos mililitros de agua y vinagre como un espray efectivo y con olor a limpio con el que mantener relucientes las superficies de la cocina. Y, cuando se trata de cuidar del aspecto físico, los aceites esenciales siempre son la mejor opción. El aceite del árbol del té puede eliminar el acné,[6] por ejemplo, y el aceite de menta es una manera fantástica de tener el aliento siempre fresco.[7]

A continuación explicaré cómo los aceites esenciales afectan al cuerpo, además de los beneficios de doce de mis aceites preferidos y de cómo encontrar las opciones de mejor calidad.

LOS ACEITES ESENCIALES CURAN DE MUCHAS MANERAS

Las plantas, como los seres humanos, cuentan con sustancias químicas protectoras integradas con las que combaten insectos, plagas, hongos y otros peligros. Estas sustancias químicas son lo que hacen de la fruta y de la verdura una parte indispensable de la dieta diaria. Los aceites esenciales son similares, a excepción de que contienen cantidades muy concentradas de los compuestos más protectores de cada planta. Se elaboran por destilación, un proceso que captura la esencia curativa de la planta, y el líquido contenido en pequeños viales alberga un enorme potencial terapéutico. Un frasquito de 15 ml de aceite esencial de rosa, por ejemplo, contiene 30 kilogramos de pétalos de rosa destilados y condensados.

Esta elevadísima concentración explica la potencia del aroma de los aceites esenciales. ¿Recuerda que en el capítulo 7 he hablado de los beneficios para la salud de los terpenos, los aromas químicos que contiene el cáñamo? Los aceites esenciales también contienen terpenos y estos compuestos son responsables no solo de los aromas relajantes y revitalizadores de los aceites, sino también de muchas de sus propiedades medicinales. Cuando inhalamos un aceite esencial, las moléculas de los terpenos se unen a los receptores de aromas de la nariz y activan efectos que el sistema nervioso traslada al cerebro, donde las diminutas moléculas de los terpenos cruzan la barrera hematoencefálica. Las moléculas también llegan a los pulmones, donde son absorbidas por el torrente sanguíneo. En algunos casos, una sola inhalación es suficiente para desencadenar cambios emocionales o físicos saludables. Y cuando el aceite se aplica de forma tópica, no solo inhalamos los efectos, sino que también absorbemos las moléculas terapéuticas por la piel, de modo que llegan al torrente sanguíneo.

Los terapeutas naturales ya lo sabían hace cuatro mil años y la aromaterapia es una piedra angular de la MTC y del ayurveda desde entonces. Las evidencias de la efectividad de los aceites esenciales se han ido acumulando y los profesionales sanitarios occidentales han empezado a prestarles atención. Por ejemplo, en Estados Unidos, varios hospitales, desde Nebraska hasta Nueva Jersey, los usan para relajar a los pacientes y al personal. Un estudio, publicado en *Evidence-Based Complementary and Alternative Medicine*, investigó el efecto que inhalar aceite de lavanda ejercía en pacientes de la unidad de cuidados intensivos. Los investigadores concluyeron que el tratamiento alivió el estrés de los pacientes (que suele ser elevado en aquellos que están en la UCI) y mejoró su calidad del sueño, algo fundamental para la curación.[8] Y esto no es más que un ejemplo de los cientos de estudios que empiezan a revelar por qué todos necesitamos llenar los botiquines de aceites esenciales.

LOS DOCE ACEITES ESENCIALES IMPRESCINDIBLES

Los aceites esenciales son de una versatilidad extraordinaria. Los puede difundir en el aire, verter un par de gotas en la bañera, frotar sobre la piel o ingerir unas gotas, normalmente con agua o con un aceite portador, como el de coco o el de oliva. Los aceites procedentes de las hierbas, especias, raíces y frutos del bosque que solemos usar en la cocina, como el jengibre, la cúrcuma, el limón o la menta, se pueden tomar oralmente con seguridad. La dosis terapéutica habitual en estudios médicos es de 1 o 2 gotas, o aproximadamente 60 mililitros.

Sin embargo, hay que tener varias cosas en cuenta a la hora de usar aceites esenciales. Es peligroso ingerir aceites extraídos de árboles, como los de tuya, abedul, cedro, ciprés, eucalipto, árbol de té, abeto del Colorado o gaulteria. Otros aceites pueden causar una erupción cutánea si se aplican tópicamente. (A continuación ofrezco una guía para usar los aceites de forma segura.) Si experimenta cualquier efecto secundario, como mareos o náuseas, cuando usa un aceite, deje de utilizarlo inmediatamente. Otra cosa: es extraordinariamente importante usar productos de buena calidad. Los aceites sintéticos son inútiles en el mejor de los casos y tóxicos en el peor. Asegúrese de que el envase tiene el sello de certificación orgánica y confirme que el aceite es cien por cien puro, de calidad terapéutica y de cultivo local.

Estos son mis doce aceites preferidos, acompañados de una explicación sobre cómo usarlos de la manera más segura y efectiva. Estoy encantado de poder compartirlos con usted para que pueda aprovechar algunos de los remedios más beneficiosos que conoce el ser humano.

- *Lavanda.* Hace siglos que se reconoce a la lavanda por sus propiedades terapéuticas y cosméticas y el aceite esencial de lavanda es el más usado en todo el mundo. En un estudio aleatorizado controlado, un equipo de investigadores alemanes descubrió que las cápsulas de aceite de lavanda (se pueden comprar sin receta) funcionan mejor que la paroxetina, un ansiolítico que se receta con frecuencia, en el tratamiento del trastorno de ansiedad generalizada.[9] Se ha comprobado también que inhalar aceite de lavanda alivia el dolor de cabeza[10] y mejora la calidad del sueño.[11] Por si eso fuera poco, es un antioxidante natural, por lo que ayuda a prevenir y a revertir la enfermedad y, según un estudio publicado en *Phytomedicine*, refuerza la actividad de algunos de los antioxidantes más potentes del cuerpo, como el glutatión, la catalasa y el superóxido dismutasa.[12] Verter a diario unas gotas en un difusor lo puede ayudar a encontrarse bien y a gozar de mejor salud general. El aceite de lavanda también ayuda a calmar el acné y a atenuar las manchas de edad. Mezcle 3 o 4 gotas con ½ cucharadita de un aceite portador, como el de coco, jojoba o pepitas de uva y aplique la mezcla sobre la piel con un suave masaje. Precauciones: el aceite de lavanda es más seguro y más eficaz cuando se inhala el aroma o se aplica de forma tópica. No lo use como añadido a fármacos para dormir, ya sean con receta o sin ella, porque puede exacerbar los efectos sedantes. Como puede relajar los músculos y afectar a las hormonas, evítelo en el tercer trimestre del embarazo y restrinja su uso en niños pequeños.

- *Incienso*. Quizá recuerde que este aceite esencial desempeña un papel clave en la Biblia. Junto al oro y la mirra, fue uno de los regalos que los tres Reyes Magos entregaron al Niño Jesús. En aquel entonces, se usaba para reforzar el sistema inmunitario y los estudios actuales confirman su efectividad en ese aspecto.[13] Lo puede usar como parte de su régimen de salud para combatir los resfriados y otras infecciones víricas y bacterianas. Con su aroma a madera y a cítricos, este aceite esencial debe sus numerosos beneficios para la salud a una amplia variedad de terpenos, como el ácido boswélico, un antiinflamatorio que protege la salud celular. Ya he mencionado las propiedades anticancerígenas del incienso u olíbano y se ha demostrado que mata o inhibe la agresividad de las células del cáncer de mama,[14] del cáncer de vejiga[15] y del cáncer de piel.[16] Además, la investigación con animales sugiere que este aceite mejora la memoria y el aprendizaje y que podría mejorar la cognición en las personas con alzhéimer.[17] Parece que también ayuda en problemas asociados al intestino, como el intestino permeable, la colitis, la enfermedad de Crohn o el síndrome del intestino irritable.[18] Si quiere usar incienso con fines terapéuticos, añada 3 o 4 gotas del aceite a un difusor o vierta algunas gotas en un cazo con agua hirviendo. El incienso también mejora la piel, reduce los poros, previene las arrugas e incluso eleva y tensa la piel. Mezcle 6 gotas de aceite en 30 ml de un aceite sin aroma y aplíquelo directamente sobre la piel. Aunque es más efectivo cuando se inhala o se aplica tópicamente, también se puede ingerir en pequeñas cantidades.

- *Orégano.* Hipócrates usaba orégano para tratar afecciones digestivas y respiratorias y en la Grecia antigua se usaba para tratar infecciones de piel, faringitis, heridas y virus. En la MTC, se usa desde hace miles de años para tratar la diarrea, parásitos e infecciones fúngicas, y la investigación actual está validando muchos de esos usos. Los investigadores están estudiando este aceite como alternativa a los antibióticos que, como he explicado en el capítulo 1, se recetan en exceso, lo que está dando lugar a una resistencia a los antibióticos generalizada. Se ha demostrado que el aceite de orégano (y en concreto el carvacrol, su sustancia más abundante) es eficaz a la hora de inhibir varios virus, como el del herpes, el virus respiratorio sincitial o el rotavirus.[19] Para usarlo como antibiótico o antivírico natural, añada 4 gotas a 1 cucharadita de aceite de oliva y tómelo dos veces al día durante diez días. El aceite de orégano por vía oral también eliminó parásitos intestinales, según un estudio publicado en *Phytotherapy Research*,[20] y redujo el colesterol, según un artículo de investigación publicado en *Evidence-Based Complementary and Alternative Medicine*.[21] De todos los aceites esenciales, el de orégano es el más eficaz para tratar el pie de atleta.[22] Para usarlo, añada 3 gotas a un polvo antifúngico hecho con 1 cucharadita de bentonita y ½ de pimienta de Cayena en polvo, y frote el área afectada con la mezcla. También es fantástico para eliminar el moho en casa y puede limitar la supervivencia de patógenos habituales en la comida, como la listeria, la salmonela y el *E. coli*.[23] Para usarlo como producto de limpieza, añada de 5 a 7 gotas a una botella de espray llena de agua. Precauciones: no tome aceite de orégano durante más de catorce días seguidos. Las mujeres embarazadas no deberían usarlo en absoluto.

- *Árbol de té*. Hace miles de años que los aborígenes bundjalung de Australia usan las hojas del árbol de té, o *Melaleuca alternifolia*, para elaborar un aceite esencial con el que tratar enfermedades comunes. Es un aceite clave que tener a mano durante la temporada de la gripe, porque tiene propiedades antivíricas muy potentes. Por ejemplo, inhalar el aroma del aceite lo puede ayudar a combatir infecciones respiratorias y la tos,[24] y difundirlo en el aire puede desactivar partículas aéreas del virus de la gripe.[25] Añada 5 gotas a un difusor o a un cazo de agua hirviendo, o inhale el aceite del árbol del té directamente de la botella. El aceite del árbol del té se ha vuelto muy popular en todo el mundo, porque es un desinfectante potente y es muy eficaz para tratar problemas de piel. Efectivamente, tiene la capacidad de inhibir la proliferación de bacterias y tratar infecciones fúngicas, como el pie de atleta o la tiña inguinal.[26] Mezcle 10 gotas con 1 cucharadita de aceite de coco y aplíquelo sobre el área afectada dos veces al día. Aplicado tópicamente, también puede reducir el acné.[27] Mezcle 5 gotas de aceite del árbol del té con 2 cucharaditas de miel cruda, extienda la mezcla sobre el rostro y enjuáguela al cabo de un minuto. Y el champú de aceite del árbol del té (hay varios en el mercado) reduce significativamente la caspa.[28] Precauciones: nunca se ha de ingerir el aceite del árbol del té.

- *Menta*. La menta es una de las hierbas medicinales más antiguas y su uso se remonta al antiguo Egipto, y a las primeras civilizaciones de China, Japón y Grecia. También es uno de los aceites más versátiles y puede ser de ayuda en muchos casos, tanto para aliviar el dolor muscular como para reducir los síntomas de la alergia estacional. Antes en este mismo capítulo he explicado que el aceite de menta puede aliviar los síntomas del síndrome del intestino irritable. Es así porque relaja los músculos intestinales[29] y puede hacer lo mismo con los músculos del resto del cuerpo. Como el aceite de menta contiene mentol, que aumenta el flujo sanguíneo y produce una sensación refrescante, también actúa como analgésico. Para usarlo como ungüento para aliviar el dolor muscular, mezcle 3 o 4 gotas de aceite de menta con 1 cucharadita de aceite de coco y otra cucharadita de aceite de eucalipto. O añada de 5 a 10 gotas al agua de la bañera y sumérjase en ella. Si se aplica 1 o 2 gotas en la frente o en las sienes, su aroma refrescante lo ayudará a aliviar las migrañas, según un estudio controlado aleatorizado publicado en el *International Journal of Clinical Practice*.[30] Del mismo modo, inhalar aceite de menta puede despejar la congestión nasal y aliviar los síntomas de la alergia estacional. Añada unas gotas a un difusor o a un cazo de agua hirviendo o aplique el aceite tópicamente en las sienes, el pecho o la nuca. Para terminar, puede usar el aroma para promover la pérdida de peso, porque la menta reduce los antojos y mejora la salud digestiva.[31] Precauciones: el aceite de menta se puede inhalar, usar tópicamente o ingerir, aunque no debería ingerir más de 1 o 2 gotas. Tampoco recomiendo usarlo en la piel de bebés ni en la de mujeres embarazadas o lactantes.

- *Limón*. Los practicantes de la medicina ayurvédica usan aceite esencial de limón para tratar una amplia variedad de problemas de salud desde hace, al menos, mil años. Se elabora exprimiendo en frío la piel de limón, de gran densidad nutricional y que contiene diversos terpenos y nutrientes liposolubles. Su olor puede aliviar las náuseas (los estudios han demostrado que es eficaz en las mujeres embarazadas)[32] y el estreñimiento.[33] También reduce el estrés y la ansiedad, según estudios que se han llevado a cabo tanto con animales[34] como con seres humanos.[35] Además, la ingesta de aceite de limón puede promover la depuración del organismo. En 2016, un estudio sobre animales concluyó que el aceite de limón redujo el daño renal y hepático inducido por el ácido acetilsalicílico en ratas.[36] Para promover la depuración, añada 1 o 2 gotas a un vaso de agua a diario durante una semana. Gracias a su potente efecto antioxidante y antiedad, el aceite de limón también protege la piel y puede ayudar a aliviar tanto las picaduras de insecto como el pie de atleta.[37] Añada unas 12 gotas de aceite a unos 60 ml de aceite de coco o de jojoba y aplíquelo sobre el área afectada. El aceite de limón también es útil como limpiador del hogar, porque contiene limoneno y beta-pineno, dos agentes antimicrobianos conocidos. Añada 40 gotas de aceite de limón y 20 gotas de aceite del árbol del té a una botella de espray de 475 ml llena de agua y un chorro de vinagre de vino blanco. Precauciones: no tome más de 1 o 2 gotas diarias por vía oral. Si lo va a aplicar sobre la piel, pruébelo antes en una zona pequeña, para asegurarse de que no desarrollará una reacción alérgica. Como puede sensibilizar la piel a la luz del sol, evite la luz solar directa durante doce horas después de haberlo usado.

- *Romero.* Los antiguos egipcios, romanos y griegos consideraban al romero una hierba sagrada y lo usaban de forma generalizada para impedir que las enfermedades se propagaran. Aunque el aroma no puede matar a los agentes patógenos transmitidos por el aire, el romero es fantástico para el cerebro. Un estudio publicado en el *International Journal of Neuroscience* concluyó que inhalar el aroma de romero puede mejorar la concentración y la memoria[38] y otro artículo en *Psychogeriatrics* sostenía que podría mejorar la función cognitiva en personas con alzhéimer.[39] Inhalar el aroma de romero también puede reducir el nivel de cortisol,[40] la hormona del estrés, lo que ayuda a todo el que se vea sometido a mucho estrés o que tenga dificultades con la fatiga suprarrenal. Por si eso fuera poco, el aceite de romero contiene carnosol, que parece prometedor por su capacidad de matar a las células cancerosas al tiempo que deja intactas a las células sanas próximas[41] (este es el patrón oro de los tratamientos oncológicos). De momento no hay directrices acerca del uso del aceite esencial de romero para prevenir el cáncer. Con una capacidad atrapadora de radicales de oxígeno (ORAC) de 11,07, el romero tiene la misma capacidad extraordinaria de combatir los radicales libres que las bayas de goji, por lo que es fantástico para proteger el cuerpo de las enfermedades asociadas al envejecimiento. Para terminar, un estudio en la revista *SKINmed* concluyó que el aceite de romero estimulaba el crecimiento capilar en personas con pérdida de cabello tanto como el fármaco minoxidilo.[42] Precauciones: para uso tópico, siempre se ha de diluir en un aceite transportador, como el de jojoba, para evitar la sensibilidad de la piel. No lo use con niños y no lo utilice internamente.

- *Salvia esclarea*. Los médicos medievales la llamaban «ojos claros», por su capacidad para tratar problemas asociados a la visión. En la MTC, la salvia esclarea se usa para reforzar los riñones, las glándulas suprarrenales y los órganos reproductores femeninos. Se usa desde hace mucho tiempo como un remedio tradicional para aliviar los calambres menstruales (mezcle 5 gotas de aceite de salvia esclarea con 5 gotas de aceite de jojoba y masajee sobre el abdomen) y también puede ser efectivo para aliviar el dolor y la ansiedad de las mujeres durante el parto, según un estudio llevado a cabo por investigadores en Reino Unido.[43] Inhalar el aroma del aceite también puede reducir el nivel de cortisol, la hormona del estrés, y mejorar el estado de ánimo en personas con depresión, según un estudio publicado en el *Journal of Phytotherapy Research*.[44] Como el estrés es una de las principales causas de insomnio, difundir un poco de aceite de salvia esclarea en el dormitorio (o verter 5 gotas en el agua del baño antes de acostarse) lo puede ayudar a dormir mejor.

Además, un estudio controlado aleatorizado doble ciego concluyó que la aromaterapia con salvia esclarea puede reducir la tensión arterial cuando se sufre estrés.[45] También tiene propiedades antifúngicas y antisépticas y refuerza la salud ocular, capilar y de la piel. Precauciones: se ha de evitar durante el embarazo, porque puede provocar contracciones uterinas, y tampoco se ha de administrar ni a bebés ni a niños menores de tres años. No lo use si está bebiendo o ha bebido alcohol, porque puede potenciar el efecto sedante del alcohol. Y no ingiera más de 1 o 2 gotas.

- *Albahaca sagrada.* En la India antigua se consideraba al tulsí, como también se conoce a esta hierba, una planta sagrada y, con frecuencia, se la describía como el elixir de la vida. Los terapeutas ayurvédicos usan tradicionalmente el aceite esencial de la albahaca sagrada para ayudar al cuerpo a adaptarse (y a no reaccionar en exceso) a situaciones estresantes. Efectivamente, la albahaca sagrada es un adaptógeno y contiene compuestos que ayudan a combatir el estrés, como ocimumósidos A y B, que reducen el nivel en sangre del cortisol, la hormona del estrés.[46] Difunda unas cuantas gotas en el aire durante periodos de estrés. Otro artículo, publicado en el *Journal of Ayurveda and Integrative Medicine*, explicó que la albahaca sagrada también contrarresta el estrés biológico interno, porque normaliza el nivel de glucosa en sangre, la tensión arterial y los niveles de lípidos en sangre.[47] En un estudio aleatorizado controlado por placebo que se llevó a cabo sobre personas diabéticas no insulinodependientes, la albahaca sagrada redujo el nivel de glucosa tanto en ayuno como después de comer.[48] Añada 1 gota diaria a su receta preferida para acceder a todos estos beneficios. Además, parece que la albahaca sagrada refuerza el sistema inmunitario de tal modo que podría ofrecer protección contra el cáncer.[49] El aceite esencial de albahaca sagrada contiene eugenol, que posee potentes propiedades antimicrobianas y que alivia trastornos de la piel. Además, es antiinflamatorio, por lo que puede aclarar e iluminar la piel. Añada 1 o 2 gotas a 1 cucharadita de aceite de coco y aplique la mezcla sobre la piel. Precauciones: deposite 1 gota sobre la piel antes de usarlo tópicamente, porque puede provocar erupciones cutáneas en algunas personas. Está contraindicado su uso tópico en niños. Las personas con trastornos de la coagulación deberían evitarla porque el eugenol es un anticoagulante.

• *Clavo.* Hace más de mil quinientos años que el clavo se usa en todo el mundo con fines medicinales y ahora sabemos que debe sus propiedades terapéuticas a su extraordinario contenido en antioxidantes. De hecho, ocupa el primer lugar entre las hierbas y las especias. Por gramo, el clavo contiene más antioxidantes que los arándanos azules, lo que significa que puede ralentizar el envejecimiento porque revierte el daño causado por los radicales libres. El aceite de clavo contiene eugenol, como el de albahaca sagrada. Este compuesto antimicrobiano es el responsable de la intensa fragancia del aceite y de muchas de sus cualidades medicinales. La investigación en laboratorio demuestra que puede suprimir el potencial infeccioso del virus de la gripe común.[50] Si se ha expuesto a alguien que tiene un resfriado o la gripe, añada unas gotas de aceite de clavo a un difusor e inhale el aroma, o mezcle unas cuantas gotas con 1 cucharada de aceite de coco y fróteselo en el pecho y el cuello. El aceite de clavo también combate la candidiasis con la misma efectividad que la nistatina, un fármaco peligroso que se suele prescribir para la candidiasis oral, según un estudio publicado en *Oral Microbiology and Immunology*.[51] Para usarlo, añada 1 o 2 gotas de aceite de clavo a unas cucharadas de aceite de oliva y enjuáguese la boca con la mezcla durante unos 30 segundos. (Lo ayudará a eliminar también las bacterias responsables de la caries y quizá le alivie el dolor dental.) También puede mezclar 1 gota con ½ cucharadita de aceite de coco y frotar con la mezcla las encías de un niño al que le están saliendo los dientes, para aliviar el dolor. (En el caso de niños menores de dos años, use aceite de menta en lugar de aceite de clavo.) Precaución: como es un anticoagulante, no use aceite de clavo si ya toma medicamentos que impidan la formación de coágulos. También puede interactuar negativamente con los ISRS, un tipo de antidepresivo que también se receta con frecuencia, así que evítelo si los toma. El aceite de clavo no se puede ingerir.

- *Eucalipto.* El aceite de eucalipto es uno de los favoritos de la medicina tradicional aborigen desde hace siglos y se usa con frecuencia para aliviar el dolor. Su efectividad se debe a su contenido extraordinariamente elevado en eucaliptol, que ahora sabemos que tiene potentes propiedades antioxidantes y antiinflamatorias. Un estudio clínico publicado en *Evidence-Based Complementary and Alternative Medicine* concluyó que el aroma del aceite de eucalipto puede reducir el dolor tras una intervención de reemplazo de rodilla y reducir también la tensión arterial.[52] Añada unas gotas a un difusor para acceder a estos beneficios. Difundir aceite de eucalipto también puede mejorar multitud de afecciones respiratorias, como el asma o el resfriado común, porque abre las vías nasales y facilita la circulación del aire. Del mismo modo, si sufre de una tos persistente, una sustancia en el aceite de eucalipto llamada cineol (con propiedades broncodilatadoras), que puede reducir significativamente la frecuencia de los ataques de tos, según un estudio publicado en la revista *Cough.*[53] Aplique 2 o 3 gotas sobre el pecho y la nuca para aliviar la tos. Si tiene faringitis, aplique varias gotas sobre el cuello y el pecho. Aquí tiene otros dos usos para aliviar el dolor: para eliminar el dolor de cabeza, frótese las sienes y la nuca con 2 o 3 gotas de aceite de eucalipto. Para aliviar el dolor muscular, añada 2 o 3 gotas a 1 de aceite de coco y masajee los músculos doloridos. Precauciones: no tome aceite de eucalipto por vía oral. Si lo va a aplicar tópicamente a un niño, antes dilúyalo siempre con un portador, como el aceite de coco.
- *Cedro.* El aceite de este árbol se usa con fines medicinales desde la antigüedad. La Biblia menciona al cedro como fuente de pro-

tección, sabiduría y abundancia, y el aceite de cedro tiene una abundancia sorprendente de propiedades y es efectivo como antiinflamatorio, como antiséptico y como sedante. Es fantástico para desinfectar heridas, gracias a su actividad antiséptica. Mezcle unas gotas con 1 cucharada de aceite de coco y aplique la mezcla a cortes y rasguños para prevenir las infecciones. También tiene efectos calmantes, según la investigación publicada en *Planta Medica*,[54] y puede aliviar el estrés y la tensión. Quizá incluso induzca el sueño. Huela el aroma directamente de la botella o vierta unas gotas en un difusor. Asimismo, aplicar aceite de cedro junto al de tomillo, romero y lavanda puede mejorar el crecimiento capilar.[55] Añada 3 o 4 gotas de aceite de cedro y 1 gota de aceites de tomillo, romero y lavanda al champú o mezcle estas mismas cantidades de aceites esenciales con 1 cucharada de aceite de coco y aplique la mezcla masajeando el cuero cabelludo. Deje reposar durante media hora y lávese el cabello con champú. Precauciones: el aceite de cedro no se puede tomar oralmente. No lo use si está embarazada y úselo con precaución en los niños.

OTROS ONCE ACEITES ESENCIALES PARA TRATAR AFECCIONES COMUNES

Aunque los aceites que acabo de enumerar son los que recomiendo más encarecidamente, hay algunos otros que poseen capacidades terapéuticas que me gustaría que conociera. A continuación encontrará once aceites ancestrales, junto a una explicación de los beneficios más importantes que ofrecen.

- *Helicriso*. Es fantástico para la piel y puede tratarlo todo, desde la urticaria hasta el acné. Mezcle unas cuantas gotas con un aceite portador y frótese con él el área afectada. Puede ingerir 1 o 2 gotas con seguridad.

- *Sándalo*. Este es el aceite de referencia para mejorar la claridad mental, el estado de ánimo y la serenidad. Añada 3 gotas a un difusor o frótese 3 gotas en los tobillos y las muñecas.
- *Pomelo*. ¿Quiere adelgazar? El aceite de pomelo acelera el metabolismo, reduce el apetito y estimula al organismo para que queme grasas. Inhale el aroma directamente del frasco. Es seguro ingerir 1 o 2 gotas.
- *Cúrcuma*. El aceite extraído de esta raíz tiene propiedades anticancerígenas y promueve la regeneración nerviosa en enfermedades neurológicas como el párkinson o el alzhéimer. Añada 1 gota a un vaso de agua.
- *Camomila*. Este aceite calmante alivia la ansiedad y la depresión y mejora el sueño. Añada 5 gotas a un difusor o inhale el aroma directamente del frasco.
- *Jengibre*. El aceite de jengibre contiene niveles elevados de gingerol, el ingrediente activo del rizoma, por lo que es aún más efectivo para tratar las náuseas, los trastornos menstruales o los problemas digestivos. Añada 2 o 3 gotas a un difusor o frótese el abdomen con 1 o 2 gotas. Es seguro ingerir 1 o 2 gotas.
- *Mirra*. Este aceite bíblico puede ayudar a luchar contra las infecciones bacterianas y fúngicas de la piel. Añada 3 gotas a 1 cucharadita de aceite de jojoba para tratar las infecciones por estafilococos o el pie de atleta.
- *Ylang-ylang*. Úselo como revitalizador y estabilizador del estado de ánimo natural. Añada 3 gotas a un difusor o masajéese las sienes con él.
- *Bergamota*. Conocida por su capacidad para aumentar la seguridad en uno mismo y mejorar el estado de ánimo, la bergamota es uno de los mejores aceites esenciales para tratar la depresión. Añada 5 gotas a un difusor o frótese el estómago, los pies y la nuca con 2 o 3 gotas.
- *Hierba limón*. Es fantástica para aliviar los dolores y los calambres musculares (añada 3 gotas a 1 cucharadita de aceite de coco y frótese las zonas doloridas con la mezcla). También pue-

de repeler a los mosquitos y a las pulgas en las mascotas. Añada 5 gotas al agua y rocíe a su mascota con el espray. Es seguro ingerir 1 o 2 gotas.

- *Vetiver*. Sus propiedades relajantes y calmantes ayudan a los niños con trastorno por déficit de atención con hiperactividad. Añada de 3 a 5 gotas a un difusor. Es seguro ingerir 1 o 2 gotas.

Piense en este capítulo como en una introducción a los aceites esenciales. Más adelante, en este mismo libro, le explicaré otras maneras importantes de usar estas medicinas tan potentes y le hablaré de otros aceites que pueden ser beneficiosos para la salud. Si entiende los principios básicos de cómo y por qué funcionan estos aceites terapéuticos ancestrales, puede empezar a experimentar en casa y a identificar qué remedios le funcionan mejor.

Capítulo 9
SECRETOS EMOCIONALES Y ESPIRITUALES PARA UNA CURACIÓN INNOVADORA
Técnicas ancestrales para alinear la mente, el cuerpo y el espíritu

Según un artículo publicado en el *Journal of the American Medical Association*, entre el 60 y el 80 por ciento de todas las visitas a los médicos tienen que ver con una enfermedad o un problema cuyo origen es, al menos en parte, el estrés.[1] No debería sorprendernos. El estrés está muy presente en la vida moderna y puede afectar negativamente a todos los sistemas del organismo, entre ellos el cardiovascular —elevando la tensión arterial y sometiendo al corazón a una presión excesiva— y el gastrointestinal —debilitando la pared gastrointestinal y permitiendo que tanto toxinas como partículas de alimentos pasen al torrente sanguíneo.

Cada vez son más los estudios que revelan la toxicidad del estrés. Y, sin embargo, los médicos casi nunca indagan sobre él. El estudio del *JAMA* concluyó que la gestión del estrés solo se abordó en el 3 por ciento de 33.045 visitas a médicos de atención primaria. Solo los pacientes con depresión recibieron asesoramiento al respecto, por lo que los investigadores concluyeron que es posible que los médicos no sean conscientes de cómo el estrés influye en otros problemas de salud.

Por el contrario, en la antigüedad, los terapeutas sabían que todos los problemas emocionales y físicos tienen causas emocionales y físicas. De hecho, la idea de que la salud mental es importante para la salud física es tan antigua como la propia medicina. Era una de las piedras angulares de la filosofía hipocrática, además de la MTC y del ayurveda. Y esa idea influye drásticamente en cómo abordan su trabajo los médicos que trabajan desde esas tradiciones. Por ejemplo, mientras que un médico moderno convencional entiende la depresión como un déficit de serotonina en el cerebro (y la trata con un antidepresivo que ayude a elevar el nivel de este neurotransmisor), un terapeuta de la MTC entiende que la raíz de la depresión remite a cuestiones emocionales no resueltas, como el dolor, la culpa, la vergüenza, la falta de autoestima, la falta de propósito o la escasez de amistades, e identificaría y trataría esos factores con hierbas medicinales y cambios en la alimentación y en el estilo de vida para devolverle la salud al paciente.

En la medicina antigua, la principal prioridad es el abordaje de las causas emocionales de la enfermedad, mientras que en la medicina occidental esto ocupa el último lugar y las consecuencias de ello son evidentes. Estamos en plena epidemia de soledad y, en Estados Unidos, dos de cada cinco personas refieren que se sienten solas o aisladas socialmente algunas veces o siempre; los médicos occidentales no abordan esta cuestión a pesar de que la soledad puede ser tan perjudicial para la salud como fumar quince cigarrillos diarios.[2] Del mismo modo, las llamadas muertes por desesperación (la mortalidad atribuible a suicidios, abuso de drogas o de alcohol) han sobrepasado recientemente todas las cifras registradas en Estados Unidos desde el principio del siglo XX, cuando las muertes asociadas al consumo de alcohol alcanzaron cotas muy elevadas.[3] Lo que sucede es que la medicina occidental no está preparada para afrontar el problema. Casi tres de cada cinco adultos refieren que necesitarían más apoyo emocional del que han recibido durante el último año, según el informe de 2019 acerca del estrés en Estados Unidos llevado a cabo por la Asociación Americana de Psicología; es la proporción más elevada de adultos que han indicado esa necesidad desde que el estudio planteó la pregunta por primera vez en 2014. ¿Por qué no lo reciben? Porque la medicina occidental está tan orientada al uso de fármacos para tratar los síntomas físicos y emocionales que ignoran la sencilla verdad de que, a veces, las personas necesitamos una conexión emocional.

Las cosas no tienen por qué seguir siendo así. A estas alturas ya sabe que la medicina ancestral tenía en cuenta al ser humano en su totalidad: cuerpo, mente y espíritu. Por lo tanto, los médicos ancestrales diseñaron varias estrategias para ayudar a sus pacientes a afrontar el estrés, a levantar el ánimo y a mantener el cuerpo y la mente en equilibrio. Usted también puede usar esas estrategias para conseguirlo y, de paso, evitar las peligrosas medicaciones que recetan los médicos modernos.

UN ATISBO DE LAS ESTRATEGIAS ANCESTRALES EN ACCIÓN

Hace poco, una amiga de la familia, Julia, acudió a mi consulta. Le acababan de diagnosticar un cáncer de mama y, como es natural, estaba asustada y preocupada y quería hacer todo lo que estuviera en su mano para combatir la enfermedad. Así que le di una lista de los cambios de alimentación que quería que intentara adoptar, como aumentar drásticamente la ingesta de jugos verdes, alimentos verdes e infusiones. Le expliqué que, desde la perspectiva de la medicina tradicional china, el origen del cáncer es el estancamiento de la sangre y del qi. Cuando la sangre, los nutrientes y la energía se aletargan, el organismo no puede eliminar las toxinas ni neutralizar las células anómalas con la misma eficiencia. Los alimentos verdes y las hierbas medicinales que le recomendé refuerzan y movilizan el qi.

Sin embargo, hay algo igualmente importante para el qi (y para el cáncer), algo que los oncólogos occidentales casi nunca tienen en cuenta: las emociones y la espiritualidad. El cuerpo reacciona a los pensamientos tóxicos y al trauma emocional liberando cortisol (la hormona del estrés) y el resultado es el mismo que si nos atiborráramos a comida basura: la inflamación crónica. Los traumas infantiles pueden ser especialmente perjudiciales. El estudio CDC-Kaiser sobre las experiencias adversas en la infancia concluyó que el maltrato emocional, el abandono crónico y la exposición a la violencia pueden dar lugar a cambios a largo plazo en los niveles de inflamación, la inmunidad y la estructura cerebral, lo que aumenta el riesgo de que estos niños padezcan problemas emocionales además de toda una serie de problemas de salud crónicos, como cáncer, enfermedades cardiovasculares y la enfermedad pulmonar obstructiva crónica (EPOC).[4]

Mientras que las emociones negativas prolongadas contribuyen al estancamiento y a la inflamación, las emociones positivas y la sensación de estar conectado con algo mayor que uno mismo pueden ser el antídoto secreto que nos protege de problemas de salud crónicos; que nos ayuda a afrontar la tristeza, la ira y el estrés y que nos aporta la fortaleza emocional necesaria para afrontar las inevitables dificultades que nos presentará la vida. Sea lo que sea por lo que esté pasando, infundir más positividad y emociones saludables en su vida es una medicina muy potente. En un estudio en el que participaron más de setenta mil mujeres y mil cuatrocientos hombres, un equipo de investigación de Harvard concluyó que los participantes que obtuvieron las puntuaciones más elevadas en un test que medía el optimismo tenían menos probabilidades de morir en un plazo de diez años (en el caso de las mujeres) y de veinte años (en el caso de los hombres).[5] Y ahora viene lo mejor: aunque es posible que nos parezca que las emociones son oleadas de sentimientos imposibles de controlar, lo cierto es que hay varias estrategias sencillas que nos ayudan a crear emociones saludables y, lo que es casi más importante aún, a procesar y resolver las emociones negativas.

Tal y como le expliqué a Julia, la desesperanza (una emoción comprensiblemente habitual entre los pacientes de cáncer) es una de las principales causas de estancamiento. Cuando oímos la palabra *cáncer*, es natural que nos dé miedo pensar en el futuro. Y la comunidad médica acostumbra a alimentar esa emoción ofreciendo las estadísticas de supervivencia que reflejan la peor situación posible. Durante mi conversación con Julia, descubrí que, según la teoría de los cinco elementos de la medicina china, su elemento dominante era la madera, por lo que tendía a la frustración y a la ira, dos emociones que contribuyen al estancamiento y que eran muy intensas desde el diagnóstico porque, como muchas personas con cáncer, Julia sentía que todo el esfuerzo que había invertido en conseguir sus objetivos vitales corría peligro por algo que escapaba a su control.

Para contrarrestar el estancamiento que producen esas emociones, la llamé por teléfono en varias ocasiones y trabajamos para que centrara la atención en la esperanza y en los sueños que albergaba respecto al futuro en lugar de en el miedo y en la frustración. Además, le pedí que comenzara la jornada con afirmaciones positivas, como «Soy fuerte y resistente, y mi cuerpo está más sano cada día que pasa» o «Estoy llena de amor, de alegría y de gratitud por mi familia, mis amigos y mi futuro». También le pedí que dedicara tiempo a leer la Biblia o cualquiera que fuera su libro sobre crecimiento espiritual preferido. Para terminar, le sugerí que comenzara a meditar acerca de la paciencia y de la gratitud y que pasara tiempo con personas que le levantaran el ánimo, que rezara por la curación y que intentara, en la medida de lo posible, aceptar que, aunque no podía controlar todo en su vida, sí que podía tener fe en que estaba haciendo todo lo que estaba en su mano y que su destino estaba en manos de Dios. El objetivo de todo esto era ayudarla a sentir más alegría, esperanza, gratitud y amor (incluso durante su difícil experiencia), porque esas emociones pueden reactivar el qi y ejercer un potente efecto de catalizador para la recuperación.

Nueve meses después del diagnóstico, llamé a Julia para ver cómo se encontraba. Me explicó que había optado por someterse a una mastectomía, pero que había rechazado la quimioterapia. Dijo que, gracias a la dieta saludable, había perdido nueve kilos, tenía más energía que nunca y se sentía mejor de lo que se había sentido desde hacía años. Es más, las estrategias emocionales que había añadido a su vida cotidiana la habían ayudado a transformar su actitud por completo. Ahora se sentía emocionada y optimista acerca del futuro y, aunque seguía acudiendo a revisiones regulares para garantizar que seguía sana y asegurarse de que el cáncer no había reaparecido, decía que podía sentir cómo su cuerpo se estaba curando.

Al reforzar lo mejor de la medicina occidental (cirugía innovadora) con potentes remedios ancestrales, Julia no solo recuperó la salud, sino también la fe en la capacidad del cuerpo para curarse a sí mismo.

EL RIESGO DE LAS EMOCIONES TÓXICAS: ¿CUÁLES LE AFECTAN MÁS A USTED?

La experiencia de Julia no hubiera sorprendido a los médicos ancestrales. Los primeros terapeutas de la MTC creían que el miedo causa enfermedades en los órganos reproductores, que la ira provoca que la toxicidad se acumule en el hígado, que la depresión debilita el sistema inmunitario y que la ansiedad daña al corazón y al cerebro. El objetivo de la MTC es vivir con serenidad en un punto intermedio entre los extremos emocionales.

Del mismo modo, los primeros practicantes ayurvédicos creían que la causa principal de los desequilibrios emocionales era la incapacidad de procesar las emociones de un modo eficaz. El término *ama* alude al lodo tóxico que obstruye y envenena al sistema. Si los alimentos avanzan con demasiada lentitud por el cuerpo, producen *ama*; si las emociones negativas se aposentan en el corazón y en el cerebro, sucede lo mismo. La depresión, la ira y la ansiedad son *ama* emocional, y los practicantes ayurvédicos antiguos entendían la importancia de afrontar directamente esas emociones para reducir su intensidad.

Todos preferimos evitar las emociones complicadas, pero cuando ignoramos, reprimimos o anestesiamos el sufrimiento, este no desaparece, sino que se intensifica y se desborda de maneras que afectan a nuestra capacidad para funcionar en el mundo. Varios estudios demuestran que reprimir las emociones puede afectar tanto al cuerpo como a la mente. En uno de dichos estudios, investigadores de la Facultad de Salud pública de la Universidad de Harvard concluyeron que las personas que obtuvieron las puntuaciones más elevadas en una escala estándar de supresión emocional tenían un 70 por ciento más de probabilidades de morir de cáncer durante los siguientes doce años y un riesgo un 35 por ciento mayor de morir prematuramente por cualquier causa que las personas que obtuvieron las puntuaciones más bajas en cuanto a represión de emociones.[6] Las que reprimían la ira eran especialmente vulnerables.

El estudio confirma lo que la MTC ha afirmado desde hace tanto tiempo acerca del cáncer: que, en parte, se debe a las emociones que quedan atrapadas en un órgano concreto. Según la MTC, el cáncer en la mama izquierda acostumbra a ser consecuencia de darse demasiado a los demás, algo que nuestra cultura fomenta en las mujeres a pesar de que agota las reservas personales; el cáncer en la mama derecha se puede deber a un déficit de yin, que, en algunas mujeres, puede ser consecuencia de una lucha interna o de malestar en relación con algún aspecto de su lado femenino. El cáncer de ovarios se puede originar en la vergüenza asociada a la sexualidad, especialmente en quienes sufren (o han sufrido) abusos sexuales. La causa emocional del cáncer de pulmón y de colon es aferrarse al pasado y vivir en un estado de dolor, vergüenza o culpa. En el cáncer de próstata, el yang está estancado como consecuencia del miedo. Un miedo persistente (como el miedo al fracaso) nos lleva a sentirnos bloqueados, faltos de motivación e insatisfechos y esa sensación de bloqueo emocional se refleja en el cuerpo y ralentiza la circulación de la sangre y del qi en la próstata; en última instancia, provoca mutaciones celulares. El cáncer casi siempre tiene que ver con el hígado, que es el órgano responsable del movimiento de la sangre, y con los pulmones, que promueven el flujo de qi. Por lo tanto, si quiere prevenir y combatir el cáncer, ha de consumir hierbas y alimentos que movilicen el qi y la sangre, como la cúrcuma, el cilantro, el hinojo, la pimienta de Cayena, la cebolla, el ajo, la col y el brócoli. Al mismo tiempo, tendrá que hacer un esfuerzo para promover emociones saludables que movilicen el qi y la sangre, como el perdón, la fe, la esperanza, el amor, la alegría y el optimismo.

El rencor, o el no perdonar, es una de las emociones más perjudiciales (y cancerígenas) que se puedan experimentar. La combinación tóxica de resentimiento y rumiación acerca de heridas o agravios del pasado afectan a los dos sistemas responsables de la lucha contra el cáncer. El rencor, al igual que la ira, afecta a la depuración del sistema (el hígado y la vesícula) y vivir en el pasado afecta al sistema inmunitario (pulmones y colon).

La teoría de los cinco elementos de la MTC también incluye las emociones. Identificar su elemento o elementos dominantes (si aún no lo ha hecho, haga el test del capítulo 3), lo puede ayudar a entender a qué emociones negativas es más susceptible y qué emociones contribuyen a contrarrestar sus efectos perjudiciales. Examine la lista y descubra cuáles son sus puntos fuertes y débiles en relación con las emociones.

Elemento	Susceptible a...	Se contrarresta con...
Madera	ira, culpabilidad, frustración, rabia	esperanza, fe, optimismo, creatividad
Tierra	preocupación, baja autoestima, desaliento	felicidad, armonía, seguridad, apoyo
Fuego	ansiedad, depresión, soledad, celos	alegría, amor, gratitud, pasión
Agua	miedo, agotamiento, inseguridad	paz, seguridad en uno mismo, sabiduría
Metal	pena, dolor, arrepentimiento, enjuiciamiento, vergüenza	alegría, humildad, perdón

De la misma manera que el dolor físico nos indica que hay algo en el cuerpo que no funciona bien y debemos averiguar cuál es su origen para erradicarlo, el dolor emocional nos indica que debemos parar, identificar el origen del problema y hacer lo que sea necesario para afrontarlo. Sí, es cierto que afrontar los problemas emocionales puede ser difícil. Por eso son tantas las personas que anestesian el miedo, la ansiedad o la tristeza con drogas, alcohol, tecnología, compras o trabajo. Sin embargo, ninguna de estas estrategias es efectiva a largo plazo. De hecho, son endebles tiritas emocionales que lo único que hacen es contribuir a que los problemas emocionales que están detrás se enquisten y desencadenen aún más problemas.

La clave para acabar con los problemas emocionales es afrontarlos directamente. Aunque no hay una misma estrategia que funcione para todo el mundo, he descubierto que seguir el siguiente proceso en cinco pasos puede ser increíblemente efectivo a la hora de ayudar a las personas a entender qué les sucede en el plano emocional y a superarlo. Mi amiga la doctora Caroline Leaf, neuropsicóloga y autora de varios libros, entre ellos *¿Quién me desconectó el cerebro?*, desarrolló esta estrategia que encaja con filosofías emocionales ancestrales. Cuando siento que estoy bloqueado, recurro a esta estrategia para resolver el problema, por lo que le recomiendo encarecidamente que haga usted lo mismo:

1. Descubra el origen del trauma, pensamiento tóxico o recuerdo. Escribir un diario y registrar los pensamientos y las emociones puede ser útil, así como la meditación y la oración. Llegar al origen del dolor es el primer paso para reconocer su existencia y aflojar la presión que ejerce sobre su vida.
2. Contacte con un sacerdote, *coach* emocional acreditado, psicólogo o profesional de la salud mental que lo pueda orientar y ejercer de caja de resonancia mientras se enfrenta al dolor del pasado o a emociones tóxicas para poder elaborarlas.
3. Reconozca la realidad enunciándola en voz alta ya sea para sí mismo o para su mentor o terapeuta. Puede decir «Me acosaron» o «Sufrí malos tratos» o «Me dijeron que era tonto». Enunciar la verdad en voz alta nos permite enfrentarnos al dolor y mitigar su poder. De hecho, un equipo de investigación de la UCLA descubrió que el hecho de nombrar la emoción (tristeza, ira, celos, rencor) calma a la amígdala, el centro del miedo del cerebro, que se suele activar cuando experimentamos emociones negativas.[7]
4. Decida usar esas experiencias traumáticas para ayudar a los demás. Por ejemplo, si fue víctima de acoso, puede colaborar como

voluntario con una organización que combata el acoso o usar las redes sociales para denunciarlo. Si le dijeron que no era inteligente, puede ayudar a niños con dificultades de aprendizaje o escribir un artículo acerca de su experiencia que pueda ser útil a los demás. Si usa su trauma para hacer el bien, no solo transformará su propio sufrimiento, sino que contribuirá a cambiar el mundo y animará, inspirará y ayudará a otras personas que se enfrenten a ese mismo problema.

5. Instaure hábitos diarios que promuevan emociones positivas como la fe, la alegría o la gratitud. Descubra qué le funciona mejor. Estas son algunas de las técnicas que acostumbro a recomendar (y a usar yo mismo): afirmaciones positivas, oración, meditación, leer libros de crecimiento personal o espiritual, pasar tiempo en compañía de amigos o familiares que ofrezcan apoyo y practicar la gratitud.

TÉCNICAS ANCESTRALES QUE LO PUEDEN AYUDAR A ESTAR (Y A MANTENERSE) BIEN

Adoptar hábitos que lo ayuden a afrontar las emociones no significa que nunca vaya a encontrarse mal o que deba rechazar la tristeza, el dolor o el miedo. Muy al contrario, es natural encontrarse mal o sentirse sobrepasado de vez en cuando. Todos experimentamos diferentes emociones negativas a lo largo del día. La clave está en identificar aquellas a las que nos solemos quedar enganchados y en enfrentarnos a ellas, porque cuanto más tiempo permanezcan en nosotros, más probable es que se vuelvan tóxicas. Hay varias prácticas que trabajan la conexión mente-cuerpo, con eficacia demostrada a lo largo de la historia, que lo pueden ayudar a mantener sus emociones a raya. Y lo mejor de todo es que no necesita una receta para añadir estas prácticas salvavidas a su rutina diaria. No cuestan un céntimo. Carecen de riesgos. Y las puede adoptar a partir de este mismo instante.

Las siguientes técnicas ancestrales están diseñadas específicamente para ayudarlo a reconocer de forma consciente cuándo ha quedado atrapado en la negatividad y le ofrecen las herramientas que necesita para recuperar el equilibrio emocional, de modo que las emociones no pongan en peligro su salud.

- *Meditación.* Esta práctica es verdaderamente ancestral y sus raíces en el judaísmo y en la India se remontan a hace seis mil años. Ha perdurado a lo largo de los siglos y ahora es extraordinariamente popular en Estados Unidos por un buen motivo: cambia la estructura del cerebro, al que entrena no solo para que sea más consciente de las emociones que siente en cada momento, sino también para fortalecerlo y ayudarlo a mantener la serenidad. En esencia, la meditación consiste en dejar que los pensamientos se centren en un solo punto de atención, como la respiración, o una palabra, como *amor.* Cuando nos damos cuenta de que la atención se aleja, la llevamos de nuevo, sin juzgar, a la respiración. Practicar esta meditación básica lo ayudará a aprender a reconocer las emociones a medida que estas surjan. También lo ayudará a entender un concepto vital: usted no es sus emociones. Las emociones son pasajeras y vienen y van, como las nubes en el cielo. Este concepto tan sencillo como profundo ayuda a aliviar la influencia que las emociones tóxicas ejercen sobre nosotros. La Biblia menciona una versión ligeramente distinta, conocida como la meditación de amor y amabilidad. Hunde sus raíces en el budismo y el judaísmo y va aún más allá, porque aleja activamente la mente del miedo, la ansiedad, la irritación o la ira para dirigirla hacia el amor, la empatía y la compasión. De este modo, la meditación de amor y amabilidad no solo nos protege de las emociones tóxicas, sino que también nos ayuda a ser mejores parejas, padres o madres, amigos y colegas. En un estudio pionero, investigadores de la Universidad de Carolina del Norte en Chapel Hill pidieron a un grupo de adultos que practicaran la meditación de amor y amabilidad cinco días a la semana durante siete semanas. Al final, el estudio concluyó que el grupo que había meditado experimentaba más amor, alegría, satisfacción y gratitud, así como mayor sensación de propósito en la vida, más apoyo social y menos síntomas de enfermedad.[8] Otros estudios han concluido que meditar acerca de la compasión y la amabilidad se asocia a un aumento de las conductas sociales positivas, como la generosidad.[9] ¿Le apetece probar? Es muy sencillo: siéntese cómodamente en un lugar que esté en silencio, cierre los ojos y centre la atención en la respiración mientras inspira y espira unas cuantas veces. Una vez se haya centrado, piense en alguien que lo quiera (o lo haya querido) incondicionalmente. Sienta su amor en el corazón e inspírelo al respirar. Visualice ese amor fluyendo por todo su cuerpo, circulando como la sangre o el qi. Permanezca conectado con esa emoción de amor durante al menos diez respiraciones. A continuación imagine que envía esa misma sensación a otra persona. Mantenga la imagen de esa persona en mente y repita para sí: «Te deseo seguridad, te deseo felicidad, te deseo salud, te deseo paz». Cuando hago este ejercicio, medito acerca de cómo puedo ofrecer más amor, con frecuencia con la ayuda de algún verso de la Biblia. Le pido a Dios que me llene el corazón de amor y pienso en cómo puedo manifestar más amor como marido, padre, socio o amigo. Incluso cuando solo puedo dedicarle cinco minutos diarios, esta meditación me llena de serenidad y me ayuda a sentirme más conectado con las personas a las que quiero. La meditación de amor y amabilidad no solo aumenta la ecuanimidad, sino que, con el tiempo, también reduce la intensidad de emociones crónicas y perjudiciales y aumenta la sensación de compasión, amabilidad y amor.

- *Triatlón espiritual.* Realizo a diario esta tríada de prácticas ancestrales. Me centra, me asienta, me da esperanza y me ayuda a pensar de forma consciente en todo lo bueno que hay en mi vida (y a valorarlo). El triatlón espiritual fue una de las piedras angulares del plan contra el cáncer que diseñé para mi madre y lo recomiendo a todos mis pacientes, amigos y familiares. Mi triatlón espiritual personal comienza con diez minutos de gratitud: escribo o pienso acerca de las cosas por las que estoy agradecido. Dedicar tiempo a la gratitud me ayuda a saborear lo bueno que hay en mi vida y a alejarme de las emociones negativas. Además, los estudios demuestran que puede mejorar la salud física y psicológica, aumentar la felicidad y la satisfacción vital y protegernos del materialismo y del agotamiento.[10] A continuación leo la Biblia durante diez minutos. Me gusta leerla, porque su sabiduría ancestral me guía y me ayuda a vivir alineado con mis valores y mis creencias. Elija su propia lectura espiritual; cualquier texto que lo ayude a reflexionar acerca de cómo vivir una vida con propósito y profundidad irá bien. Vivir con propósito es más que un concepto New Age, por cierto. Integra quiénes somos en tanto que seres humanos con lo que queremos hacer en nuestra vida cotidiana y nos da un motivo para salir de la cama por la mañana. Por otro lado, la sensación de contar con un propósito vital es clave para la felicidad, la plenitud, la pasión, la productividad y la salud general. En un estudio reciente publicado en el *Journal of the American Medical Association Network Open*, un equipo de investigadores de la Universidad de Michigan evaluó la sensación de propósito en siete mil personas mayores de cincuenta años. Durante los cuatro años siguientes, los participantes que habían referido una mayor sensación de propósito desarrollaron menos problemas cardiacos, de circulación y sanguíneos y tuvieron una probabilidad significativamente menor de morir por cualquier causa.[11] El último tramo de mi triatlón espiritual consiste en dedicar diez minutos a la oración, una práctica que me ayuda a encontrar la paz independientemente de lo que esté sucediendo en mi vida. La investigación demuestra que puede reducir el estrés[12] y las personas que oran tienen menos probabilidades de experimentar preocupación, miedo, timidez y ansiedad social, según un estudio publicado en la revista *Sociology of Religion*.[13] La meditación o pasear por el bosque también funcionan en este sentido. Elija la práctica que más lo ayude a centrarse, a sentirse conectado con algo mayor que usted mismo y a contrarrestar el ataque diario del estrés.

- *Afirmaciones.* Quizá recuerde que una de las cosas que le pedí a Julia, a quien habían diagnosticado un cáncer, fue que recitara afirmaciones diarias. Aunque la práctica ha sido objeto de críticas y burlas durante los últimos años, se sigue recomendando de forma generalizada porque es una manera efectiva de reforzar la imagen que tenemos de nosotros mismos, lo que tiene varios efectos positivos. Por ejemplo, un artículo publicado en el *Journal of Experimental and Social Psychology*, concluyó que las autoafirmaciones ayudan a estructurar la información y a prestar atención a la imagen general.[14] Otras investigaciones han demostrado que las autoafirmaciones restauran la sensación de competencia personal cuando algo la ha erosionado (por ejemplo, quedarse sin trabajo, un diagnóstico de cáncer o cualquier otra enfermedad grave, un divorcio...). Asimismo, si las personas sedentarias practican las afirmaciones positivas, la probabilidad de que empiecen a hacer ejercicio aumenta.[15] Para usar las afirmaciones y contrarrestar los patrones de pensamientos negativos, empiece por escribir los mensajes negativos que se dirige a sí mismo («Esta enfermedad me matará» o «No podré pagar la hipoteca»). A continuación escriba una afirmación potente que la contrarreste, como: «Voy a vivir una vida larga y emocionante» o «Encontraré un trabajo lucrativo que se adapte a mí mejor que el anterior». Repita la afirmación en voz alta durante tres minutos por la mañana y por la noche.

- *Actos de bondad aleatorios.* Tal y como dijo Laozi, el antiguo filósofo chino, «Las palabras amables crean confianza. Los pensamientos amables crean profundidad. Las ofrendas amables crean amor». Ahora sabemos que la amabilidad alimenta la felicidad y el optimismo, refuerza la autoestima y promueve un envejecimiento saludable. Por ejemplo, un estudio publicado en el *Journal of Social Psychology* concluyó que llevar a cabo pequeños actos de bondad durante siete días consecutivos aumentó la felicidad percibida de los participantes y que, cuantos más actos de bondad llevaban a cabo, mayor era el incremento de la felicidad.[16] La amabilidad no tiene por qué ser cara, robarnos tiempo ni exigir mucha implicación. Puede consistir en abrirle la puerta a alguien, saludar a un desconocido, recoger un papel del suelo en el barrio, pagar el café de alguien, cortar el césped de su vecino ya mayor o escribir una carta a un mentor o a un amigo para expresarle su gratitud por la influencia positiva que ha ejercido en su vida. La investigación demuestra que la amabilidad sienta bien porque afecta a un amplio abanico de hormonas asociadas al estado de ánimo y aumenta los niveles de oxitocina, la hormona del amor, y de serotonina, una hormona relacionada con la felicidad, al tiempo que reduce los de cortisol, la hormona del estrés. Aún mejor: la amabilidad es contagiosa: basta con ser testigo de un acto de bondad para que nos encontremos mejor y para aumentar la probabilidad de que nosotros nos comportemos también de ese modo.

Protegernos de la enfermedad y combatir enfermedades potencialmente mortales exige algo más que la medicina física. Exige medicina emocional. Los antiguos ya lo sabían. Y ahora que usted también entiende por qué la salud emocional es inseparable de la salud física, espero que pueda valorar los beneficios que ofrecen los remedios emocionales ancestrales. Integrar estas estrategias en su vida cotidiana le proporcionará algo que está fuera del alcance de cualquier píldora: una felicidad, paz y esperanza que no solo mejorarán su bienestar cotidiano, sino que también protegerán su salud.

Capítulo 10
TRATAMIENTOS Y ESTILOS DE VIDA ANCESTRALES PARA DOLENCIAS MODERNAS
Ahondar en la conexión mente-cuerpo

Hace varios años, un amigo me confesó que tenía problemas de disfunción eréctil. Colton solo tenía cuarenta años, tomaba Viagra y el hecho de hablar de ello ya lo avergonzaba. Le expliqué que era un problema muy habitual y le sugerí algunas cosas que lo podían ayudar a recuperarse. Le dije que sus problemas se debían a que tenía unos niveles bajos de testosterona, un síntoma de déficit de qi y de yang. Era triatleta, así que hacía muchísimo ejercicio cardiovascular y comía fundamentalmente a base de fruta y verdura cruda y algo de carne. Le sugerí que añadiera a su dieta alimentos que estimulan la producción de testosterona, como el ginseng y el fenogreco; frutos secos (coquitos de Brasil, almendras y pipas de calabaza), que refuerzan el yang; moras y bayas de goji, que estimulan el qi; y pescado, carnes rojas, hígado, caldo de huesos, grasas saludables y verduras cocidas, que también favorecen el qi.

Además, le recomendé otros tratamientos más que estaba seguro de que lo ayudarían a resolver el problema. El primero era la acupuntura, una de las mejores curas para movilizar el qi bloqueado y recuperar niveles de energía saludables; por otro lado, la investigación ha demostrado que puede ayudar en el tratamiento de la disfunción eréctil. Un estudio controlado por placebo publicado en el *International Journal of Impotence Research* concluyó que casi dos terceras partes de los pacientes que recibieron acupuntura mejoraron significativamente, en comparación con un 9 por ciento en el grupo placebo.[1]

También le sugerí que hiciera ejercicios de levantamiento de pesas entre dos y tres veces por semana, sentadillas, peso muerto, *press* de banca, *press* de hombro y planchas. Mientras que el ejercicio aeróbico obra maravillas en favor del sistema cardiovascular, la mejor manera de reforzar el yang (testosterona) es una combinación de entrenamiento de fuerza y de intervalos intensos de cardio (es la técnica que se conoce como entrenamiento de intervalos de alta intensidad, o HIIT). Además, le recomendé que se sentara frente a una lámpara de luz infrarroja a primera hora de la mañana y justo después de la puesta de sol, para ayudar al cuerpo a adoptar un ritmo circadiano saludable. Sincronizar el cuerpo con ritmos naturales y saludables también lo ayudaría a reequilibrar el qi y el yang. Lo volví a ver varios meses después y me explicó, encantado, que había mejorado en un 70 por ciento y que iba camino de volver a sentirse él otra vez, sin tener que recurrir al Viagra ni a ningún otro fármaco.

Casi el 74 por ciento de todas las visitas médicas programadas y el 80 por ciento de las visitas a urgencias acaban con la prescripción de una receta.[2] La medicación es, con gran diferencia, la herramienta más utilizada en la medicina occidental (las intervenciones quirúrgicas son la segunda), aunque hay multitud de terapias, tratamientos y hábitos de vida ancestrales que pueden aliviar el dolor, curar heridas, mejorar la fuerza y el equilibrio, elevar el estado de ánimo y reducir el estrés y la inflamación, entre muchos otros efectos beneficiosos para la salud. Estas terapias alternativas son mucho más baratas que la mayoría de los fármacos con receta y tienen muchos menos efectos secundarios.

El ejercicio físico es un ejemplo perfecto de ello. Es un elemento fundamental en la práctica médica ancestral. En el año 600 a. C., un médico ayurvédico llamado Susruta fue el primero en la historia registrada que prescribió a sus pacientes que hicieran ejercicio físico a diario. Afirmaba que «las enfermedades se alejan de las personas habituadas al ejercicio físico regular». Hipócrates también prescribió actividad física a los griegos antiguos y Galeno hizo lo mismo por los romanos en el siglo II d. C.

Sin embargo, y según los Centros para el Control y Prevención de Enfermedades de Estados Unidos (CDC), solo una tercera parte de los adultos refiere que su médico haya mencionado el tema del ejercicio,[3] algo absurdo dado que sus beneficios son ampliamente conocidos y están muy bien documentados. Los estudios han demostrado que la actividad física reduce el riesgo de desarrollar depresión, ansiedad, enfermedades cardiovasculares, diabetes tipo 2, obesidad y varios tipos de cáncer. Si fuera una pastilla, sería un fármaco multimillonario y los médicos se lo recetarían a todo el mundo.

El ejercicio no es más que una de las diversas estrategias ancestrales que pueden mejorar el bienestar general en tiempos de salud, dar al cuerpo la fuerza que necesita para combatir la enfermedad y ayudarnos a recuperarnos antes si acabamos enfermando.

CINCO TRATAMIENTOS QUE REFUERZAN EL QI Y PROMUEVEN LA SALUD Y EL BIENESTAR A LARGO PLAZO

Aunque los tratamientos occidentales siguen dominando la escena médica, algunas prácticas ancestrales son cada vez más populares a medida que un mayor número de personas (dentro y fuera de la comunidad médica) se van dando cuenta de lo efectivas que son. De todos modos, aún es bastante improbable que un médico convencional mencione cualquiera de estas opciones. Todos los tratamientos que presento a continuación refuerzan el qi y cada uno de ellos ofrece beneficios únicos. Como la mayoría de los remedios ancestrales, apuntan al origen de los problemas en lugar de centrarse en los síntomas más evidentes. Como resultado, confieren amplios beneficios que van más allá de la enfermedad aparente.

- *Acupuntura*. Desarrollada hace unos dos mil años en China, la acupuntura llegó a Japón y a Corea durante los siglos que siguieron y, a finales de la década de 1600, un grupo de médicos occidentales la habían empezado a usar también. Ahora, en Estados Unidos hay al menos treinta y cinco mil acupunturistas titulados,[4] una cifra que da fe de su creciente aceptación entre la población general, no así en la comunidad médica. En un estudio sobre usuarios de acupuntura, el 45 por ciento refirieron que habían probado el tratamiento por recomendación de un amigo o de un familiar, mientras que el 27 por ciento dijeron que se la había recomendado un profesional sanitario.[5] Como probablemente ya sepa, los acupunturistas insertan agujas finísimas (tanto que, con frecuencia, no se nota la punción) en la capa exterior de la piel para estimular puntos concretos y muy bien definidos a lo largo de catorce canales de energía principales (meridianos) en el cuerpo. Las agujas se colocan en puntos distintos en función de la dolencia que se desea tratar, pero siempre estimulan el qi y movilizan la sangre y nutrientes hacia el área que hay que curar. La mayoría de los estudios sobre la acupuntura se han centrado en su potencial para aliviar el dolor. Por ejemplo, Cochrane —la red internacional independiente de investigadores, profesionales, pacientes, cuidadores y personas interesadas por la salud— revisó veintidós ensayos (con un total de casi cinco mil participantes) en los que se usó la acupuntura para prevenir migrañas y concluyó que es tan efectiva como los fármacos profilácticos que se prescriben con más frecuencia.[6] También se ha demostrado que es efectiva en pacientes con dolor lumbar[7] y cervical.[8] Y en una revisión de 2018, un equipo de investigación internacional liderado por dos científicos del Memorial Sloan Kettering Cancer Center concluyó que la acupuntura es efectiva para tratar el dolor crónico musculoesquelético, las cefaleas y el dolor causado por la artrosis; que el efecto del tratamiento persiste en el tiempo; y que la «derivación a un ciclo de tratamiento con acupuntura es una opción razonable para los pacientes con dolor».[9] La acupuntura también puede ser útil para otros trastornos, como el insomnio,[10] el cáncer (puede ayudar a manejar síntomas como las náuseas y el dolor en pacientes sometidos a tratamiento)[11] y la depresión posparto.[12] También funciona bien como estrategia de bienestar general y puede proteger de la gripe y del resfriado, y también aliviar sus síntomas una vez aparecen. Chelsea y yo vamos al acupunturista una o dos veces al mes, tanto si estamos enfermos como si no. Algunos seguros médicos cubren el tratamiento, así que compruebe el suyo antes de pedir cita. Para encontrar un buen acupunturista, pida recomendaciones a su médico o a sus amigos.

- *Ventosas.* Las ventosas ya se usaban en China hacia el año 3000 a. C. y el tratamiento consiste en colocar estratégicamente unas ventosas especiales sobre la piel para reducir el dolor y la inflamación y promover la relajación, el bienestar y el flujo sanguíneo. Las ventosas funcionan porque expanden los capilares y aumentan la circulación sanguínea y refuerzan el flujo de qi. Aunque su uso no se ha estudiado en profundidad, una revisión de la literatura publicada en *PLOS One* concluyó que pueden ser efectivas en problemas respiratorios como bronquitis, infecciones víricas y neumonía y también en el tratamiento del herpes zóster, la parálisis de Bell (una forma de parálisis facial), el acné, las hernias discales y el desgaste vertebral asociado a la edad.[13] Anecdóticamente, los pacientes refieren que alivian el dolor, el estrés y la tensión y cada vez más atletas las usan para acelerar la recuperación y la reparación de tejidos. Asistí a las Olimpíadas de 2012, porque en los años previos había atendido a varios de los nadadores profesionales y algunos de ellos con los que había trabajado (además de Michael Phelps) usaban las ventosas para acelerar la recuperación muscular y mantenerse en plena forma competitiva.

- *Gua sha.* Esta técnica ancestral china consiste en masajear la piel con una herramienta especial para estimular el flujo sanguíneo. Se suele aplicar en las piernas, la espalda, el cuello, las nalgas y los brazos y hay una versión más suave que puede ser útil para la piel facial. Aunque hay que seguir investigando, parece que es efectiva para varias dolencias. Un estudio en el que participaron cuarenta y ocho pacientes con dolor cervical crónico concluyó que ejercía un efecto analgésico mayor que las almohadillas eléctricas,[14] mientras que otra revisión de literatura concluyó que ayudaba a aliviar los síntomas de la perimenopausia.[15] Asimismo, un ensayo aleatorizado controlado publicado en *Complementary Therapies in Clinical Practice* informó de que el gua sha aliviaba los síntomas en pacientes con neuropatía diabética periférica.[16] Otro estudio aleatorizado controlado determinó que aliviaba el dolor y mejoraba la salud general en pacientes con dolor lumbar.[17]

- *Quiropraxia.* Hace miles de años que los terapeutas reconocen el papel fundamental que desempeñan la columna vertebral y el sistema nervioso en la salud general. De hecho, las evidencias de la manipulación vertebral se remontan a hace más de dos mil años, hasta la Grecia antigua, cuando Hipócrates dijo: «Buscad bien en la columna vertebral las causas de la enfermedad».[18] En 1656, un libro titulado *The Complete Bone Setter* describió también la técnica manipulativa.[19] Pero la práctica a la que ahora llamamos quiropraxia apareció a finales de la década de 1800. Tal y como he mencionado en el capítulo 5, Thomas Edison formuló la hipótesis de que «El médico del futuro no prescribirá medicamentos, sino que interesará a sus pacientes en el cuidado del cuerpo humano, en la dieta y en la causa y la prevención de las enfermedades». Y ese es el objetivo de los quiroprácticos: tratar la columna vertebral, además de la alimentación y el estilo de vida, para ayudar al cuerpo a recuperarse de forma natural. Como probablemente ya sepa, los quiroprácticos ajustan manualmente la columna vertebral para alinearla correctamente y, así, tratan con efectividad varios problemas, como migrañas,[20] dolor cervical,[21] ciática,[22] estreñimiento[23] y asma.[24] Además, la quiropraxia funciona muy bien con el dolor lumbar, el reflujo ácido, la hipertensión arterial y la epilepsia, y puede ayudar a evitar intervenciones quirúrgicas en la espalda, según un artículo publicado en el *Journal of the American Medical Association*.[25] Muchos equipos deportivos profesionales en Estados Unidos cuentan con quiroprácticos en su cuadro médico, porque sus tratamientos mejoran el desempeño deportivo, favorecen la recuperación y previenen lesiones. ¿Por qué? Porque alinear la columna puede devolver el sistema nervioso a su estado natural saludable, lo que mejora la respiración, la digestión y la función de los órganos, además de reducir la inflamación. En realidad, el quiropráctico elimina las interferencias perjudiciales en el sistema nervioso para que el cuerpo del paciente se pueda recuperar y funcionar como se supone que ha de hacerlo. Muchos quiroprácticos también están muy formados en nutrición y en tipos determinados de fisioterapia, porque las escuelas de quiropraxia, a diferencia de las facultades de medicina, incluyen asignaturas acerca de esos temas en sus programas. De hecho, hay una forma específica de quiropraxia, la kinesiología aplicada, que es especialmente efectiva. Combina la quiropraxia, la nutrición y la acupresión, una práctica similar a la acupuntura, pero que usa la presión manual en lugar de agujas. El doctor Christopher Motley, un amigo mío, trata el hipotiroidismo, enfermedades autoinmunes, la enfermedad de Lyme y otras enfermedades infecciosas con esta técnica y tiene un éxito extraordinario. Para encontrar a un quiropráctico capaz visite la página de la International Chiropractors Association, que tiene una lista de quiroprácticos diplomados (<chiropractic.org/find-a-doc>).

- *Terapia con luz roja.* La terapia de luz tiene raíces ancestrales y se remonta a varias tradiciones médicas, como las de Egipto, Grecia, China e India. En esta versión contemporánea se transmiten ondas de luz roja de baja potencia a través de la piel. (La luz roja forma parte del espectro visible y no penetra en el cuerpo a tanta profundidad como la infrarroja, que forma parte del espectro invisible.) La luz roja, que no tiene rayos UVA o UVB que provoquen el envejecimiento o el cáncer de piel, se absorbe hasta una profundidad de entre 8 y 10 mm, por lo que penetra en la dermis, la capa de la piel donde reside la mayoría del colágeno (un componente vital para mantener el aspecto joven de la piel). Como resultado, puede promover la cicatrización de heridas, la reparación de los tejidos y el rejuvenecimiento de la piel. También reduce la inflamación.[26] Y como parece que afecta a las mitocondrias, las centrales de energía de las células, se está estudiando como terapia de rehabilitación después de ictus, traumatismos craneales, enfermedades neurológicas degenerativas y lesiones en la médula espinal.[27]

LOS DIEZ HÁBITOS ANCESTRALES QUE PUEDEN MANTENER (Y DEVOLVER) LA SALUD

El ejercicio físico ocupa el primer lugar de la lista de hábitos beneficiosos para la salud. Encuentre una actividad con la que disfrute, ya sea caminar, ir en bicicleta, nadar o boxear, y practíquela con regularidad. Pero hay también otros hábitos profundamente reparadores que son (o empiezan a ser) muy accesibles. Lo animo a que explore estas opciones hasta que encuentre las que mejor se adapten a su estilo de vida y le proporcionen el tipo de recuperación que necesite.

- *Yoga.* La palabra *yoga* aparece mencionada por primera vez en el Rig Veda, el texto sagrado más antiguo de la India, y que aún hoy siga siendo enormemente popular da fe de su efectividad. Soy un entusiasta de esta práctica contemplativa en movimiento, porque se trata de una actividad física con un elemento intencional. Pasar de una postura a la siguiente nos ayuda a conectar con el cuerpo (qué partes están tensas, dónde se acumula la tensión) y a permanecer anclados en el presente. Como resultado, el equilibrio, la fuerza y la flexibilidad (tanto la física como la emocional) mejoran. A continuación enumero la impresionante lista de los beneficios que aporta el yoga según el

Centro Nacional de Salud Complementaria e Integrativa del Instituto Nacional de Estados Unidos: alivio del estrés, mejora del sueño, alivio del dolor, reducción de la ansiedad y de la depresión, pérdida de peso y mejora de la calidad de vida en personas con una enfermedad crónica.[28] Si es la primera vez que lo practica, asegúrese de buscar un buen profesor, para garantizar que adopta las posturas de forma correcta en las primeras clases. Luego, una vez integradas las posturas, si lo prefiere puede practicar en casa siguiendo vídeos de yoga.

- *Taichí.* El taichí es una antigua arte marcial china a la que, con frecuencia, se califica de meditación en movimiento, porque consiste en una serie de movimientos lentos y suaves que imitan los de la naturaleza. La práctica de taichí eleva el qi, por lo que quien lo practica se siente relajado, pero a la vez lleno de vitalidad. Es una opción fantástica para quienes no están acostumbrados a hacer ejercicio, se están recuperando de una enfermedad o tienen dificultades físicas que les impiden moverse con facilidad. Tradicionalmente, los movimientos deliberados se practican en pie, pero se pueden adaptar fácilmente a quienes necesiten permanecer sentados. Sea como sea, el taichí ofrece beneficios innumerables para la salud. La investigación demuestra que mejora el equilibrio y la estabilidad en personas mayores y con párkinson, reduce el dolor en personas con artritis y fibromialgia, y mejora el estado de ánimo en personas con insuficiencia cardiaca y cáncer.[29] Busque clases en línea o, aún mejor, compruebe si en el parque más cercano o en el centro cívico de su zona ofrecen clases.

- *Fuerza funcional.* Quizá no imaginaba que los ejercicios para fortalecer el cuerpo también refuerzan el cerebro, pero lo cierto es que afectan al estado de ánimo y a la estructura cerebral de formas muy potentes. Y son una manera estupenda de reforzar el qi. Un estudio en *Molecular Psychiatry* concluyó que seis meses de entrenamiento de fuerza mejoraron la cognición y aumentaron el tamaño de las regiones cerebrales asociadas.[30] Otras investigaciones han concluido que puede aliviar la ansiedad[31] y la depresión.[32] Me gusta el entrenamiento de fuerza funcional, porque no exige apuntarse a gimnasios ni comprar material. Se usa el peso del propio cuerpo para ganar fuerza y forma física haciendo movimientos como *burpees*, planchas y sentadillas contra la pared. (Hay programas en línea que enseñan a hacer estos movimientos y que se adaptan con facilidad al estado de forma física de cada uno.) Como con cualquier ejercicio, comience poco a poco y progrese gradualmente. El mero hecho de fijarse objetivos pequeños (y cumplirlos) también puede mejorar el estado de ánimo.

- *Caminar al aire libre* («baños de bosque»). Le propongo un ejercicio revelador: cierre el libro, salga al exterior, mire al cielo y respire profundamente unas cuantas veces. Algo ha cambiado, ¿a que sí? ¿Se siente con más energía, más centrado, más calmado, más feliz? Estar en contacto con la naturaleza, en lugar de estar encorvado frente al ordenador, activa la liberación de neurotransmisores del bienestar en el cerebro y equilibra el qi del cuerpo. Y, cuando se sumerge en la naturaleza, ya sea caminando por un parque o por un bosque remoto, los beneficios son aún mayores. Un estudio en la revista *Environmental Health and Preventive Medicine* concluyó que las personas que paseaban por el bosque tenían una tensión arterial y niveles de cortisol más bajos que los que habían paseado por la ciudad.[33] Si vive en una ciudad, caminar por un parque urbano o cerca de un estanque le puede ofrecer beneficios similares. Sumergirse en la naturaleza en la medida de lo posible puede aliviar el estrés, mejorar el estado de ánimo, promover la creatividad y estimular el sistema inmunitario. Asimismo, puede mejorar la vida espiritual, porque inspira sensaciones de asombro, gratitud y reverencia, emociones que hacen que nos sintamos mejor y nos motivan a ser más generosos, colaboradores y amables.[34]
- *Relajación y tiempo de descanso.* Hay un problema de salud que aflige a cada vez más personas en nuestra cultura acelerada: el

síndrome del trabajador quemado, que constituye el ejemplo más moderno de déficit de qi. En una encuesta de Gallup realizada a casi siete mil quinientos trabajadores a jornada completa, el 23 por ciento de estos dijeron que se sentían agotados física, mental y emocionalmente por el trabajo con frecuencia o siempre, mientras que otro 44 por ciento se sentía así a veces. Y se trata de una sensación que tiene consecuencias muy reales para la salud.[35] Los empleados que se sienten así tienen un 63 por ciento más de probabilidades de estar de baja por enfermedad un día y un 23 por ciento más de tener que acudir a urgencias.[36] Y un equipo de investigación de Brasil concluyó que el síndrome del trabajador quemado es un predictor significativo de enfermedades cardiovasculares, cefaleas, problemas gastrointestinales y respiratorios, además de mortalidad en personas que aún no han cumplido los cuarenta y cinco años.[37] Quizá lo haya sufrido en sus propias carnes. Es algo con lo que nuestros antepasados no tuvieron que lidiar, pero fijarnos en su ritmo de vida más lento y con menos distracciones nos puede ayudar a recuperar el equilibrio que necesitamos. El secreto consiste en incluir momentos de relajación a lo largo de la jornada. Salga a comer al aire libre, siéntese en un banco y no haga nada. Limítese a ver el mundo pasar frente a usted. Por la noche, en lugar de ver un capítulo tras otro de la última serie de Netflix, métase en la cama y lea una novela, relájese frente a la chimenea o encienda algunas velas mientras disfruta de un baño. Los holandeses lo llaman *niksen*. Este tipo de relajación combate el estrés y permite a la mente divagar, de modo que promueve la resolución creativa de problemas, un don que escasea en nuestras vidas siempre aceleradas.[38]

- *Ayuno digital*. El adulto promedio estadounidense pasa unas once horas diarias interactuando con la tecnología, ya se trate de mirar o leer algo en línea, de interactuar en las redes sociales o de escuchar un pódcast.[39] ¿Le suena? Si está permanentemente enganchado a la tecnología y nunca se acaba de relajar del todo, tanto su cuerpo como su mente saldrán mal parados. En el estudio anual acerca del estrés en Estados Unidos que lleva a cabo la Asociación Americana de Psicología, el 18 por ciento de los adultos dijeron que el uso de la tecnología era una fuente importante de estrés[40] (y el estrés consume el qi). Por lo tanto, no nos debería sorprender que el uso de la tecnología se haya asociado a la depresión, la ansiedad y el insomnio. Apagar el móvil y el portátil durante una hora, un día, un fin de semana o una semana entera puede dar a su cerebro y a su cuerpo tiempo para relajarse y recuperarse, lo que permitirá al qi recuperarse también. Por otro lado, parece lógico purgar las redes sociales de las influencias perturbadoras o irritantes y añadir otras que nos hagan sentir bien. Yo lo hice y la influencia en mi bienestar cotidiano fue asombrosa. Esos pequeños estallidos de ira o de indignación se van acumulando. Protéjase sustituyéndolos por otras cosas que le aporten alegría.

- *Dormir (y organizar la vida) según el reloj biológico circadiano.* Los ritmos circadianos son cambios físicos, mentales y conductuales innatos que ocurren de forma natural sobre la base de nuestro ciclo diario, como dormir por la noche y estar despierto durante el día. La medicina occidental entiende los ritmos circadianos fundamentalmente a través del prisma del ciclo de sueño-vigilia. Por el contrario, la medicina tradicional china lleva el concepto mucho más allá y asocia a casi todos los órganos y funciones corporales con el momento del día en que cuentan con más energía. El reloj circadiano de veinticuatro horas puede ser una guía útil a la hora de planificar las jornadas y para entender por qué no se acaba de encontrar bien en ciertos momentos. Por ejemplo, la energía del corazón alcanza su plena forma entre las 11 de la mañana y la 1 de la tarde, por lo que ese es un buen momento para reunirse con seres queridos o con amigos íntimos o para hablar con ellos por teléfono. Del mismo modo, el intestino grueso se activa entre las 5 y las 7 de la mañana, por lo que esas horas son un momento ideal para levantarse y comenzar el día poco a poco. La MTC aconseja pasar del sueño a la vigilia progresivamente. Meditar u orar a primera hora de la mañana ayuda a la mente y al cuerpo a despertarse poco a poco y a comenzar la jornada de un modo positivo. Repase el «Reloj circadiano de veinticuatro horas», una herramienta que lo ayudará a organizar sus días en mayor profundidad. En la antigüedad, la gente se acostaba cuando oscurecía y se levantaba cuando salía el sol. Nuestro reloj biológico sigue sintonizado con esos ritmos circadianos, a pesar de que los ignoramos día sí y día también. Sin embargo, hay buenos motivos que justifican que nos esforcemos más en dormir entre siete y ocho horas la mayoría de las noches. Según la medicina tradicional china, debería estar relajándose hacia las 8 de la tarde y a las 11 ya debería estar dormido. Un motivo clave: cuando duerme, la vesícula, que controla las emociones y el criterio, y el hígado, responsable del bienestar emocional, se reparan. Si duerme demasiado poco, ambos órganos sufren. De hecho, la investigación demuestra que la privación de sueño interfiere con la capacidad de pensar con claridad y nos hace estar malhumorados, irritables y deprimidos, lo que significa que es más probable que reaccionemos mal cuando algo no sale como esperábamos.[41] Si sus horarios de trabajo o de viaje le impiden dormir en esa franja horaria, intente mantener el horario de sueño más regular que le sea posible. El cuerpo tiene una capacidad de adaptación extraordinaria, siempre que el horario sea regular. Un consejo para dormir más, sea cual sea su hora de acostarse: apague el móvil y los dispositivos electrónicos un par de horas antes de meterse en la cama y haga algo relajante. La luz azul que emiten las pantallas puede interferir con el ciclo natural de sueño-vigilia. Ese pequeño cambio lo puede ayudar a vivir en mejor sintonía con los ritmos circadianos del cuerpo.

- *Centrarse y conectar con la tierra*. Esta práctica terapéutica consiste en llevar a cabo actividades como caminar descalzo sobre la

12.00
MEDIODÍA

11.00 · 13.00

10.00 · 14.00

9.00 · 15.00

8.00 · 16.00

7.00 · 17.00

6.00 · 18.00

5.00 · 19.00

4.00 · 20.00

3.00 · 21.00

2.00 · 22.00

1.00 · 23.00

24.00
MEDIANOCHE

Corazón
Circulación sanguínea, alta energía, hora de comer

Intestino delgado
Distribuir y absorber la comida, baja energía, hora de la siesta

Vejiga
Recuperación de la energía, eliminación de desechos líquidos, trabajo y estudio

Riñones/Suprarrenales
Almacenamiento de nutrientes, conversaciones profundas, hora de cenar

Pericardio
Lectura ligera, cuidados personales

Triple recalentador
Equilibrio endocrino y metabólico, hora de acostarse

Vesícula
Sueño, liberación de bilis, reparación celular, formación de células sanguíneas

Hígado
Sueño profundo, depuración de la sangre, descanso y recuperación

Pulmones
Sueño profundo, sueños y memoria, depuración de los pulmones

Intestino grueso
Despertarse, vaciar el intestino, meditar

Estómago
Desayunar, leer, planificar, pasear, hacer ejercicio

Bazo/Páncreas
Claridad mental, el bazo transforma la comida en qi

TIERRA

FUEGO

AGUA

METAL

FUEGO

MADERA

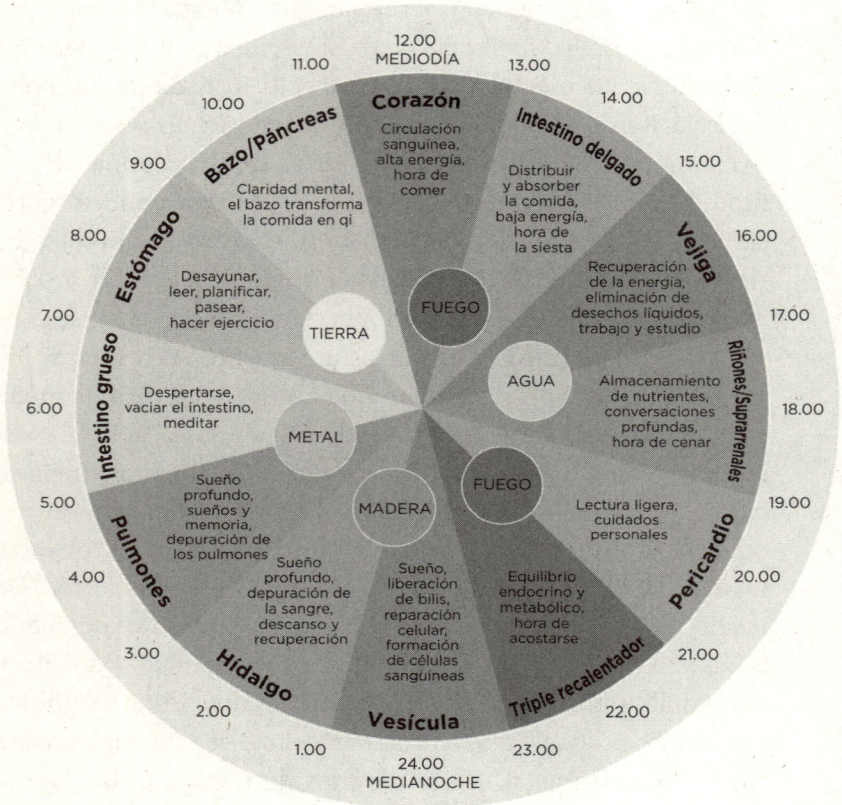

hierba, tenderse sobre el césped o en la playa o meter los pies en un lago o en el mar para hacer algo que nuestros antepasados hacían constantemente de forma natural: conectar físicamente con la tierra. Los beneficios, como una mejor circulación de los glóbulos rojos[42] (fantástico para la salud cardiovascular), reducción del dolor muscular después de hacer ejercicio[43] y alivio del estrés, la depresión y la fatiga,[44] se derivan del hecho de que la tierra emite cargas eléctricas que ejercen un efecto positivo sobre el cuerpo. Aunque la investigación aún está en sus primeras fases, parece que esa carga eléctrica afecta a la matriz viva extracelular, lo que reduce la inflamación.[45] No podría ser más sencillo y es muy posible que permita al cuerpo recalibrar su configuración interna y mejorar la salud.

- *Cristales.* En una práctica parecida a la de centrarse y conectar con la tierra, los cristales son piedras bellísimas extraídas de la tierra que transmiten energía eléctrica. Aunque no hay investigaciones modernas acerca de su efectividad, se han usado a lo largo de toda la historia para mejorar la salud. Y, aunque no creo que sean milagrosos en absoluto ni que sean una cura real para ningún problema de salud, estoy convencido de que ofrecen beneficios sutiles. Hay muchos tipos de cristales terapéuticos, desde el cuarzo blanco, conocido como el «sanador universal», hasta la obsidiana, que protege de la negatividad física y emocional, pero la idea es elegir el más adecuado para cada persona. Puede leer acerca de las distintas propiedades de cada uno y comprar en línea el que se adapte mejor a sus necesidades. También puede elegir un cristal acudiendo a una tienda y sosteniendo varios en la mano, uno a uno. Muchas personas afirman que sienten cuál es el adecuado para ellas. Para beneficiarse de los beneficios del cristal, puede meditar con la piedra, meterla en la bañera, llevarla en el bolsillo o colocar varias en distintos puntos de la casa.

- *El sonido de la lluvia, del océano y de la naturaleza.* La investigación está confirmando que conectar físicamente con la tierra es saludable y que escuchar sus sonidos puede serlo también. Hace mucho que los sonidos naturales se asocian a la relajación y los estudios de investigación comienzan a validar ahora esta teoría ancestral. La investigación ha demostrado que los sonidos de arroyos, cantos de aves y fuentes mejoran el desempeño cognitivo tanto de niños como de adultos,[46] por ejemplo. Y, en un estudio publicado en *Scientific Reports*, los investigadores usaron resonancias magnéticas funcionales y monitores de la frecuencia cardiaca para determinar cómo afectaban a los participantes distintos sonidos. Descubrieron que cuando escuchaban sonidos artificiales, como el del tráfico o el de la autopista, la atención cognitiva de los participantes se dirigía hacia el interior, como cuando nos preocupamos o rumiamos, y los tiempos de reacción eran más lentos que cuando escuchaban sonidos naturales, que suscitaron una atención más centrada en el exterior. Por otro lado, el estudio concluyó que los sonidos naturales tendían a activar la respuesta de relajación del sistema parasimpático, lo que daba lugar a un descenso de la frecuencia cardiaca, la tensión arterial y el nivel de estrés.[47] Los participantes obtuvieron los mayores beneficios de los sonidos que les resultaban familiares, por lo que le aconsejaría que encontrara una lista de reproducción o una aplicación que reproduzca sonidos a los que esté acostumbrado, tanto si se trata del sonido de la lluvia como si se trata de las olas de mar o de arroyos burbujeantes. Si no vive en la ciudad o cerca de una calle bulliciosa, le bastará con abrir las ventanas y disfrutar de la relajante sinfonía natural frente a su casa.

Entiendo que vivimos vidas muy ajetreadas y que adoptar hábitos de estilo de vida nuevos, o incluso buscar un buen acupunturista o quiropráctico, puede parecer abrumador. Sin embargo, todas las estrategias que le acabo de presentar mejoran el qi y proporcionan una energía serena y sostenible. Cuando el qi es potente, gestionar las responsabilidades es mucho más fácil. En otras palabras, estas estrategias lo ayudan a sentirse mejor y, de este modo, le hacen la vida más fácil. Comprométase aunque solo sea con una de ellas durante unas semanas y experimentará lo que le digo. Si dedica tiempo a serenar la mente, reparar el cuerpo y alimentar el alma, llevará mayor armonía a todo su ser y será más capaz de disfrutar, valorar y participar plenamente en la vida.

Tercera parte

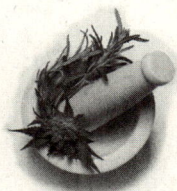

RECETAS ANCESTRALES

Capítulo 11
ENTENDER LOS CINCO SISTEMAS ORGÁNICOS DE LA MTC
Cómo utilizar la primera estrategia de alimentación y de salud verdaderamente holística del mundo

Inauguré mi clínica de medicina funcional en Nashville con el propósito de revolucionar la atención médica. Ver cómo los remedios ancestrales le habían salvado la vida a mi madre me animó a hacer todo lo posible para ayudar a mis pacientes a prevenir la enfermedad usando la comida como medicina y curando el origen de sus enfermedades con diversos remedios ancestrales. Me sentí muy satisfecho desde el principio, porque la mayoría de las personas a las que trataba conseguían resultados increíbles. Sin embargo, no todas respondían tan bien como yo esperaba y lo cierto es que no estaba muy seguro del porqué. Sorprendentemente, un problema de salud me ayudó a resolver la cuestión.

Tres años después de haber inaugurado la clínica, trabajaba sesenta horas semanales, en ocasiones incluso más, y no paraba ni un momento. Había descubierto el propósito de mi vida y me sentía impaciente por ayudar a tantas personas como me fuera posible. Cuando no estaba en la clínica, leía sin parar libros de nutrición, medicina o crecimiento personal, todo en aras de mejorar en el arte de curar la enfermedad. Trabajaba todo el día, llegaba a casa a la hora de cenar, encendía el portátil hacia las siete de la noche y trabajaba hasta las diez. Entonces, de un día para otro, desarrollé problemas digestivos (periodos de heces muy blandas que se alternaban con periodos de estreñimiento) y no pude hacerlos desaparecer. Los síntomas no tenían sentido. Seguía una dieta extraordinariamente nutritiva, rica en verdura fresca, caldo de huesos, salmón y otros alimentos ancestrales saludables y sin comida procesada de ningún tipo. Intenté variar la alimentación de varias maneras, pero nada ejercía un efecto duradero sobre mis problemas intestinales.

Durante la búsqueda de una cura conocí a Gil Ben-Ami, un acupunturista de la zona que también practica la fitoterapia y que ha estudiado en Israel con uno de los principales maestros de MTC del mundo. Gil me explicó que el desequilibrio del hígado era la causa que estaba detrás de mis problemas intestinales. La impaciencia, el exceso de trabajo y la frustración estaban sometiendo a este órgano vital a una presión desmesurada. Me explicó que, en la MTC, esas emociones son tan tóxicas para el hígado como la ira y que, cuando el hígado se estresa, afecta a todo el sistema digestivo, como el páncreas, el bazo y el estómago. Me aconsejó que hiciera lo que yo me sentía incapaz de hacer por mí mismo: trabajar menos horas a la semana y desconectar durante una hora o dos cada día. «El cerebro tiene que desconectar —me dijo—. Lee una novela. Reserva ratos para relajarte.» También me sugirió que dedicara más tiempo a la oración mientras paseaba entre la naturaleza y que intentara trasladar mis preocupaciones a Dios en lugar de querer controlarlo todo en mi vida. Me programó sesiones de acupuntura cada quince días y me recomendó algunas hierbas, como el astrágalo y el cardo mariano, para ayudar al hígado.

Seguir el consejo de desconectar no me resultó nada fácil. Me sentía culpable por no dedicar todos y cada uno de los minutos de vigilia al trabajo y tenía la sensación de que estar en casa leyendo libros que no tenían que ver con el trabajo era propio de un holgazán. Sin embargo, al cabo de unas semanas, me di cuenta de algo interesante. Cuanto más relajado estaba, más creativo y productivo era en el trabajo. Chelsea también percibió el cambio. Me dijo que se me veía más tranquilo y conectado en casa. En otras palabras, al trabajar menos y aportar más equilibrio a mi vida, me convertí en mejor médico y en mejor marido. Además, tras seguir el plan de Gil durante tres meses, los síntomas digestivos desaparecieron y recuperé mi energía y mi buena salud habituales.

Gil, que además de ayudarme con mis problemas de salud se convirtió en un buen amigo, me proporcionó la sabiduría que me faltaba para descubrir el origen de los síntomas de mis pacientes... ¡y los míos! Aunque ya conocía los cinco elementos de la MTC, Gil me explicó el sistema en mayor detalle y se centró específicamente en cómo los cinco órganos se influyen mutuamente en un ciclo de nutrición o de merma y en cómo las emociones tóxicas podían afectar a dichos órganos. Empecé a leer todo lo que encontraba, desde manuales de medicina china hasta estudios clínicos de todo el mundo que demostraban la efectividad de esta disciplina ancestral. A medida que fui integrando gradualmente el sistema de los cinco elementos en mi consulta, los pacientes que no habían respondido a los tratamientos iniciales comenzaron a mejorar también.

Ahora quiero compartir con usted esos mismos conceptos, en una forma simplificada. No se trata de un curso acelerado de medicina tradicional china. Es una materia demasiado compleja para ello. Yo sigo aprendiendo cada día, al igual que hacen los practicantes de medicina oriental más prestigiosos del mundo. Lo que sí quiero hacer es desmitificar este sistema antiguo, que se malinterpreta en Occidente desde hace ya demasiado tiempo. Si entiende cómo y por qué funciona este sistema, podrá empezar a usar esta forma ancestral de tratamiento como guía a la hora de tomar decisiones cotidianas acerca de la salud, la alimentación y el estilo de vida y para sentirse cómodo consultando a un profesional de la MTC si aparece algún problema.

LOS CINCO SISTEMAS ORGÁNICOS CREAN UN CICLO DE NUTRICIÓN O PERJUICIO

En el capítulo 3 le he explicado los cinco elementos: fuego, tierra, madera, metal y agua. Si ha hecho el test del capítulo, ya habrá identificado cuál es su elemento dominante —o elementos dominantes, en el caso de que haya más de uno—. Quizá recuerde también que cada uno de los elementos se asocia a determinados órganos específicos. Y es en esos órganos o, para ser más preciso, en esos sistemas orgánicos, en lo que quiero ahondar ahora. A continuación verá una gráfica que plasma las conexiones entre los elementos y los sistemas orgánicos.

Tal y como indican las flechas de la gráfica, cada sistema influye en el siguiente. El sistema digestivo influye en el sistema inmunitario, que se compone de los pulmones, el colon y la piel; el sistema inmunitario influye en el sistema hormonal o endocrino; el sistema endocrino afecta directamente al sistema depurativo, al que pertenecen el hígado y la vesícula biliar; y el sistema de depuración influye en el sistema cardiovascular que, a su vez, influye en el sistema digestivo. Estos sistemas orgánicos se influyen mutuamente de dos maneras. La primera es la conexión nutritiva o generadora. En la medicina

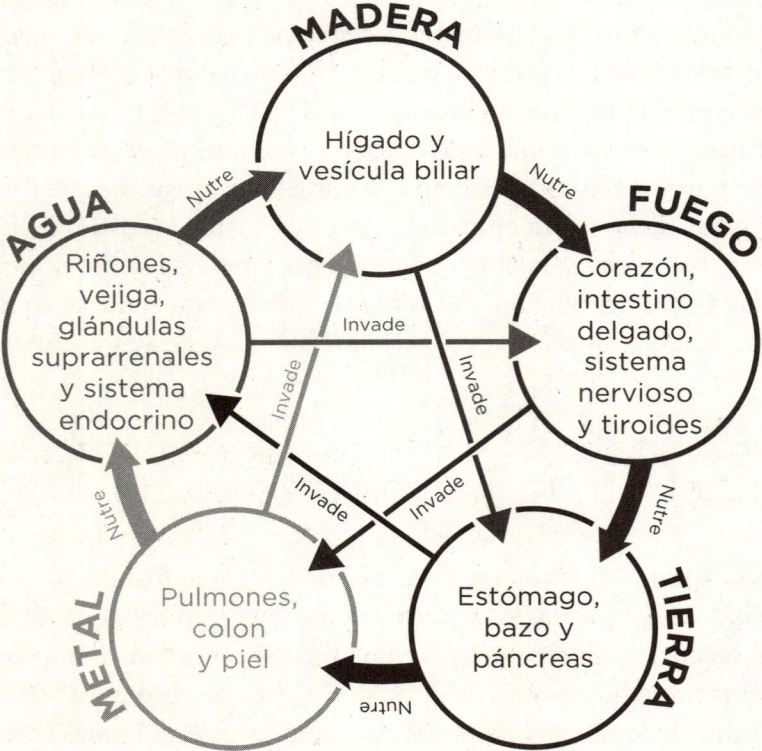

china, es lo que se conoce como relación orgánica madre-hijo, en la que un sistema orgánico sano contribuye a alimentar y a nutrir al siguiente, como una madre hace con su hijo.

También podemos aplicar la metáfora de los cinco elementos:

La madera genera fuego. Por ejemplo, piense en quemar leña para alimentar una estufa.

El fuego crea tierra. Cuando las cenizas del fuego se mezclan con la tierra, la nutren y la hacen más fértil.

La tierra genera metal. A medida que la tierra envejece, se forman minerales a grandes profundidades.

El metal genera agua. Piense en ello como en un arroyo natural que brota de las profundidades de las montañas.

El agua genera madera. Las plantas y los árboles necesitan agua para crecer.

Cada sistema orgánico nutre al siguiente de un modo similar. Por ejemplo, el sistema digestivo nutre y refuerza al sistema inmunitario, lo que significa que cuando el intestino está sano, el sistema inmunitario puede funcionar de manera óptima. Ahora sabemos que, efectivamente, esto es así porque la investigación ha confirmado que el 70 por ciento del sistema inmunitario se halla en el intestino.

Sin embargo, el ciclo nutritivo es solo uno de los componentes de la relación. La otra manera en la que se influyen los diferentes sistemas orgánicos es un ciclo de merma y daño que puede conducir a la enfermedad. Por ejemplo, si el sistema digestivo (elemento tierra) desarrolla un desequilibrio o una debilidad como consecuencia de una mala alimentación o de una preocupación excesiva, el sistema inmunitario se verá perjudicado. En otras palabras, los signos de debilidad digestiva, como los gases o la hinchazón, pueden acabar derivando en problemas asociados al sistema inmunitario, como una enfermedad inflamatoria intestinal o una enfermedad autoinmune o incluso síntomas respiratorios como sinusitis o congestión pulmonar crónica. Como resultado, para curar el origen de una afección del sistema inmunitario (elemento metal), tenemos que reforzar el siste-

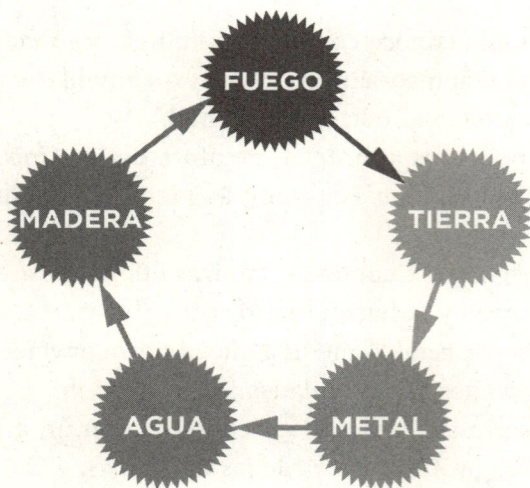

Ciclo generativo (sheng)

ma digestivo. Los practicantes de la MTC pueden identificar el origen del problema mediante el análisis del pulso y de la lengua.

El desequilibrio también puede ocurrir cuando un sistema orgánico se vuelve demasiado dominante o hiperactivo y abruma a otro sistema, aunque en este caso no acostumbra a afectar a su vecino directo. Es lo que se conoce como ciclo invasor y sigue las finas flechas que atraviesan el diagrama de la página 226. Por ejemplo, cuando el estrés crónico provoca la hiperactividad del elemento agua (glándulas suprarrenales), el elemento fuego (al que pertenece la glándula tiroides) se puede ver afectado y dar lugar a caída de cabello, ansiedad e hipotiroidismo. Descubrí que, cuando alguien tiene hipotiroidismo, el problema no acostumbra a estar en la propia tiroides, sino que la causa subyacente suele estar en las glándulas suprarrenales, que secretan demasiado cortisol, la hormona del estrés, y abruman a la glándula tiroides. O, en el caso de la enfermedad de Hashimoto, el origen suele ser doble: las glándulas suprarrenales están estresadas y el sistema inmunitario (elemento metal) está débil (recuerde que el metal alimenta al agua), lo que da lugar a una enfermedad autoinmune que acaba afectando a la tiroides.

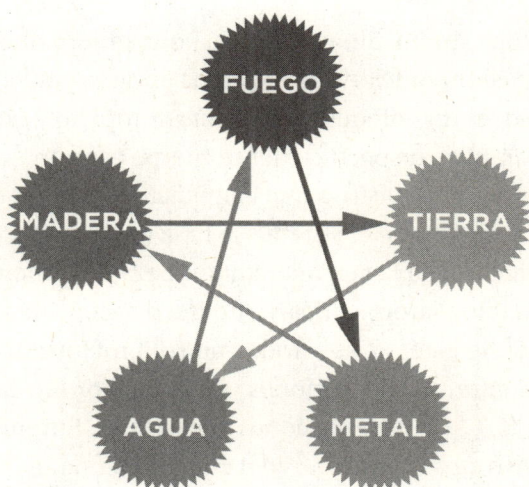

Entender el ciclo invasor es muy sencillo si adoptamos la perspectiva de los cinco elementos. Es como un juego fisiológico de piedra, papel, tijeras:

El agua invade el fuego y apaga las llamas.

El fuego invade el metal y lo funde con el calor.

El metal invade la madera, cual hacha que tala un tronco.

La madera invade la tierra, como las raíces que mantienen en pie a los árboles y absorben los nutrientes del suelo.

La tierra invade el agua, como una presa en un río, y ralentiza o detiene por completo su flujo.

En la mayoría de los casos, las personas presentan simultáneamente dos o tres de estos patrones invasores, a los que se suman una o dos de las influencias perniciosas que he explicado en el capítulo 2, como la humedad o el estancamiento. Por ejemplo, si tiene problemas digestivos, con frecuencia se deben a la invasión del fuego (el bazo y el sistema digestivo) por parte de la madera (un hígado o una vesícula biliar hiperactivos o que no funcionan bien) y a varias influencias perniciosas, como un déficit de qi en el bazo-páncreas, humedad y, en ocasiones, también demasiado frío interno. Sé que parece complicado, pero no hace falta que entienda todas las conexiones. Eso requiere años de estudio. Sin embargo, sí que quiero que se haga una idea general de cómo funciona este sistema antiguo para ayudarlo a ver que, en realidad, es un enfoque mucho más completo y holístico que el occidental. La amplia perspectiva mente-cuerpo-espíritu que ofrecen los cinco elementos es más efectiva que la medicina occidental a la hora de promover la salud, porque el sistema se basa en una red compleja e interconectada que refleja la verdadera naturaleza del propio cuerpo.

Tal y como dijo Platón: «La parte no puede estar bien a no ser que el todo también lo esté». Y ese «todo» no solo incluye al cuerpo, sino también a la mente, a las emociones y al alma. Por eso calificamos de holísticos a la MTC y a otros enfoques ancestrales. Entender los vínculos entre los distintos organismos del cuerpo es una manera de ver la imagen general, con las emociones incluidas, que nos permite tratar la enfermedad en su origen.

Y hay aún otro beneficio inesperado que no he mencionado aún. En mi consulta, he observado que, muchas veces, basta con abordar la enfermedad del paciente desde la MTC para que este experimente una curación emocional. Se lo explicaré. En la medicina occidental, nos diagnostican con una sola enfermedad, como colitis ulcerosa o hipotiroidismo, y, normalmente, nos dicen que no hay cura. Con el tiempo, esa enfermedad pasa a formar parte de nuestra identidad. Si tiene diabetes, quizá empiece a decir «soy diabético», como si perteneciera una especie distinta a la humana.

Sin embargo, imagine que tiene hipotiroidismo y que acude a un médico holístico que entiende la MTC. Le diagnosticará un déficit de qi y de yang, que son las causas subyacentes del hipotiroidismo y que se pueden corregir. No le pondrá la etiqueta de enfermo crónico, sino que le dirá que tiene un desequilibrio y que se puede corregir, y usted entenderá que tiene la capacidad de cambiar su entorno interior, que tiene la capacidad de curarse. En consecuencia, tendrá esperanza. En otras palabras, este sistema ancestral hará que se sienta capaz. Y eso puede ser sorprendentemente importante para la salud.

La investigación demuestra que las personas que piensan de un modo positivo acerca de sus vidas, la salud incluida, gozan de mejor estado de salud general: tienen una tensión arterial más baja y niveles de glucosa en sangre inferiores, pesan menos y la incidencia de enfermedades cardiovasculares también es menor en estas personas. De hecho, un estudio amplio publicado en el *American Journal of Epidemiology* concluyó que el optimismo se correlacionaba con una reducción del riesgo de morir, una relación que se mantenía en personas con cáncer, enfermedades cardiovasculares, ictus, enfermedades respiratorias e infecciones.[1] Y estoy seguro de que ha oído hablar del efecto placebo, que hace que pacientes a quienes se administra una grajea de azúcar en lugar de un fármaco real refieren encontrarse mejor. Mejoran porque la mente tiene la capacidad de curar el cuerpo.

La MTC aprovecha ese poder y lo ayuda a creer en la capacidad innata del cuerpo para curarse. En este aspecto, se asemeja a la medicina bíblica, que enseña que la fe y la esperanza nos pueden ayudar a curarnos. La fe en la capacidad de autorregeneración del propio cuerpo es igualmente beneficiosa y puede ir de la mano de los tratamientos botánicos holísticos ancestrales y de los cambios en el estilo de vida que he compartido con usted en los capítulos anteriores. Juntos, pueden crear una espiral ascendente de salud y de curación.

LLEVAR ARMONÍA A LOS CINCO SISTEMAS ORGÁNICOS

En la medicina occidental, entendemos los órganos según su función inmediata y aislada. Por ejemplo, el bazo es un órgano próximo al páncreas que interviene en la destrucción de células sanguíneas envejecidas y en la producción de algunos tipos de glóbulos blancos. Sin embargo, la medicina antigua considera el bazo, el páncreas y el estómago como una sola entidad, como un sistema holístico responsable de todo el proceso digestivo. Por lo tanto, cuando lea los siguientes apartados, recuerde que cuando su MTC aluda a un órgano, ya se trate del corazón o del pulmón, no solo se refiere a la estructura anatómica, sino a toda una red de órganos interrelacionados. Abrir la mente a la medicina tradicional china y a otras formas de medicina ancestral no significa necesariamente que debamos rechazar por completo el paradigma occidental. Sin embargo, sí que significa que debemos ampliar nuestro punto de vista, para que incluya ideas y conceptos nuevos.

Con esto en mente, a continuación le presentaré los cinco sistemas orgánicos y le explicaré cómo afectan a su salud, además de ofrecerle listas de alimentos específicos y planes de alimentación para nutrir cada uno de los sistemas y a sus elementos correspondientes.

TIERRA: SISTEMA DIGESTIVO

En la MTC, los órganos principales del sistema digestivo son el estómago, el bazo y el páncreas. Absorben los nutrientes de la comida y los transforman en sangre y en qi para nutrir el cuerpo; transportan el qi a los pulmones y la sangre al hígado, de modo que proporcionan el combustible necesario para mantener a todos los sistemas en funcionamiento.

Síntomas de desequilibrio en el bazo-páncreas: gases, hinchazón, heces muy blandas, sobrecrecimiento de levaduras, antojos de azúcar, mal aliento, fatiga y pérdida del apetito. También pueden aparecen hematomas con facilidad y palidez en los labios, flujo menstrual abundante o abortos espontáneos.

Emociones que interfieren con la función digestiva: estrés crónico, preocupación, ansiedad, obsesiones, rumiaciones. Todo ello puede dañar la función digestiva.

Patrones más habituales de la disfunción del sistema digestivo:

- *Déficit de qi en el bazo.* También conocido como «digestión débil», este desequilibrio da lugar a síntomas como gases, hinchazón o heces muy blandas. Las causas que se esconden detrás de este patrón son la preocupación o el estrés excesivos; comer en exceso, sobre todo azúcares y cereales refinados, que someten al páncreas a mucha presión; y una dieta que no contiene cantidades suficientes de los nutrientes que refuerzan al páncreas, como calabaza y canela. Otros problemas habituales, como el hipotiroidismo, la anemia, la fatiga crónica, los trastornos de sueño y la diabetes, también pueden ser resultado de un déficit de qi en el bazo. El déficit de qi en el bazo es la causa de la mayoría de los casos de ansiedad y de pánico, porque las preocupaciones se van sumando. Si el déficit es crónico, puede acabar provocando problemas de pulmón, problemas de colon y endocrinos.

- *Humedad en el bazo-páncreas.* El bazo gestiona el equilibrio de fluidos, y la humedad (la condición perfecta para la candidiasis) es un signo de debilidad del bazo. Factores del estilo de vida, como la ingesta excesiva de azúcar, lácteos y trigo; la exposición al moho; o el agotamiento emocional o físico contribuyen a aumentar el problema.

- *Calor en el estómago.* El estrés, la frustración y la comida picante, como las especias, las salsas o el café, pueden acumular calor en el estómago y dar lugar a reflujo ácido o a ardor de estómago.

- *Déficit de sangre.* La sangre se obtiene fundamentalmente del qi de los alimentos y el bazo es el órgano encargado de producirla, por lo que, si el sistema se debilita, la sangre también se puede debilitar y dar lugar a una anemia.

- *Calor en el hígado.* Cuando el hígado acumula demasiado calor, normalmente por comer fritos y por la exposición a toxinas, invierte demasiada energía en depurarse y apenas le queda energía suficiente para llevar el qi y la sangre a los órganos digestivos. Esto provoca heces muy blandas, mala absorción de nutrientes y, en ocasiones, náuseas.

Estrategias cotidianas sencillas para reforzar la salud digestiva: encuentre la manera de gestionar la preocupación, ya sea meditando, haciendo ejercicio o hablando con amigos o con un terapeuta. Consuma, sobre todo, alimentos cocidos. Si consume cereales, cuézalos en una olla de cocción lenta durante toda la noche, por ejemplo, y tome sopa de forma habitual, porque es fácil de digerir. Intente no comer pasadas las siete de la noche, para tener tiempo de hacer la digestión antes de acostarse.

Alimentos que nutren el elemento tierra y el sistema digestivo:

- *Verduras*: zanahorias, col, colinabo, espinacas, boniatos, calabaza (bellota, violín, de cabello de ángel...) y calabacín amarillo.
- *Frutas*: manzanas, cerezas, melocotones, piña, mango y papaya.
- *Cereales y almidones*: maíz, cebada, mijo y avena.
- *Carne y pescado*: caldo de huesos, ternera, venado, salmón y atún.
- *Frutos secos y semillas*: nueces de macadamia, piñones y nueces.
- *Legumbres*: garbanzos, habas y guisantes.
- *Hierbas y especias*: canela, hinojo, jengibre y nuez moscada.
- *Otros*: dátiles, estevia, fruta del monje y jarabe de arce.

Plan de 7 días para corregir el desequilibrio del sistema digestivo (tierra)

Lunes
Desayuno: Batido de calabaza (pág. 347).
Almuerzo: Muslitos de pollo con boniato asado.
Cena: Tacos con costillas (pág. 399).

Martes
Desayuno: Avena con nueces, proteína de colágeno y miel de manuka.
Almuerzo: Sopa de pollo, verduras y arroz.
Cena: Hamburguesa de ternera de pasto con verduras al vapor y tahini.

Miércoles

Desayuno: Puré de boniato con longaniza de pollo (pág. 355).

Almuerzo: Estofado de ternera (pág. 364).

Cena: Tortitas de salmón (pág. 394) con verduras asadas.

Jueves

Desayuno: Batido de cerezas y vainilla (pág. 346).

Almuerzo: Fideos de arroz al vapor con salmón y verduras.

Cena: Sopa de zanahoria y jengibre (pág. 366) y muslitos de pollo.

Viernes

Desayuno: Compota de tarta de manzana (pág. 359).

Almuerzo: Tiras de pollo al coco (pág. 389) con verduras asadas.

Cena: Calabaza cabello de ángel con albóndigas de ternera de pasto (pág. 387).

Sábado

Desayuno: Tortitas de calabaza y arándanos (pág. 357).

Almuerzo: Muslitos de pollo con verduras al vapor y hummus israelí (pág. 385).

Cena: Bistec con espárragos trigueros y brócoli a la plancha.

Domingo

Desayuno: *Congee* (pág. 351) con pistachos y dátiles.

Almuerzo: Crema de calabaza violín (pág. 365) con albóndigas de ternera de pasto (pág. 387).

Cena: Pastel de cordero y falso puré de patatas (pág. 396).

METAL: SISTEMA INMUNITARIO

En la MTC, los pulmones y el colon son los responsables de la inmunidad y trabajan en equipo. Los pulmones inspiran el qi del aire y lo hacen circular por el cuerpo, mientras que el colon elimina los desechos. Los pulmones también ofrecen protección ante las toxinas, virus y bacterias invasoras. El colon también desempeña un papel importante en la función inmunitaria, porque es donde viven la mayoría de los microbios intestinales, que son un elemento clave para la inmunidad. El colon también colabora con el hígado para limpiar el cuerpo.

Síntomas de desequilibrio en los pulmones y el colon: falta de respiración y respiración superficial, sudoración excesiva, fatiga, tos, mucosidad, estornudos, congestión nasal, resfriados y gripes frecuentes, alergias y asma. Enfermedades autoinmunes, enfermedad inflamatoria intestinal (EII), piel seca, estreñimiento y depresión. Todas estas afecciones pueden estar relacionadas con los pulmones y con el colon.

Emociones que interfieren con la función de los pulmones-intestinos: pena, tristeza, resentimiento y aferramiento a heridas del pasado.

Patrones más habituales de la disfunción del sistema inmunitario:

- *Déficit de qi en los pulmones*. Se caracteriza por la tos crónica, falta de respiración, fatiga, voz débil y tendencia a contraer resfriados. Puede ser consecuencia del asma u otros trastornos pulmonares de larga duración o de un déficit de qi en el bazo.
- *Déficit de yin en los pulmones o sequedad pulmonar*. Este desequilibrio aparece como resultado de la inflamación o la infección pulmonar crónica. Se suele asociar al déficit de yin en el riñón, porque los riñones impulsan el yin de todo el cuerpo y se puede manifestar como tos seca, faringitis, fiebre intermitente, sed crónica, rubor en las mejillas y sudoración nocturna.
- *Humedad en los pulmones*. Suele ser consecuencia de una digestión débil, que produce mucosidad en todo el sistema. La humedad en los pulmones también se puede deber a la ingesta de alimentos que causan mucosidad, como los lácteos, los cacahuetes, los productos de soja, el azúcar y otros edulcorantes.

Estrategias cotidianas sencillas para reforzar la función pulmonar: deje ir los problemas emocionales del pasado que lleva a las espaldas. Dirija la atención hacia el futuro y elabore planes que promuevan la esperanza y la emoción. Abríguese cuando haga frío. Envuélvase el cuello y el pecho con capas cálidas para conservar la energía pulmonar. Practique yoga o qigong, que ayudan a expandir los pulmones y los protegen.

Alimentos que nutren el elemento metal y el sistema inmunitario:

- *Verduras*: espárragos, bok choy, brócoli, coliflor, col, zanahorias, cebollas, rábanos, nabos, calabaza y berros.
- *Frutas*: peras, moras silvestres y frutas asadas, como las manzanas.
- *Cereales*: arroz, avena y espelta.
- *Carne y pescado*: caldo de pollo, pollo, ternera, atún y caballa.
- *Frutos secos y semillas*: almendras, coco y nueces.
- *Legumbres*: garbanzos y alubias blancas.
- *Hierbas y especias*: hinojo, ajo, jengibre, rábano picante, granos de mostaza y tomillo.
- *Otros*: shiitake y setas silvestres, miel, miso y lácteos ricos en probióticos, como el kéfir de leche de cabra.

Plan de 7 días para corregir el desequilibrio del sistema inmunitario (metal)

Lunes

Desayuno: Peras asadas con nueces, canela y proteína de colágeno.
Almuerzo: Sopa de pollo, verduras y arroz.
Cena: Sopa del Dr. Axe para reforzar el sistema inmunitario (pág. 363).

Martes

Desayuno: Puré de boniato con longaniza de pollo (pág. 355).

Almuerzo: Fideos de arroz con salmón y verduras.

Cena: Hamburguesa de ternera de pasto con falso puré de patatas (coliflor).

Miércoles

Desayuno: Avena con nueces, proteína de colágeno y miel de manuka.

Almuerzo: Crema de calabaza violín (pág. 365) con albóndigas de ternera de pasto (pág. 387).

Cena: Pollo o salmón con verduras asadas.

Jueves

Desayuno: Batido de cerezas y vainilla (pág. 346).

Almuerzo: Muslitos de pollo con verduras al vapor y hummus israelí (pág. 385).

Cena: Sopa de coliflor (pág. 367).

Viernes

Desayuno: *Congee* (pág. 351) con nueces de macadamia y miel.

Almuerzo: Sopa de judías blancas (pág. 371).

Cena: Calabaza cabello de ángel con albóndigas de ternera de pasto (pág. 387).

Sábado

Desayuno: *Frittata* de setas y kale (pág. 356).

Almuerzo: Ensalada de berros.

Cena: Sopa de coco y hierba limón (pág. 387).

Domingo

Desayuno: *Parfait* de yogur de coco (pág. 361).

Almuerzo: Hamburguesa de pavo con lechuga romana, tomate, mayonesa de aguacate y pan de espelta.

Cena: Sopa de zanahoria y jengibre (pág. 366) con muslitos de pollo.

AGUA: SISTEMA HORMONAL

Los riñones (órganos clave para la vida), las glándulas suprarrenales, la vejiga, los órganos reproductores, los huesos y el sistema endocrino, que secreta las hormonas que responden al estrés, promueven la fertilidad y ayudan a mantener el cuerpo en equilibrio, son los órganos del elemento agua. La MTC considera que el sistema renal ejerce un impacto muy profundo sobre la salud. Constituye los cimientos del cuerpo y rige los órganos sexuales y la reproducción y aporta qi y calor a cualquier parte del cuerpo que los necesite. Las glándulas suprarrenales, que descansan sobre los riñones, son responsables, entre otras cosas, de la respuesta al estrés. Los riñones también se asocian a la salud de los tejidos óseos, las orejas y el cabello.

Síntomas del desequilibrio renal-suprarrenal: problemas de huesos (como osteoporosis y problemas en las rodillas, lumbares y dientes); libido baja; problemas reproductivos, como infertilidad y nivel bajo de testosterona; fatiga suprarrenal; hipotiroidismo; tinnitus; pérdida de audición; retraso del crecimiento y del desarrollo; micción frecuente; incontinencia urinaria; boca seca y envejecimiento prematuro, como canas precoces.

Emociones que pueden interferir con la función renal-suprarrenal: miedo, agotamiento, sensación de inutilidad, inseguridad y aislamiento.

Patrones más habituales de la disfunción del sistema hormonal

- *Déficit de yin en el riñón.* Es consecuencia del aporte insuficiente de fluidos yin y puede ocurrir porque órganos como el corazón, el hígado y los pulmones extraen demasiado yin de los riñones.

Algunos de los síntomas son mareos, tinnitus, boca y garganta seca, dolor lumbar, debilidad en las piernas y sudoración espontánea.

- *Déficit de yang en el riñón.* Ocurre cuando el riñón ve reducida su capacidad para calentar y energizar al resto del organismo y, con frecuencia, se debe a problemas digestivos que inhiben la absorción de yang. Puede causar frío en los brazos, piernas, manos y pies, palidez en la piel del rostro, letargo y bajo deseo sexual.

Estrategias cotidianas sencillas para reforzar la salud renal y suprarrenal: duerma ocho horas por la noche y muévase con regularidad durante el día. El yoga Vinyasa (una forma de yoga fluido en el que se pasa de una postura a otra con la atención siempre en la respiración), el taichí y la natación son opciones fantásticas para nutrir a esos órganos. Golpear el suelo con los pies durante unos minutos diarios estimula los meridianos renales que pasan por las plantas y los talones de los pies. También es crucial reservar tiempo durante la semana para descansar. Para optimizar la salud suprarrenal, ha de recargar las pilas suprarrenales. Actividades como meditar, orar y leer, al igual que conversaciones significativas con amigos íntimos, refuerzan y protegen la salud de los riñones y de las glándulas suprarrenales.

Alimentos que nutren el elemento agua y el sistema hormonal:

- *Verduras*: espárragos, kale, judías verdes, remolacha, guisantes, calabaza y verduras marinas, como el alga nori o el alga kombu.
- *Frutas*: arándanos azules, moras silvestres, bayas de goji, arándanos rojos, bayas de açaí, uvas e higos.
- *Cereales*: arroz negro, arroz salvaje, trigo sarraceno y quinoa.
- *Carne y pescado*: pescado salvaje, caviar, caldo de huesos y huevos.
- *Frutos secos y semillas*: castañas, semillas de chía, nueces y semillas de sésamo negro.

- *Legumbres*: alubias, frijoles negros, judías adzuki y soja orgánica.
- *Hierbas y especias*: canela, hinojo, fenogreco, regaliz, albahaca sagrada, salvia y tomillo.
- *Otros*: shiitake, miso, polen de abeja, tamari, salsa de soja y natto.

Plan de 7 días para corregir el desequilibrio del sistema hormonal (agua)

Lunes

Desayuno: Batido de arándanos y vainilla (pág. 346).

Almuerzo: Ensalada de kale con arándanos rojos y piñones (pág. 378).

Cena: Hamburguesa de quinoa, frijoles negros y champiñones (pág. 403).

Martes

Desayuno: *Frittata* de setas y kale (pág. 356).

Almuerzo: Muslitos de pollo y fideos de arroz con pesto de miso (pág. 405).

Cena: Pollo o salmón con verduras asadas.

Miércoles

Desayuno: Avena con nueces, semillas de chía, proteína de colágeno y miel de manuka.

Almuerzo: Salmón teriyaki (pág. 388) con quinoa.

Cena: Pimientos rellenos (pág. 407).

Jueves

Desayuno: Batido de bayas de goji y colágeno (pág. 348).

Almuerzo: Ensalada de rúcula con remolacha y queso de cabra (pág. 373).

Cena: Pollo a la plancha con arroz de coliflor (pág. 410).

Viernes

Desayuno: *Congee* (pág. 351) con nueces de macadamia y miel.

Almuerzo: Sopa de pollo, verduras y arroz.

Cena: Tortitas de salmón (pág. 394) con verduras al vapor y tahini.

Sábado

Desayuno: *Parfait* de yogur de coco (pág. 361).

Almuerzo: Plato de cereales ancestrales (pág. 393).

Cena: Calabaza cabello de ángel con albóndigas de ternera de pasto (pág. 387).

Domingo

Desayuno: Cuenco de açaí.

Almuerzo: Ensalada de atún blanco (pág. 377).

Cena: Tiras de pollo al coco (pág. 389) con espárragos trigueros, brócoli y coliflor a la plancha.

MADERA: SISTEMA DEPURATIVO

El hígado es el órgano más afectado por el estrés crónico y las emociones tóxicas y, como resultado, acostumbra a ser uno de los órganos más congestionados. El hígado interviene en la circulación fluida de la sangre y de los nutrientes por el cuerpo y la mente. También regula la secreción de bilis, almacena la sangre e influye en la salud de los tendones, las uñas y los ojos.

Síntomas del desequilibrio en el hígado: si acostumbra a mostrarse irritable, es que el hígado le intenta decir que está desequilibrado. Quizá también padezca cefaleas, SPM, cáncer, cálculos biliares, hipercolesterolemia, mareos, dolor articular, dolor cervical, tendinitis y problemas oculares, como enrojecimiento o sequedad ocular.

Emociones que pueden interferir con el funcionamiento del hígado: ira, frustración, impaciencia, irritabilidad, amargura y resentimiento.

Pautas más habituales de la disfunción del sistema depurativo:

- *Estancamiento de qi en el hígado*. Suele ser consecuencia de comer alimentos demasiado contundentes y grasos y ocurre cuando el hígado se aletarga y no puede hacer circular el qi libremente por todo el cuerpo. Cuando el qi se estanca, provoca inflamaciones en otras áreas, como la vesícula biliar o el abdomen, donde puede causar hinchazón. También puede hacer que los tendones pierdan flexibilidad y causar problemas oculares, como cataratas, glaucoma y ojos rojos o secos.
- *Fuego (calor) hepático*. El calor en el hígado es una de las causas directas del estancamiento del qi en ese órgano. Motivado por el consumo de grasas no saludables (como la margarina o la manteca vegetal) o un exceso de grasas, puede causar desde inflamación ocular hasta ira o migrañas, mareos e hipertensión arterial.
- *Estasis sanguínea*. Provocada por una combinación del estancamiento de qi en el hígado y de un nivel bajo de fluidos yin (que puede ser consecuencia de una vida excesivamente ocupada y ajetreada), la estasis sanguínea causa síntomas como menstruaciones irregulares (mucho o muy poco flujo), anemia, espasmos musculares, palidez de la piel y del lecho ungueal y manchas oscuras (moscas volantes) en la visión.

Estrategias cotidianas sencillas para reforzar la salud del hígado: evite los fritos y las grasas no saludables, así como el alcohol (no más de una copa de vino o de un cóctel una o dos veces a la semana), porque al hígado le cuesta metabolizarlo. Al mismo tiempo, haga ejercicio físico moderado, como natación, excursionismo, ciclismo, escalada, yoga o taichí para proteger la elasticidad de los tendones y el hígado. Contrarreste la ira y la frustración con la meditación y la oración y con respiraciones profundas. Y asegúrese de reservar tiempo para hacer cosas que le proporcionen alegría.

Alimentos que nutren el hígado:

- *Verduras*: alcachofas, espárragos, remolacha, brócoli, coles de Bruselas, zanahoria, apio, judías verdes, verduras de hoja verde, espinacas, brotes, calabaza, nabo, calabacín y chucrut en pequeñas cantidades.
- *Frutas*: ciruela, pomelo, limón, lima, frambuesas, arándanos azules y bayas de goji.
- *Cereales*: avena germinada, arroz germinado y centeno germinado.
- *Carne y pescado*: caldo de huesos, pollo, hígado y pescado salvaje.
- *Frutos secos y semillas*: semillas de lino, semillas de cáñamo y pipas de calabaza.
- *Legumbres*: judías mungo, judías blancas, guisantes y lentejas verdes.
- *Hierbas y especias*: cardamomo, cilantro, comino, jengibre, hinojo, menta y cúrcuma.
- *Otros*: aceitunas, jugo de pasto de trigo, té matcha, shiitake y miel.

Plan de 7 días para depurar y corregir el desequilibrio hepático (madera)

Lunes

Desayuno: Batido de arándanos y vainilla (pág. 346).
Almuerzo: Ensalada de kale con arándanos rojos y piñones (pág. 378).
Cena: Salmón teriyaki (pág. 388) y verduritas salteadas.

Martes

Desayuno: Avena con nueces, semillas de cáñamo, proteína de colágeno y miel de manuka.
Almuerzo: Sopa depurativa (pág. 368).
Cena: Sopa del Dr. Axe para reforzar el sistema inmunitario (pág. 363).

Miércoles

Desayuno: Batido depurativo (pág. 348).

Almuerzo: Salmón a la plancha con espárragos trigueros, brócoli y rábanos al vapor y hummus israelí (pág. 385).

Cena: Sopa de zanahoria y jengibre (pág. 366) con muslitos de pollo.

Jueves

Desayuno: Compota de tarta de manzana (pág. 359).

Almuerzo: Ensalada de rúcula con remolacha y queso de cabra (pág. 373).

Cena: Pescado a la plancha con verduras asadas.

Viernes

Desayuno: Batido de bayas de goji y colágeno (pág. 348).

Almuerzo: Plato de cereales ancestrales (pág. 393).

Cena: Tortitas de salmón (pág. 394) con verduras al vapor y tahini.

Sábado

Desayuno: *Parfait* de yogur de coco (pág. 361).

Almuerzo: Sopa de pollo, verduras y arroz.

Cena: Calabaza cabello de ángel con albóndigas de ternera de pasto (pág. 387).

Domingo

Desayuno: Batido de calabaza (pág. 347).

Almuerzo: Ensalada de atún blanco (pág. 377).

Cena: Tiras de pollo al coco (pág. 389) con brócoli y coliflor asados y tahini.

FUEGO: SISTEMA NEUROLÓGICO Y CARDIOVASCULAR

En Occidente, pensamos en la salud del corazón como en la forma física cardiovascular. Y, aunque ciertamente es un elemento importante de la ecuación, la verdadera salud cardiaca exige felicidad, amor y satisfacción con el trayecto vital. La MTC reconoce que el corazón es el epicentro emocional y mental del bienestar. De hecho, en la teoría de la medicina ancestral, el cuerpo tiene tres cerebros: el primero está en el sistema nervioso central, el segundo en el intestino y el tercero en el corazón. Y la investigación actual confirma que esas son las tres áreas del cuerpo con mayor concentración de tejido nervioso. La palabra china para corazón, *xin*, se traduce con mucha frecuencia como «corazón-mente». Por lo tanto, además de regular la circulación sanguínea, el corazón controla cosas como el sueño, la memoria, la conciencia y el espíritu, y está estrechamente relacionado con el sistema nervioso y el cerebro.

Síntomas del desequilibrio del corazón: dificultades de concentración, insomnio, palpitaciones, hipertensión arterial, mala memoria a largo plazo y problemas emocionales, como depresión.

Emociones que pueden interferir con la función cardiovascular y neurológica: falta de entusiasmo, baja vitalidad, desesperanza o carecer de pasión, misión o propósito en la vida.

Patrones más habituales de la disfunción neurológica y cardiovascular:

- *Déficit de yin en el corazón.* Con frecuencia, el déficit de yin en el corazón es el resultado de un hígado poco sano que consume más yin del que le correspondería. Sin embargo, también se puede deber a la debilidad renal. Se manifiesta como un «espíritu inestable», en forma de insomnio, sueños demasiado intensos, pérdida de memoria y taquicardia o arritmias cardiacas.

- *Fuego cardiaco*. Puede ocurrir cuando el hígado no nutre al corazón con sangre, nutrientes y qi. Las uñas y los ojos se pueden secar y quizá aparezcan síntomas como insomnio, ansiedad y palpitaciones.

Estrategias cotidianas sencillas para reforzar la salud cardiovascular y neurológica: practique la gratitud escribiendo, o sencillamente reflexionando, acerca de todo aquello por lo que se siente agradecido antes de acostarse. Y haga cosas que le estimulen el corazón y le eleven el estado de ánimo: sonría a los vecinos y a las personas que se encuentre por la calle; cante sus canciones preferidas a pleno pulmón; póngase en contacto con otras personas en su comunidad; organice planes y actividades sociales con amigos; y confeccione una lista de personas de cuya compañía disfruta. ¡Pase más tiempo con ellas!

Alimentos que nutren el elemento fuego y los sistemas neurológico y cardiovascular:

- *Verduras*: rúcula, espárragos, remolacha, brócoli, coles de Bruselas, acelgas, cebollino, berenjena, endibias, verduras de hoja verde, okra, pimientos rojos, col lombarda, tomate, perejil y espinacas.
- *Frutas*: aguacate, aceitunas, cerezas, bayas de goji, granada, frambuesas y fresas.
- *Cereales y almidones*: cebada, maíz, avena y quinoa.
- *Carne y pescado*: caldo de pollo, ternera, cordero, hígado, pescados grasos y aves.
- *Frutos secos y semilla*: coco, pistachos, pipas de girasol y nueces.
- *Legumbres*: lentejas rojas, garbanzos y alubias.
- *Hierbas y especias*: canela, pimienta negra, ajo, romero y cúrcuma.
- *Otros*: café, chocolate negro y shiitake.

Plan de 7 días para corregir el desequilibrio de los sistemas cardiovascular y neurológico (fuego)

Lunes

Desayuno: Batido de cerezas y chocolate (pág. 347).

Almuerzo: Ensalada de rúcula con remolacha y queso de cabra (pág. 373).

Cena: Hamburguesa de ternera de pasto con verduras al vapor y tahini.

Martes

Desayuno: Avena con nueces, proteína de colágeno y dátiles.

Almuerzo: Estofado de ternera (pág. 364).

Cena: Pollo o salmón con verduras asadas.

Miércoles

Desayuno: Puré de boniato con longaniza de pollo (pág. 355).

Almuerzo: Hamburguesa de pavo con aguacate y tomate envuelto en lechuga.

Cena: Bistec con espárragos trigueros y brócoli a la plancha.

Jueves

Desayuno: Batido de bayas de goji y colágeno (pág. 348).

Almuerzo: Salmón teriyaki (pág. 388) y verduritas salteadas.

Cena: Tacos con costillas (pág. 399).

Viernes

Desayuno: Dos huevos fritos con aguacate y salchicha de pollo.

Almuerzo: Ensalada de rúcula con remolacha y queso de cabra (pág. 373).

Cena: Pastel de carne paleo (pág. 398).

Sábado

Desayuno: *Congee* (pág. 351) con pistachos y dátiles.

Almuerzo: Crema de calabaza violín (pág. 365) con albóndigas de ternera de pasto (pág. 387).

Cena: Lasaña de berenjena (pág. 400).

Domingo

Desayuno: *Parfait* de yogur de coco (pág. 361) y leche dorada con cúrcuma (pág. 350).

Almuerzo: Tiras de pollo al coco (pág. 389) con verduras asadas y hummus israelí (pág. 385).

Cena: Calabaza cabello de ángel con albóndigas de ternera de pasto (pág. 387).

Si es vegano o vegetariano, a continuación incluyo un enlace a un plan de alimentación basado en alimentos de origen vegetal y nutritivo para todos los sistemas orgánicos. Además, le recomiendo que use los suplementos siguientes para corregir algunos déficits nutricionales frecuentes en dietas vegetarianas: proteína vegana en polvo, complejo de vitaminas B y probióticos. La vitamina Z, el zinc, el hierro y los ácidos grasos de omega-3 son esenciales. <https://draxe.com/ancient-remedies-bonuses/>.

LA MEDICINA ANCESTRAL ES EL FUTURO DE LA MEDICINA

Sueño con un mundo en el que los tratamientos holísticos y nutritivos sean la norma, independientemente de la enfermedad que uno tenga. Un mundo en el que los fármacos sintéticos se prescriban en raras ocasiones, en el que los médicos colaboren para ayudar a los pacientes a lograr resultados óptimos y en el que los profesionales de la medicina recurran a tratamientos holísticos para reforzar y aumentar la milagrosa capacidad del cuerpo para curarse a sí mismo. En ese mundo, su médico le prescribiría una dieta personalizada, con suplementos botánicos y modificaciones en el estilo de vida diseñados para curar la causa que se halla detrás de su enfermedad o dolencia. En lugar de fármacos e intervenciones quirúrgicas, el médico le recomendaría modalidades terapéuticas como la acupuntura, la quiropraxia y el gua sha. Y no se limitaría a preguntarle acerca de su salud emocional (si está estresado, triste o sobrecargado de trabajo), sino que también le recomendaría estrategias emocionales que lo ayudarían a curarse o lo derivaría a un especialista que supiera tratar sin medicación las raíces emocionales de los problemas de salud.

Ese es el futuro que veo. Un futuro en el que enfermedades supuestamente incurables se curan, en el que los pacientes se arman con la fuerza de la esperanza y en el que los médicos tratan a la persona en su totalidad, en toda su complejidad emocional, física y espiritual. Ahora que ha recorrido junto a mí todo este camino en el viaje por los remedios ancestrales, espero que usted también pueda imaginar ese futuro sano y saludable. Si podemos imaginar juntos esa realidad alternativa, podremos crearla y llevar el mundo a otro nivel de curación.

Capítulo 12

PRESCRIPCIONES PARA MÁS DE 70 ENFERMEDADES
Una guía terapéutica completa con remedios ancestrales

Ahora que cuenta con conocimientos sólidos acerca de los remedios ancestrales, ha llegado la hora de que pase a la acción con protocolos de salud personalizados y diseñados para usted. En este capítulo encontrará setenta y cinco afecciones de salud habituales, comenzando por el acné y acabando con las verrugas, con la explicación de la causa subyacente de cada una, según la visión de la medicina ancestral, y los tratamientos más efectivos, como consejos de alimentación, hierbas medicinales, hábitos de estilo de vida y aceites esenciales. Estos antídotos tradicionales lo pueden ayudar a librarse de los problemas de salud y a recuperar el equilibrio natural del cuerpo, lo que le permitirá evitar los fármacos y sus peligrosos efectos secundarios.

Le recomiendo que, cuando empiece a adoptar estas estrategias, acuda a un médico que conozca la fitoterapia, la MTC o la medicina tradicional, para que pueda consultarle en caso de que los síntomas persistan. Además, si ahora toma fármacos de algún tipo, debe consultar a su profesional sanitario acerca de las posibles interacciones con hierbas medicinales y suplementos. Si su problema de salud o diagnóstico no aparece en la lista, visite <www.draxe.com> y explore mi sitio web o escriba «Dr. Axe» y el nombre de su enfermedad o dolencia en su buscador.

¡Le deseo una salud extraordinaria!

ACNÉ. Los granos aparecen cuando los poros se obstruyen como consecuencia de las hormonas, la mala alimentación, el estrés y algunas medicaciones.

Enfoque ancestral: En la MTC, el origen del acné es el calor húmedo en el bazo y el hígado.

Alimentos que perjudican	Alimentos que curan
Lácteos convencionales, azúcar, gluten y trigo, chocolate, fritos, comida basura, grasas hidrogenadas, alimentos procesados, tentempiés envasados	Verduras de hoja verde, espárragos, brócoli, coliflor, apio, judías verdes, calabaza, frutos del bosque, manzanas, arroz, avena, pollo orgánico, alimentos ricos en ácidos grasos omega-3 (salmón, atún), alimentos ricos en zinc (pipas de calabaza, judías)

Las 5 recetas ancestrales básicas:

Probióticos. Mejoran la salud intestinal y eliminan los hongos responsables de la candidiasis, lo que puede aliviar el acné. Tome entre 25.000 y 50.000 millones de UI* diarias.

Zinc. Hay estudios clínicos que han demostrado que el zinc reduce significativamente el acné. Tome entre 15 y 30 mg diarios de un suplemento de zinc basado en alimentos integrales.

Guggul. Combate sobre todo el acné cístico. Tome 25 mg dos veces al día.

Sauzgatillo. Trata el acné hormonal. Tome 400 mg diarios antes de desayunar.

Aceite de pescado. Reduce la inflamación, una de las causas principales del acné. Tome entre 1.000 y 2.000 mg diarios.

Otros remedios: Beba infusiones de albahaca sagrada y valore la posibilidad de tomar suplementos de vitamina A y del complejo B, bardana y cardo mariano. Reducir el estrés y la preocupación también es

---

* En farmacología, la Unidad Internacional (UI) es una unidad de medida de la cantidad de una sustancia, basada en su actividad biológica mediada (o sus efectos). *(N. de la t.)*

fundamental a la hora de combatir el acné. Medite, lea libros de crecimiento espiritual, camine entre los árboles o practique yoga a diario.

Aceites esenciales: Mezcle de 4 a 8 gotas de aceite del árbol del té (o de lavanda o de salvia esclarea) con 1 cucharadita de aceite de coco y 1 cucharadita de miel de manuka y, con ayuda de un algodón, aplique la mezcla sobre los granos.

ALERGIAS. Las alergias son una reacción exagerada del sistema inmunitario ante un estímulo ambiental, como el polen, el polvo, un alimento o las picaduras de abeja. La sensibilidad al gluten, la lactosa, la tiramina o aditivos concretos no son alergias y no tienen que ver con el sistema inmunitario.

Enfoque ancestral: En la MTC, el déficit de qi en los pulmones provoca estornudos y el déficit de qi en el hígado provoca enrojecimiento y picores oculares. El estrés y la falta de sueño también son factores que contribuyen a la aparición de alergias.

Alimentos que perjudican	Alimentos que curan
Gluten, lácteos convencionales, grasas hidrogenadas, huevos, comida procesada, alcohol, cafeína, azúcar	Verduras frescas, espárragos, coliflor, apio, cítricos, frutos del bosque, peras, pescado salvaje, pollo, caldo de huesos, arroz, avena, semillas de lino y de chía, jengibre, miel local cruda, algas, miso, alimentos fermentados

Las 5 recetas ancestrales básicas:

1. Ortiga. Tiene propiedades antihistamínicas. Tome entre 300 y 500 mg diarios.
2. Petasita. Combate la mucosidad excesiva y la alergia al polen. Tome 500 mg diarios.
3. Quercetina y vitamina C. Bajan la histamina. Tome 1.000 mg de cada una de ellas tres veces al día.
4. Probióticos. Mejoran la respuesta inmunitaria y la salud intestinal. Tome 50.000 millones de UI diarias.

5. Reishi. Contiene triterpenos, que alivian las alergias. Siga las indicaciones.

Otros remedios: Pruebe la acupuntura y la quiropraxia, consuma 1 o 2 cucharaditas de miel local y de polen de abeja durante todo el año para aumentar la tolerancia al polen regional, beba 8 vasos de agua al día y duerma ocho horas diarias. Use un rinocornio para aliviar la congestión nasal y eliminar la mucosidad. Comer alimentos locales y pasar más tiempo al aire libre durante las temporadas que no sufra alergia también lo ayudará.

Aceites esenciales: Vierta en un difusor 3 gotas de aceite de menta, eucalipto, limón o aceite del árbol del té.

ALZHÉIMER. Esta forma de demencia deteriora la memoria, el razonamiento, el criterio y el lenguaje. Los factores de riesgo son la edad, los antecedentes familiares y la genética. Algunos investigadores sugieren que una alimentación rica en grasas y pobre en hidratos de carbono, como las cetogénicas, podría ayudar a combatirlo.

Enfoque ancestral: En la MTC, el origen es el déficit de qi y de yin en el riñón.

Alimentos que perjudican	Alimentos que curan
Aditivos, alcohol, azúcar, cereales refinados, alimentos envueltos en aluminio	Una dieta rica en grasas saludables (aceite de coco), alimentos ricos en ácidos grasos omega-3 (pescado salvaje, nueces, semillas de chía), huevos, ternera de pasto, aguacates, aceite de oliva, tahini, verduras de hoja verde, crucíferas, frutos del bosque

Las 5 recetas ancestrales básicas:

1. Gingko biloba. Un metaanálisis demostró que beneficia a la cognición.[1] Tome 120 mg diarios. (La bacopa ofrece beneficios similares y también puede ayudar.)

2. Aceite de CBD. Sus propiedades antioxidantes pueden proteger la memoria. Tome entre 40 y 160 mg diarios.
3. Vitamina D3. Promueve la regeneración del tejido nervioso. Tome entre 5.000 y 10.000 UI diarias.
4. Cúrcuma. Podría ralentizar el avance de la enfermedad. Tome entre 500 y 2.000 mg diarios.
5. Aceite de pescado rico en DHA. Reduce la inflamación cerebral. Tome entre 1.000 y 3.000 mg diarios.

Otros remedios: La acupuntura, las lecturas espirituales, el yoga, las relaciones sociales y caminar a la luz del día le ayudarán. Duerma ocho horas diarias.

Aceites esenciales: Añada unas cuantas gotas de aceite de incienso, de cedro o de romero en un difusor; todos ellos son beneficiosos para la memoria.

ANEMIA. La anemia ocurre cuando la sangre carece de suficientes glóbulos rojos o cuando estos no tienen bastante hemoglobina. Algunos signos de la anemia son la fatiga, la debilidad, la falta de respiración, la neblina cerebral, manos y pies fríos y cefaleas.

Enfoque ancestral: En la MTC, la anemia se entiende como un déficit en la sangre. La sangre procede del qi de los alimentos y se produce en el bazo, por lo que el tratamiento se centra en nutrir este órgano.

Alimentos que perjudican	Alimentos que curan
Azúcar, comida procesada, lácteos, fibra (elimina el hierro), alimentos que bloquean la absorción de hierro (chocolate, refrescos, café, té negro)	Hígado de ternera o de pollo, ternera, bisonte o cordero de pasto, yemas de huevo, verduras de hoja verde, remolacha, melaza, alimentos ricos en vitamina C, brócoli, pimientos, cerezas, higos, frambuesas, ciruelas pasas, alubias, alimentos que nutren el bazo (zanahoria, calabaza, calabaza bellota, calabaza violín)

Las 5 recetas ancestrales básicas:

1. Dong quai. Es la mejor hierba para reforzar la sangre. Tome entre 1 y 3 g diarios.
2. Hierro. Aumenta el nivel de hierro en sangre. Tome entre 10 y 30 mg diarios de un suplemento basado en alimentos junto a 1.000 mg de vitamina C.
3. Astrágalo. Es fantástico para reforzar la sangre y el bazo. Tome entre 500 y 2.000 mg diarios.
4. Probióticos. Promueven la salud intestinal, lo que facilita la absorción del hierro. Tome ente 50 y 100 UI diarias.
5. Hígado deshidratado. Es rico en hierro y en vitaminas B. Tome 3 g diarios.

Otros remedios: La acupuntura, el ejercicio físico, pasear al aire libre, descansar lo suficiente y practicar actividades que le aporten alegría le ayudará a contrarrestar la preocupación y promover la salud del bazo.

Aceites esenciales: Añada 1 o 2 gotas de aceite de canela y otras tantas de aceite de jengibre diarias a la comida o a un batido.

ANSIEDAD. La ansiedad se caracteriza por una preocupación o un miedo excesivos y suele ser consecuencia de traumas emocionales o físicos, de estresores vitales y de la genética.

Enfoque ancestral: Si tiene insomnio, se debe a un déficit de corazón; si tiene miedo, la causa es el déficit renal; y la preocupación excesiva se asocia a un déficit en el bazo.

Alimentos que perjudican	Alimentos que curan
Azúcar, cereales refinados, edulcorantes artificiales, cafeína, alcohol e hidratos de carbono procesados	Verduras de hoja verde, zanahoria, calabaza, calabacín amarillo, remolacha, grasas saludables, frutos secos y semillas, aceite de coco, pescado salvaje y otros alimentos ricos en omega-3, nueces, alimentos ricos en vitaminas B (huevos, lácteos fermentados)

Las 5 recetas ancestrales básicas:

1. CBD. Alivia la ansiedad. Tome entre 20 y 80 mg diarios.
2. Valeriana. Mejora el sueño. Tome 1 cucharadita diaria de tintura de valeriana.
3. Ashwagandha. Ayuda a mantener a raya al cortisol. Tome entre 300 y 500 mg diarios.
4. Magnesio. Calma al sistema nervioso. Tome entre 250 y 600 mg diarios.
5. Camomila. Calma el sistema nervioso. Beba 1 o 2 infusiones diarias de camomila o tómela en forma de suplemento siguiendo las instrucciones del envase.

Otros remedios: Medite, ore, pruebe la acupuntura, practique el yoga, haga ejercicio, duerma ocho horas diarias, pasee al aire libre, escuche sonidos de la naturaleza, lleve a cabo actos aleatorios de bondad, practique la gratitud, pruebe el ayuno digital y reserve tiempo para actividades y personas que le aporten alegría. Otras hierbas que pueden resultar útiles son el astrágalo, el kava-kava, la melisa y el dong quai.

Aceites esenciales: Vierta unas gotas de lavanda, camomila o ylang-ylang en un difusor para promover la relajación.

APNEA DEL SUEÑO. Se caracteriza por la interrupción de la respiración y perjudica la calidad y la cantidad del sueño, provoca somnolencia diurna y aumenta el riesgo de padecer enfermedades cardiovasculares, ictus, diabetes, obesidad, depresión, problemas de memoria, depresión inmunitaria y pérdida de libido.

Enfoque ancestral: Según la MTC, se debe al déficit de qi pulmonar, al déficit de qi en el bazo y al exceso de flemas. La preocupación y la rumiación sobre el pasado agravan el problema.

Alimentos que perjudican	Alimentos que curan
Azúcar, zumos de fruta, refrescos, productos lácteos, claras de huevo, alimentos ricos en grasas, harina y cereales refinados, plátanos, fruta deshidratada, aguacate, tofu, cerdo, verdura cruda, cafeína, alcohol	Verduras de hoja verde, espárragos, brócoli, zanahoria, apio, calabacín amarillo, calabaza, guisantes, cítricos, kiwi, plátano verde, ciruelas, uvas, coco, aceitunas, nueces, miso, alubias, arroz, cebada, caldo de huesos, pollo, pescado salvaje, ajo, cebolla, tomillo, salvia, mostaza

Las 5 recetas ancestrales básicas:

1. Camomila. Mejora la calidad y la cantidad del sueño. Beba 1 taza antes de dormir o, para más efecto, tome entre 220 y 1.600 mg diarios de un suplemento.
2. Tomillo. Refuerza los pulmones y controla las flemas. Siga las indicaciones.
3. Astrágalo. Refuerza el qi del pulmón y del bazo. Tome entre 500 y 2.000 mg diarios.
4. Melatonina. Ayuda a conciliar y a mantener el sueño. Siga las indicaciones.
5. Vitamina D. Las personas con apnea del sueño suelen tener niveles bajos de esta vitamina. Tome 1.000 UI diarias.

Otros remedios: Haga treinta minutos de ejercicio cuatro veces a la semana, combine el entrenamiento de fuerza con el entrenamiento de intervalos de alta intensidad (HIIT) y salga a caminar a paso vivo dos veces al día. Alivie el estrés con lecturas de crecimiento espiritual, la meditación y el yoga. Oriente la mente hacia el futuro programando cosas que le guste hacer.

Aceites esenciales: Vierta de 3 a 5 gotas de aceite de salvia esclárea, de lavanda o de vetiver en el difusor del dormitorio por la noche.

ARTRITIS. La artritis aparece cuando el cartílago que amortigua las articulaciones se desgasta y provoca dolor e inflamación. Acostumbra a afectar a las lumbares, la cadera, las rodillas, los pies, las cervicales y los dedos de las manos.

Enfoque ancestral: En la MTC, la artritis es consecuencia de un déficit de qi en el hígado, así como de fuego y estancamiento hepáticos.

Alimentos que perjudican	Alimentos que curan
Azúcar, edulcorantes artificiales, gluten, comida procesada, tentempiés envasados, hidratos de carbono refinados, lácteos, carne roja, fritos, solanáceas (tomates, patatas, berenjenas y pimientos)	Pescado salvaje rico en ácidos grasos omega-3 (salmón, sardinas, caballa, atún), caldo de huesos de pollo, verduras de hoja verde, brócoli, kiwi, piña, arándanos, higos, nueces, semillas de lino y de chía, aceite de oliva y de coco, té verde, cúrcuma, jengibre, romero

Las 5 recetas ancestrales básicas:

1. Cúrcuma. Alivia el dolor y contiene curcumina, que tiene propiedades antiinflamatorias. Conviene tomarla acompañada de pimienta negra o de piperina. Tome entre 1.000 y 3.000 mg diarios.
2. Proteína de caldo de pollo. Contiene colágeno, ácido hialurónico, glucosamina y condroitina, que reparan el tejido conectivo. Tome 20 g diarios.
3. Boswellia (incienso). Alivia la inflamación. Tome entre 500 y 1.000 mg diarios.
4. Aceite de pescado. Alivia la inflamación. Tome entre 1.000 y 3.000 mg diarios.
5. Bromelina. Es un antiinflamatorio presente en la piña. Tome 500 mg diarios.

Otros remedios: Pruebe la acupuntura, medite, haga ejercicio de bajo impacto (yoga, natación, ciclismo y paseos al aire libre), reserve tiempo para lecturas espirituales y afirmaciones.

Aceites esenciales: Mezcle 3 gotas de aceite de incienso y de mirra con ¼ de cucharadita de aceite de coco. Aplique la mezcla sobre el área afectada. Añada 1 o 2 gotas de aceite de jengibre o de cúrcuma a sopas y batidos.

ASMA. El asma es una afección respiratoria en la que irritantes ambientales provocan la constricción y la inflamación de las vías respiratorias. Causa sibilancias, tos y falta de respiración.

Enfoque ancestral: El asma acostumbra a ser consecuencia de la humedad en los pulmones, el déficit de qi y un exceso de mucosidad debido a un desequilibrio en el bazo. El asma seca (caracterizado por una tos seca y no productiva) es consecuencia de un déficit de qi en el hígado, que causa sequedad en los pulmones.

Alimentos que perjudican	Alimentos que curan
Azúcar, comida envasada, hidratos de carbono procesados, lácteos convencionales, aditivos y conservantes, congelados, comida basura, cereales refinados, caseína, gluten, grasas vegetales refinadas	Fruta y verdura naranja y roja (boniato, calabaza, zanahorias, frutos del bosque, tomate), apio, brócoli, coliflor, pescado salvaje y otros alimentos ricos en ácidos grasos omega-3, pollo, alimentos ricos en ácido fólico (verduras de hoja verde, legumbres, frutos secos), cítricos, peras, miel

Las 5 recetas ancestrales básicas:

1. Regaliz. Refuerza el qi del pulmón. Tome 1.000 mg diarios en forma de cápsulas o infusiones.
2. Reishi. Contienen triterpenos, que alivian el asma. Tome entre 2 y 9 g diarios.
3. Astrágalo. Refuerza el sistema inmunitario y los pulmones. Tome 1.000 mg diarios.
4. Olmo americano y raíz de malvavisco. Humedecen los riñones. Siga las indicaciones.
5. Menta. Efectiva en caso de humedad en el pulmón. Siga las indicaciones.

Otros remedios: Pruebe la acupuntura o la quiropraxia, las lecturas espirituales para aliviar el estrés, la respiración profunda (abdominal), el qigong y el ejercicio aeróbico (correr, ciclismo o caminar a paso vivo).

Aceites esenciales: Vierta 3 gotas de aceite de menta o de eucalipto en un difusor. Ambos abren las vías respiratorias y alivian la congestión. También los puede aplicar tópicamente en el pecho y el cuello.

AUMENTO DE PESO. El aumento de peso puede ser consecuencia de una dieta rica en hidratos de carbono refinados, azúcar y grasas hidrogenadas; del sedentarismo (que causa la pérdida de tejido muscular, que quema más calorías); de la genética; del estrés; de la falta de sueño; de la resistencia a la insulina; de toxinas ambientales y de algunos fármacos.

Enfoque ancestral: Según la MTC, el origen es la acumulación de flemas húmedas, el déficit de qi en el bazo y el déficit de yang en el riñón.

Alimentos que perjudican	Alimentos que curan
Azúcar, hidratos de carbono refinados, comida envasada y procesada, fruta y verdura con pesticidas, refrescos y otras bebidas azucaradas, alcohol	Verduras de hoja verde, crucíferas, calabaza, zanahoria, frutos del bosque, pescado graso salvaje (salmón, sardinas), carne de ave, ternera de pasto, huevos, aceite de coco y de oliva, aguacate, semillas, chocolate negro, estevia, espárragos, hígado, fruta del monje

Las 5 recetas ancestrales básicas:

1. Proteína de colágeno en polvo. Estimula la formación de músculo y el metabolismo. Tome entre 10 y 40 mg diarios.
2. Té matcha. Promueve el metabolismo sano. Beba 2 tazas diarias.
3. Amargos digestivos. Reducen la humedad y las flemas. Siga las indicaciones.
4. Ashwagandha. Refuerza la salud tiroidea y el equilibrio hormonal. Comience con 500 mg diarios y aumente la dosis gradualmente hasta llegar a los 1.250 mg.
5. Astrágalo. Refuerza el qi del bazo y facilita la digestión. Tome 1.000 mg una o dos veces al día.

Otros remedios: Haga entrenamiento de fuerza y de intervalos de alta intensidad (HIIT) para estimular el metabolismo. Alivie el estrés con meditación, yoga, el triatlón espiritual, periodos diarios de relajación y ayuno digital. Pase tiempo en compañía de las personas a las que quiere para fomentar la felicidad.

Aceites esenciales: Vierta en un difusor 3 gotas de aceite de menta y 3 gotas de aceite de limón o de pomelo o tome 1 gota de cada uno diluidas en agua.

AUTISMO. Este trastorno afecta al desarrollo del lenguaje, la conducta y las habilidades sociales de los niños. Aunque aún se desconocen las causas, podrían tener que ver con la genética y con la exposición a toxinas o antibióticos en el útero o durante la primera infancia.

Enfoque ancestral: En la MTC, el origen del autismo es un déficit de fuego que debilita al bazo, un déficit de qi en el hígado y un déficit de qi en el corazón. La frustración es un signo clave de que el hígado está implicado y la mala digestión es un signo de déficit de qi en el bazo.

Alimentos que perjudican	Alimentos que curan
Gluten, lácteos convencionales, azúcar, grasas hidrogenadas, aditivos y colorantes alimentarios, soja	Alimentos no procesados, caldo de huesos, pescado salvaje, carne de ave, ternera, verduras cocidas, zanahoria, calabaza, calabacín amarillo, arroz, compota de manzana, arándanos, grasas saludables del coco

Las 5 recetas ancestrales básicas:

1. Probióticos. Recuperan a las bacterias intestinales saludables. Tome 50.000 millones de UI diarios.
2. Aceite de CBD. La investigación ha demostrado que puede aliviar los síntomas.[2] Tome 4,6 mg por kilogramo de peso a diario.
3. Astrágalo. Refuerza la conexión intestino-cerebro. Tome 500 mg dos veces al día.

4. Proteína de caldo de pollo o de colágeno. Promueven la salud intestinal. Tome 10 mg diarios.
5. Aceite de pescado. Alivia la inflamación en el cerebro y en todo el cuerpo. Tome 1.000 mg diarios.

Otros remedios: Pruebe la acupuntura o la quiropraxia, haga ejercicio y pase tiempo al aire libre, camine descalzo sobre el césped, escuche sonidos de la naturaleza y pruebe la terapia ocupacional.

Aceites esenciales: El aceite de vetiver puede equilibrar las ondas cerebrales, el aceite de lavanda calma el sistema nervioso y el aceite de incienso favorece el desarrollo neurológico. Vierta en un difusor 5 gotas de cada uno de ellos.

BRONQUITIS. La inflamación de los bronquios provoca tos y aparece después de una infección respiratoria. La bronquitis crónica es consecuencia de irritantes ambientales.

Enfoque ancestral: En la MTC, la bronquitis es consecuencia del déficit de qi en el pulmón y de la humedad.

Alimentos que perjudican	Alimentos que curan
Azúcar, edulcorantes artificiales, gluten, nitritos, lácteos convencionales, colorantes alimentarios, comida procesada, chocolate, fritos, huevos, grasas	Fruta y verdura orgánica, cereales integrales, legumbres, caldo de huesos, pescado graso salvaje, alimentos fermentados ricos en probióticos, hierbas frescas y especias, abundantes fluidos templados con miel de manuka, miso, jengibre, *congee* de arroz, peras

Las 5 recetas ancestrales básicas:

1. Equinácea. Hay estudios que han demostrado su capacidad para aliviar la bronquitis. Tome entre 250 y 400 mg dos veces al día.
2. Astrágalo. Refuerza los pulmones. Tome 500 mg dos veces al día.

3. Ginseng. Mejora la función pulmonar. Tome 500 mg dos veces al día.
4. Probióticos. Reparan el intestino y protegen los pulmones. Tome entre 25.000 y 50.000 millones de UI diarias.
5. Andrografis. Seca la humedad. Tome entre 500 y 1.000 mg tres veces al día.

Otros remedios: Tome regaliz, verbasco o N-acetilcisteína (NAC); pruebe la acupuntura; ponga un humidificador en el dormitorio mientras duerme para licuar la mucosidad; ore, lea textos de crecimiento espiritual, practique el ayuno digital y reserve tiempo para relajarse a diario con el fin de reducir el estrés.

Aceites esenciales: Vierta 10 gotas de aceite de eucalipto en un cazo de agua hirviendo. Inclínese sobre el cazo, tápese la cabeza con una toalla e inhale el vapor de cinco a diez minutos. Inhale aceite de menta directamente del frasco. O tome 1 o 2 gotas de aceite de orégano una vez al día durante no más de dos semanas.

CAÍDA DEL CABELLO. Se puede deber a cambios hormonales, factores genéticos, estrés, trastornos de la glándula tiroides y algunos fármacos. El patrón masculino suele comenzar por el retroceso de la línea de implantación capilar, mientras que el femenino se caracteriza por la calvicie en la parte superior y la corona del cabello.

Enfoque ancestral: Según la MTC, la caída del cabello se debe a un déficit de qi y de yin en el riñón.

Alimentos que perjudican	Alimentos que curan
Grasas hidrogenadas, azúcar, cereales refinados, comida procesada, soja, fritos, alcohol	Salmón salvaje, sardinas, caballa, huevos, pollo, caldo de pollo, semillas de chía y de lino, pipas de calabaza, almendras, nueces, frutos del bosque, moras (árbol), bayas de goji, higos, mango, espinacas, brócoli, remolacha, aguacates, arroz, avena, legumbres, hongos, té verde, espirulina

Las 5 recetas ancestrales básicas:

1. Fo-ti. Se usa históricamente para combatir la caída del cabello. Tome de 1.000 a 2.000 mg diarios.
2. Palma enana. Beneficiosa en el patrón de calvicie masculino. Siga las instrucciones del envase.
3. Caldo de huesos. Rico en colágeno y en aminoácidos que refuerzan el cabello. Beba 2 tazas diarias.
4. Ginseng. Estimula los folículos capilares. Tome 500 mg dos veces al día.
5. Ashwagandha. Equilibra el cortisol y promueve el crecimiento capilar. Tome 500 mg diarios.

Otros remedios: La acupuntura puede ser útil, al igual que los suplementos de biotina, rehmannia y ácidos grasos omega-3. También, para desbloquear los folículos obstruidos, aplique 2 cucharadas de jugo de áloe vera sobre el cuero cabelludo dos veces al día. Deje reposar durante 1 hora antes de retirarlo con champú.

Aceites esenciales: Mezcle 3 gotas de aceite de romero y ¼ de cucharadita de aceite de coco y masajee el cuero cabelludo con la mezcla para estimular el crecimiento del cabello. Mezcle 3 gotas de aceite de menta, de romero y de salvia con 1 cucharada de aceite de oliva y masajee el cuero cabelludo con la mezcla si desea estimular el crecimiento de cabellos nuevos.

CÁLCULOS BILIARES. Esta enfermedad, caracterizada por la aparición de piedras o cálculos (depósitos sólidos) e inflamación en la vesícula biliar, provoca dolores en la zona superior derecha del abdomen, cerca de la caja torácica.

Enfoque ancestral: Según la MTC, este problema se asocia al calor húmedo en el hígado y la vesícula. La ira, la frustración, el exceso de trabajo y la rumiación agravan la enfermedad.

Alimentos que perjudican	Alimentos que curan
Comida picante, ajo, pimiento, alimentos ricos en grasa, grasas hidrogenadas, comida basura, fritos, lácteos, mantequilla, chocolate, cacahuetes, gambas, cerdo, carne roja, vinagre, cítricos, café, alcohol	Alcachofas orgánicas, espárragos, brócoli, remolacha, apio, zanahoria, rábano, calabacín, calabaza, cilantro, manzana, frutos del bosque, ciruelas, peras, legumbres, arroz, gachas, quinoa, proteína magra, caldo de huesos, pollo, pescado salvaje, té matcha, hígado

Las 5 recetas ancestrales básicas:

1. Amargos digestivos. Eliminan el calor y las toxinas del hígado. Siga las indicaciones.
2. Extracto de bilis de buey. Facilita la digestión de las grasas y disuelve los cálculos biliares. Tome 1 o 2 cápsulas diarias con las comidas.
3. Enzimas lipasas. Facilitan la digestión de las grasas. Siga las indicaciones.
4. Cardo mariano. Refuerza la salud del hígado y de la vesícula. Tome 150 mg dos o tres veces al día.
5. Alcachofa y cúrcuma. Ambas mejoran el flujo biliar. Siga las indicaciones.

Otros remedios: Para los espasmos, tome raíz de ñame silvestre cada hora en las cantidades recomendadas. Para aliviar el dolor de la vesícula, aplique paños calientes sobre la zona afectada de diez a quince minutos tantas veces como necesite a lo largo del día. También para el dolor: Vierta 2 cucharadas de vinagre de manzana en un vaso de agua templada y bébalo a sorbos. Haga ejercicio con regularidad para reducir el colesterol y prevenir la formación de los cálculos. Alivie el estrés con meditación, acupuntura, yoga, el triatlón espiritual (pág. 200), paseos al aire libre y periodos de descanso diarios.

CÁNCER. Células con mutaciones proliferan sin control e invaden los tejidos próximos. Algunas de las causas son las toxinas ambientales, la mala alimentación, la genética, el estrés, la inflamación y la radiación.

Enfoque ancestral: El origen es la mala alimentación y las emociones tóxicas, que consumen el qi del hígado y provocan la estancación de sangre y de qi.

Alimentos que perjudican	Alimentos que curan
Comida procesada, azúcar, edulcorantes artificiales, gluten, productos frescos no orgánicos, alcohol, comida con hormonas o antibióticos, fritos, carne chamuscada	Verduras de hoja verde orgánicas, crucíferas, espárragos, zanahoria, apio, remolacha, calabaza, frutos del bosque, bayas de goji, cítricos, pescado salvaje, caldo de huesos, hígado, alimentos fermentados, semillas, aceitunas, coco, shiitake y otros hongos silvestres, miso, cebolla, ajo, té verde, hierbas, especias

Las 5 recetas ancestrales básicas:

1. Cúrcuma. Protege de muchos tipos de cáncer, como el gastrointestinal, de pulmón, de cerebro, de mama y de hueso. Tome entre 1.000 y 3.000 mg diarios.
2. Reishi y shiitake. Los estudios demuestran que inhiben el crecimiento de los tumores.[3] Siga las indicaciones.
3. Clorela y espirulina. Promueven la salud y la depuración celular. Tome 1 cucharada diaria.
4. Astrágalo. Ayuda al sistema inmunitario. Tome entre 1.000 y 3.000 mg diarios.
5. Galangal. Tiene un efecto anticancerígeno significativo. Tome entre 3 y 6 g diarios.

Otros remedios: La vitamina D3, la vitamina C, el ginseng, el cardo mariano y las enzimas proteolíticas tienen propiedades anticancerígenas. Reduzca el estrés con la meditación, la oración y el ejercicio físico. Para controlar las emociones tóxicas, practique la gratitud, el perdón y el amor por el prójimo. Visualice un futuro lleno de esperanza. Valore la posibilidad de recurrir a tratamientos alternativos como la acupuntura, el masaje, la terapia de quelación, la cámara hiperbárica, la terapia Gerson y el protocolo Budwig.

Aceites esenciales: Vierta en un difusor entre 5 y 10 gotas de aceite de incienso y de aceite de mirra.

CANDIDIASIS. Si el pH del cuerpo se desequilibra, esta levadura puede proliferar sin control. Los síntomas incluyen cefaleas, antojo de azúcar, fatiga y problemas gastrointestinales.

Enfoque ancestral: Según la MTC, la candidiasis es consecuencia de la humedad, del déficit de qi en el bazo y de un sistema digestivo debilitado. La preocupación excesiva puede empeorar la situación.

Alimentos que perjudican	Alimentos que curan
Alimentos crudos o fríos, hidratos de carbono refinados, trigo, lácteos, claras de huevo, grasas, mantequilla de frutos secos, plátanos, zumos de fruta, alcohol, soja, tofu, fritos y cerdo	Caldo de huesos, verduras cocidas, espárragos, rábanos, apio, zanahoria, calabaza, manzana y pera al horno, alimentos fermentados, ternera, pollo, salmón, legumbres, arroz, avena, cebada, cebolla, canela, jengibre, alimentos y hierbas amargas

Las 5 recetas ancestrales básicas:

1. Lapacho. Tiene potentes propiedades antifúngicas y antilevaduras. Beba entre 1 y 3 tazas de infusión de lapacho diarias, con hierbas amargas que promuevan el calor, como la canela o el jengibre.
2. Alisma. Elimina la cándida y la humedad del cuerpo. Siga las indicaciones.
3. Astrágalo. Estimula el sistema inmunitario. Tome 1.000 g diarios.
4. Probióticos. Puede reducir la proliferación de *Candida albicans*.[4] Tome 50.000 millones de UI diarias.
5. Ajo. Ayuda a combatir las infecciones fúngicas y refuerza el sistema inmunitario.[5] Tome 2 cápsulas o coma 2 dientes de ajo crudo diarios.

Otros remedios: Controle el estrés con el triatlón espiritual (pág. 200), meditación, yoga, ejercicio físico, ayuno digital y paseos por la naturaleza. Las semillas de pomelo, la poria y la salvia también pueden ayudar.

Aceites esenciales: Para la candidiasis oral, añada 3 gotas de aceite de clavo o de orégano a 1 cucharada de aceite de coco, enjuáguese la boca con esa mezcla durante dos minutos y escúpala.

DEPRESIÓN. Se caracteriza por un estado de ánimo bajo y por niveles de energía reducidos. Algunos de los síntomas son tristeza, ira, problemas de sueño (demasiado o insuficiente), pérdida del apetito y de la libido e ideaciones suicidas.

Enfoque ancestral: El origen es el déficit de qi en el pulmón, la debilidad del qi hepático y el déficit de qi del corazón, que empeora al rumiar sobre el pasado y por la falta de alegría y la desesperanza.

Alimentos que perjudican	Alimentos que curan
Trigo, grasas hidrogenadas, comida envasada, grasas procesadas, cafeína alcohol, azúcar	Coco, alimentos ricos en ácidos grasos omega-3, pescado salvaje, nueces, aguacates, aceite de oliva, caldo de huesos, ternera de pasto, pollo orgánico, verduras, vegetales de hoja verde, brócoli, espárragos, remolacha, cebolla, setas silvestres, semillas y frutos del bosque

Las 5 recetas ancestrales básicas:

1. CBD. Afecta a los receptores del cerebro que producen un efecto antidepresivo.[6] Tome entre 40 y 160 mg diarios.
2. Hipérico. Puede mejorar la depresión de leve a moderada. Tome 300 mg tres veces al día con las comidas.
3. Aceite de pescado. Los ácidos grasos omega-3 promueven la salud cerebral y mejoran el estado de ánimo. Tome entre 1.000 y 3.000 mg diarios.
4. Gingko biloba. Refuerza la salud cerebral y activa la circulación del qi. Tome entre 100 y 250 mg diarios.
5. Ashwagandha. Equilibra el estrés. Tome entre 300 y 500 mg diarios.

Otros remedios: Reserve tiempo para la oración, el ejercicio físico, la gratitud, las lecturas de crecimiento espiritual, hacer planes para el futuro, el voluntariado y la conexión con amigos que lo apoyen. Las actividades sociales que pueden elevar el ánimo, como la asistencia a la iglesia, acontecimientos deportivos o conciertos, también son beneficiosas.

Aceites esenciales: Vierta en un difusor unas cuantas gotas de aceite de camomila, lavanda, ylang-ylang o bergamota para elevar el estado de ánimo e inducir emociones de relajación.

DIABETES (TIPO 2). La diabetes tipo 2 se caracteriza por niveles elevados de glucosa en sangre y aparece cuando el organismo no produce la insulina suficiente. Algunos de los síntomas son la micción frecuente, sed excesiva, fatiga y cosquilleo o adormecimiento de las manos y los pies.

Enfoque ancestral: Según la MTC, el origen es el déficit de qi en el bazo o el déficit de yin en el hígado como consecuencia del estrés, la preocupación y la ingesta excesiva de hidratos de carbono.

Alimentos que perjudican	Alimentos que curan
Todos los azúcares, fruta deshidratada, tentempiés envasados, lácteos convencionales, alcohol, patatas, pan blanco, pasta, arroz	Verduras de hoja verde, crucíferas, calabaza, zanahoria, calabacín amarillo, frutos del bosque, pescado graso salvaje (salmón, sardinas), carne de ave, ternera de pasto, huevos, aceite de coco, aceite de oliva, aguacate, semillas, frutos secos, chocolate negro, estevia, hígado, caldo de huesos, tahini, espárragos, fruta del monje

Las 5 recetas ancestrales básicas:

1. Canela. La investigación demuestra que puede reducir el nivel de glucosa en sangre.[7] Añada entre 1 y 2 cucharaditas diarias al café o batido matinal.
2. Gymnema. Se la conoce como la «aniquiladora del azúcar». Comience tomando 100 mg una vez al día y aumente gradualmente la dosis hasta llegar a las cuatro veces diarias.

3. Cromo. Equilibra la glucosa en sangre. Tome entre 100 y 400 mcg diarios.
4. Fenogreco. Mejora el metabolismo de la glucosa. Siga las indicaciones.
5. Albahaca sagrada. Reduce la inflamación y el nivel de glucosa en sangre. Tome entre 500 y 2.000 mg diarios.

Otros remedios: Haga ejercicio, practique yoga, pasee al aire libre y reduzca el estrés y la preocupación mediante la meditación, el triatlón espiritual (pág. 200) y reservando tiempo para hacer cosas que lo hagan feliz. Si quiere más apoyo botánico, pruebe el melón amargo, el ginseng, el astrágalo y la rehmannia.

Aceites esenciales: Vierta en el difusor 3 gotas de aceite de cilantro, canela, jengibre o lavanda.

DIARREA. La diarrea es consecuencia de alergias alimentarias, infecciones o estrés, además de varios trastornos digestivos, como el síndrome del intestino irritable o de medicaciones como los antibióticos.

Enfoque ancestral: En la MTC, la diarrea acostumbra a ser consecuencia de la humedad y el frío en el bazo, que a su vez se puede deber a la candidiasis (véase el apartado correspondiente para saber cómo tratarla) o a la preocupación, el estrés o el exceso de trabajo. La diarrea que escuece (como cuando se ha comido algo picante) puede ser consecuencia del fuego estomacal.

Alimentos que perjudican	Alimentos que curan
Lácteos convencionales, comida cruda, grasas, aceites, azúcares, cafeína y alérgenos habituales (soja, gluten, lácteos, marisco, frutos secos)	Caldo de pollo, agua de coco, *congee* de arroz, crema de arroz, gachas de cocción prolongada, plátanos, compota de manzana, pera, calabaza violín, zanahoria cocida, jengibre, aceite de linaza

Las 5 recetas ancestrales básicas:

1. Probióticos. La investigación ha demostrado que pueden redu-cir la duración de los brotes de diarrea.[8] Tome 50.000 millones de UI diarias.
2. Astrágalo. Refuerza al colon y reduce los síntomas. Tome 1.000 mg una o dos veces al día.
3. Jengibre. Alivia la inflamación intestinal. Tome 500 mg de una a tres veces al día en forma de infusión o en cápsulas.
4. Caldo de huesos o caldo de huesos en polvo. Refuerza la muco-sa intestinal. Tome entre 10 y 20 mg una o dos veces al día.
5. Canela. Calienta el colon y equilibra la glucosa en sangre. Tome 500 mg dos veces al día.

Otros remedios: El estrés crónico, la preocupación y el agotamiento contribuyen al problema, así que haga ejercicio, medite, pase tiempo al aire libre, limite su agenda y duerma ocho horas al día. Si la diarrea escuece tome zumo de áloe vera y verduras al vapor.

Aceites esenciales: Tome 1 o 2 gotas de aceite de menta diluidas en agua o mezcle 2 o 3 gotas de aceite de clavo o de jengibre con 1 cucha-radita de aceite de coco y frótese el abdomen con la mezcla.

DISFUNCIÓN ERÉCTIL. La incapacidad de conseguir o mantener la erección puede ser consecuencia de niveles bajos de testosterona, mala alimentación, depresión, cansancio e intoxicación con metales pesados.

Enfoque ancestral: Según la MTC, la disfunción eréctil es consecuen-cia del déficit de yang en el riñón y de estancamiento del qi en el hí-gado.

Alimentos que perjudican	Alimentos que curan
Aceites vegetales refinados, comida procesada, azúcar, edulcorantes artificiales, cafeína, alcohol, alimentos grasos, fritos	Alimentos ricos en fibra, en ácidos grasos omega-3 (salmón y atún salvaje, nueces), en vitamina E (pipas de girasol, almendras, coquitos de Brasil, aguacate, espinacas) y en zinc (hígado, pipas de calabaza, legumbres, huevos, ternera de pasto), caldo de huesos, aceite de coco, cereales sin gluten, arroz, gachas, boniatos, cerezas, higos, canela, jengibre

Las 5 recetas ancestrales básicas:

1. Fenogreco. Estimula la producción de testosterona. Tome entre 500 y 2.000 mg diarios.
2. Ginseng. Conocido como el Viagra botánico, puede promover una función eréctil sana. Tome entre 600 y 1.000 mg diarios durante un periodo de cuatro a doce semanas.
3. Extracto de palma enana. Refuerza el nivel de testosterona. Tome la dosis recomendada.
4. Epimedio. Facilita la circulación sanguínea. Siga las indicaciones.
5. Rhodiola. Mejora la función sexual. Tome entre 150 y 200 mg diarios durante tres meses.

Otros remedios: Practique el entrenamiento de fuerza y el entrenamiento de intervalos de alta intensidad (HIIT); pruebe la acupuntura; reduzca el estrés con la oración, la meditación y el yoga; duerma ocho horas diarias; practique la gratitud. El zinc, el abrojo, el cordyceps y la maca también pueden ayudar.

Aceites esenciales: Añada 3 gotas de aceite de sándalo, un afrodisíaco natural, a 1 cucharadita de aceite de coco y masajéese el abdomen, la nuca y las plantas de los pies con la mezcla. Vierta en un difusor 5 gotas de aceite de rosa, que calma el estrés y la ansiedad, o frótese 2 gotas en el cuello antes de mantener relaciones sexuales.

DIVERTICULITIS. Con la edad, algunas personas desarrollan bolsitas, o divertículos, en el tracto digestivo. Se pueden inflamar o infectar, lo que causa dolor, fiebre y náuseas.

Enfoque ancestral: Según la MTC, la diverticulitis es consecuencia de un déficit de qi en el bazo y del calor húmedo.

Alimentos que perjudican	Alimentos que curan
Palomitas de maíz, maíz, frutos secos, semillas, gluten, lácteos convencionales, azúcar, harina refinada, comida picante, manteca de cacahuete, ajo, bebidas heladas, helado, grasas hidrogenadas, café, alcohol, cafeína	Verduras cocidas, verduras de hoja verde, espárragos, coliflor, zanahoria, calabaza, calabaza violín, guisantes, caldo de huesos, miso, carne orgánica, pescado, pollo, kéfir de coco, peras asadas, compota de manzana, coco, *congee* de arroz, cardamomo

Las 5 recetas ancestrales básicas:

1. Camomila. Expulsa el calor y calma la mucosa intestinal. Beba 1 o 2 tazas de infusión de camomila al día o tome un suplemento siguiendo las instrucciones del envase.
2. Cardamomo. Refuerza los intestinos y la digestión. Siga las indicaciones.
3. Zumo de áloe vera. Elimina el calor. Tome 250 ml dos veces al día antes de las comidas.
4. Regaliz. Calma el tracto intestinal. Tome entre 500 y 1.000 mg diarios.
5. Probióticos. Mejoran la salud intestinal y combaten la infección. Tome entre 50 y 100.000 millones de UI diarias.

Otros remedios: Haga ejercicio moderado a diario para estimular la motilidad intestinal; beba al menos 8 vasos de 250 ml de agua o de fluidos claros a lo largo del día, para que las heces sean blandas; para el dolor, pruebe la acupuntura, el yoga, la meditación, el triatlón espiritual y pasear al aire libre; coma alimentos que puedan reducir la inflamación y combatir la infección, como ajo, té verde, jengibre y cúrcuma; tome enzimas digestivas como le indiquen para aliviar el dolor abdominal.

Aceites esenciales: Para el dolor, mezcle 3 gotas de aceite de lavanda con ½ cucharadita de aceite de coco y frótese el abdomen con la mezcla una o dos veces al día, o vierta 5 gotas de aceite de lavanda en el difusor siempre que lo necesite.

DOLOR (CRÓNICO). Aunque el dolor acostumbra a comenzar con una lesión aguda, cuando se prolonga más allá de los tres meses, se califica de dolor crónico y puede afectar al estado de ánimo, a las relaciones, al sueño, a la libido, a la movilidad y a la capacidad de funcionar. La inflamación está presente casi siempre.

Enfoque ancestral: Según la MTC, el dolor crónico se debe al estancamiento del qi y de la sangre y a la debilidad del qi del riñón.

Alimentos que perjudican	Alimentos que curan
Gluten, comida procesada y envasada, comida basura, azúcar y edulcorantes artificiales, fruta y verdura con pesticidas, lácteos y carne con hormonas y antibióticos, alcohol	Verduras de hoja verde, espárragos, brócoli, coliflor, zanahoria, remolacha, calabaza, calabacín amarillo, frutos del bosque, higos, kiwi, piña, nueces, semillas de chía, de lino y de cáñamo, caldo de huesos, salmón y otros pescados salvajes, aguacate, aceite de oliva, coco, té verde, cúrcuma, galangal, jengibre, romero

Las 5 recetas ancestrales básicas:

1. Aceite de CBD. Altera las vías del dolor. Tome entre 10 y 100 mg diarios.
2. Cúrcuma. Reduce la inflamación. Tome entre 1.000 y 3.000 mg diarios.
3. Caldo de huesos. El colágeno regenera el tejido conectivo en las articulaciones. Beba 1 o 2 tazas diarias.

4. Aceite de pescado. Alivia la inflamación y el dolor. Tome entre 1.000 y 3.000 mg diarios.
5. Crema de capsaicina. Reduce la sustancia P, un neurotransmisor del dolor. Masajee la zona afectada con una pequeña cantidad de crema hasta cuatro veces al día.

Otros remedios: Pruebe la acupuntura, las ventosas, la quiropraxia, el masaje, la punción seca y el entrenamiento funcional, que usa movimientos habituales que se suelen hacer durante la rutina cotidiana (el Egoscue puede ser especialmente útil). Duerma entre ocho y diez horas diarias. Cultive la alegría pasando tiempo con amigos que lo apoyen y haciendo actividades que le gusten.

Aceites esenciales: Masajee la zona afectada con 5 gotas de aceite de gaulteria, menta o romero mezcladas con ½ cucharadita de aceite de coco.

ECCEMA. Esta erupción cutánea, que también recibe el nombre de dermatitis atópica, se presenta como placas de piel descamada que causa picores. Puede aparecer en cualquier parte del cuerpo y, además de tener causas genéticas, puede ser consecuencia de alergias alimentarias, sensibilidades químicas, permeabilidad intestinal, estrés y déficits inmunitarios.

Enfoque ancestral: Según la MTC, el eccema es consecuencia del calor en el pulmón, de la humedad en el bazo y del calor en la sangre y el déficit de qi en el hígado.

Alimentos que perjudican	Alimentos que curan
Aditivos y conservantes, gluten, lactosa y otros alérgenos, cacahuetes, margarina y lácteos convencionales, soja, tomates, frutos secos y semillas, cereales refinados, maíz, huevos	Caldo de huesos, pescado, carne de ave, alimentos fermentados, miso, verduras cocidas, zanahoria, verduras de hoja verde, coliflor, col, apio, brócoli, calabaza, moras (árbol), pera, manzana, arándanos, aceite de coco, gachas, *congee* de arroz, ternera de pasto, boniato

Las 5 recetas ancestrales básicas:

1. Terapia solar o vitamina D3. Calman la inflamación y alivian el picor. Tome el sol (sin protección solar) durante diez o quince minutos al día. En cuanto a la vitamina D3, tome entre 2.000 y 10.000 UI diarias.
2. Sales de baño del mar Muerto. Aumentan la hidratación y alivian la inflamación. Báñese en agua templada (no caliente) una o dos veces al día. Siga las instrucciones del envase para añadir las sales.
3. Probióticos. Curan el intestino y reducen el calor. Tome 50.000 millones de UI diarias.
4. Peonía. Nutre la sangre y reduce el calor. Siga las indicaciones.
5. Bardana. Alivia la inflamación de la piel. Siga las indicaciones.

Otros remedios: Aplíquese sobre la piel este bálsamo calmante antes de acostarse: 250 ml de gel de áloe vera, 85 g de miel de manuka, 40 gotas de aceite de lavanda o de camomila. Retírelo con agua por la mañana. La caléndula también repara la piel. Otros suplementos que podrían ser útiles son, por ejemplo, la madreselva, el aceite de pescado, la menta y el zinc. La acupuntura puede controlar el picor. Reduzca el estrés con actividades divertidas al aire libre.

Aceites esenciales: Mezcle 1 cucharadita de aceite de coco, 5 gotas de aceite del árbol del té y 5 gotas de aceite de lavanda. Aplique la mezcla sobre la erupción.

EMBARAZO. Reforzar su propia salud y promover el desarrollo sano del bebé exige seguir una dieta saludable que incluya nutrientes clave. Los remedios ancestrales la pueden ayudar.

Enfoque ancestral: Según la MTC, el objetivo es reforzar el qi del riñón y del bazo.

Alimentos que perjudican	Alimentos que curan
Comida envasada y procesada, azúcar, edulcorantes artificiales, fruta y verdura con pesticidas, pescado rico en mercurio (pez espada, bonito del norte), pescado, carne o huevos crudos o poco hechos, embutidos, aceites vegetales refinados, alcohol, cafeína	Verduras de hoja verde orgánicas, verduras cocidas, brócoli, calabaza, zanahoria, calabacín amarillo, boniato, frutos del bosque, pomelo, alimentos fermentados, pescado graso salvaje, ternera de pasto, huevos, grasas saludables (aceite de coco, aceitunas, aguacate, frutos secos, semillas), arroz, avena, legumbres, dátiles, canela, jengibre

Las 5 recetas ancestrales básicas:

1. Multivitaminas prenatales. Contienen los nutrientes que su bebé necesita para desarrollarse. Cómprelas preparadas con nutrientes extraídos de comida real y con vitaminas B metiladas. Siga las indicaciones.
2. Ácidos grasos omega-3. Los suplementos ricos en DHA refuerzan el desarrollo neurológico y visual. Tome 300 mg de DHA diarios.
3. Infusión de hojas de frambuesa. Refuerza el útero y acorta el parto. Beba 1 o 2 tazas diarias durante el último trimestre.
4. Infusión de jengibre. Puede reducir las náuseas y los vómitos durante el primer trimestre.[9] Infusione 1 cucharadita de jengibre fresco rallado en 750 ml de agua y bébala a lo largo del día.
5. Camomila. Favorece el sueño durante el último trimestre. Beba 1 taza antes de acostarse.

Otros remedios: El magnesio y la vitamina B6 pueden aliviar las náuseas matinales. Alivie el estrés con la meditación, el triatlón espiritual (pág. 200), paseos al aire libre, yoga y periodos de relajación diarios. También puede trabajar con una doula o una comadrona, que le ofrecerán apoyo y consejos adicionales.

ENDOMETRIOSIS. Esta enfermedad, en la que el endometrio (la mucosa que reviste el interior del útero) crece sobre los ovarios, las trompas de Falopio o el revestimiento de la zona pélvica, provoca dolor pélvico e infertilidad.

Enfoque ancestral: Según la MTC, se debe al estancamiento del qi y a la estasis de la sangre.

Alimentos que perjudican	Alimentos que curan
Comida procesada, azúcar, edulcorantes artificiales, lácteos, cereales refinados, grasas hidrogenadas, comida cruda, comida helada, fritos, gluten, alcohol, carne o lácteos con hormonas o antibióticos, fruta y verdura con pesticidas	Verduras de hoja verde orgánicas, espárragos, remolacha, brócoli, coliflor, zanahoria, calabaza, frutos del bosque, bayas de goji, higos, kiwi, piña, semillas de chía y de lino, caldo de huesos, salmón salvaje, ternera de pasto, aguacate, aceite de oliva y de coco, té verde, cúrcuma, jengibre, romero

Las 5 recetas ancestrales básicas:

1. Dong quai. Es antiinflamatorio y promueve la circulación de la sangre. Siga las indicaciones.
2. Sauzgatillo. Reduce el dolor y el sangrado. Tome 400 mg diarios.
3. Rehmannia. Impulsa el qi y la circulación sanguínea. Tome hasta 350 mg diarios. (Evítela si está embarazada o da el pecho.)
4. Cúrcuma y escutelaria. Ambas reducen la inflamación. Siga las indicaciones.
5. Bupleurum. Estimula la circulación del qi. Siga las indicaciones.

Otros remedios: Pruebe la acupuntura, tome suplementos de aceite de pescado, haga ejercicio, medite, ore, lea libros de crecimiento espiritual, practique la gratitud y, si su estado le provoca problemas emocionales, hable con un terapeuta o participe en un grupo de apoyo.

Aceites esenciales: Mezcle 3 gotas de aceite de salvia esclarea, de rosa y de lavanda con 1 cucharadita de aceite de coco y masajéese el abdomen con la mezcla dos veces al día.

ENFERMEDAD DE HASHIMOTO. En esta enfermedad autoinmune el sistema inmunitario ataca a la glándula tiroides. Los signos son fatiga, depresión, problemas digestivos, infertilidad y falta de libido.

Enfoque ancestral: El déficit de qi en el pulmón (metal) debilita el sistema renal y endocrino (agua). El estrés y la fatiga suprarrenal también contribuyen a la enfermedad.

Alimentos que perjudican	Alimentos que curan
Azúcar, gluten, harina refinada, alimentos envasados y procesados, lácteos convencionales, alimentos crudos, grasas hidrogenadas, alcohol, un exceso de cafeína	Salmón salvaje, caldo de huesos, pollo, ternera de pasto, aceite de coco, alimentos fermentados, espárragos trigueros cocidos, brócoli, coliflor, apio, calabaza, boniato, frutos del bosque, pera, bayas de goji, arroz, avena, legumbres, miso, algas, semillas de chía y de lino

Las 5 recetas ancestrales básicas:

1. Ashwagandha. Equilibra el estrés y las hormonas tiroideas. Comience con 500 mg diarios y aumente la dosis gradualmente hasta llegar a los 1.250 mg.
2. Astrágalo. Refuerza los sistemas orgánicos y refuerza el estrés. Tome 1.000 mg una o dos veces al día.
3. Pinella. Estabiliza el sistema nervioso y calma el sistema inmunitario. Siga las indicaciones.
4. Probióticos. Refuerzan la salud intestinal y reducen la inflamación. Tome 50.000 millones de UI a diario.
5. Aceite de CBD. Reduce la inflamación. Tome entre 40 y 160 mg diarios.

Otros remedios: Pruebe la acupuntura y reduzca el estrés mediante el ejercicio físico, la oración, la meditación, lecturas de crecimiento espiritual, yoga, paseos al aire libre, ayuno digital y pasar tiempo en compañía de amigos que lo apoyen. El chaga, una seta, también es beneficioso para la glándula tiroides.

Aceites esenciales: Vierta en el difusor 3 gotas de aceite de incienso, albahaca sagrada o hierba limón. Mezcle 1 gota de aceite de incienso y otra de aceite de mirra con 1 cucharadita de aceite de coco y aplique la mezcla justo por debajo de la manzana de Adán.

ENFERMEDAD DE LYME. Las garrapatas transmiten con su picadura esta enfermedad bacteriana. Los primeros signos son síntomas gripales, cefalea, dolor muscular y articular y, en ocasiones, una erupción cutánea circular.

Enfoque ancestral: Según la MTC, la debilidad del qi pulmonar causa un déficit de qi y de sangre en el hígado. Emociones tóxicas como la desesperanza, la culpa y el dolor inhiben la curación.

Alimentos que perjudican	Alimentos que curan
Cereales, gluten, fruta rica en azúcar, azúcar, comida procesada y envasada, fruta y verdura con pesticidas, comida con colorantes y aditivos	Verduras de hoja verde, espárragos, brócoli, coliflor, zanahoria, apio, calabaza, calabacín amarillo, alimentos fermentados, frutos del bosque, higos, moras (árbol), pera, castañas, semillas de chía, pipas de calabaza, caldo de huesos, salmón y otros pescados salvajes, pollo, ternera, arroz, avena, coco, ajo, canela, cúrcuma, jengibre

Las 5 recetas ancestrales básicas:

1. Astrágalo. Refuerza el sistema inmunitario. Tome entre 1.000 y 2.000 mg diarios.
2. Probióticos. Alimentan a las bacterias beneficiosas. Tome entre 50.000 y 100.000 millones de UI diarias.
3. Zarzaparrilla. Depura la sangre. Siga las indicaciones.
4. Rehmannia. Refuerza el qi y la energía de los pulmones. Tome hasta 350 mg diarios.
5. Esquisandra. Refuerza el sistema inmunitario y el hígado. Siga las indicaciones.

Otros remedios: Pruebe la acupuntura, haga ejercicio, duerma entre ocho y diez horas diarias y reduzca el estrés mediante lecturas de crecimiento espiritual, paseos al aire libre, descansos diarios y momentos de relajación con los amigos y la familia. Practique la gratitud y el perdón para curar el trauma emocional pasado. Y reduzca la exposición al moho. También le pueden ser útiles el dong quai, la hierba nudosa japonesa, el reishi, la cúrcuma, la bardana, la uña de gato y la vitamina D.

Aceites esenciales: Vierta en el difusor aceite de incienso, mirra, albahaca sagrada, ylang-ylang y camomila.

ENFERMEDAD DE PARKINSON. Esta enfermedad degenerativa del sistema nervioso central afecta al movimiento y causa temblores, rigidez y pérdida del equilibrio. La exposición a pesticidas, la inflamación, la mala alimentación, los radicales libres y las alergias alimentarias podrían ser un factor contribuyente.

Enfoque ancestral: Según la MTC, se asocia a un exceso de viento, que genera movimiento, además de un déficit de yin en el riñón, que interfiere con la función hepática.

Alimentos que perjudican	Alimentos que curan
Comida procesada, edulcorantes artificiales, alcohol, alérgenos alimentarios, lácteos (si toma medicación, los alimentos ricos en proteínas pueden interferir con el mecanismo de acción)	Verduras de hoja verde, espárragos, remolacha, frutos del bosque, legumbres, grasas saludables (mantequilla clarificada, aceite de coco, aguacate), tahini, caldo de huesos, huevos, alimentos ricos en omega-3 (salmón salvaje, sardinas), nueces, semillas de cáñamo, miso, miel, cúrcuma

Las 5 recetas ancestrales básicas:

1. Cúrcuma. Alivia la inflamación. Tome entre 2.000 y 3.000 mg diarios.
2. Melena de león. Estas setas refuerzan la salud del cerebro y ralentizan el avance de la enfermedad.[10] Comience con 300 mg

entre una y tres veces al día y aumente la dosis gradualmente hasta los 3.000 mg.

3. Gingko biloba. Es un antioxidante potente y muy beneficioso para el cerebro. Tome 40 mg diarios.
4. CBD. Refuerza el cerebro y el sistema nervioso. Tome entre 20 y 100 mg diarios.
5. Rehmannia. Refuerza el qi y el yin renales. Tome hasta 350 mg diarios. (Evítela si está embarazada o da el pecho.)

Otros remedios: Haga ejercicio suave, como yoga o natación. Reduzca el estrés con la meditación, el triatlón espiritual (pág. 200) y paseos al aire libre. La CoQ10, el aceite de pescado, el té matcha y el cardo mariano también son beneficiosos.

Aceites esenciales: Vierta 3 gotas de aceite de incienso, 3 gotas de aceite de helicriso y 3 gotas de aceite de romero en un difusor para aliviar la inflamación del cerebro y 3 gotas de vetiver para aliviar los temblores.

ENFERMEDAD INFLAMATORIA INTESTINAL (ENFERMEDAD DE CROHN Y COLITIS). La inflamación de la mucosa intestinal entorpece la absorción de nutrientes y debilita la función inmunitaria. Causa diarrea, náuseas, fatiga y pérdida de peso.

Enfoque ancestral: Según la MTC, la enfermedad inflamatoria intestinal se debe al déficit de qi y a la humedad en el bazo. Cuando el sistema digestivo se debilita, no puede alimentar al sistema inmunitario y a los intestinos. La preocupación, el dolor y los traumas del pasado pueden aumentar el riesgo. En cuanto a la alimentación, combine plantas del elemento tierra y del elemento metal.

Alimentos que perjudican	Alimentos que curan
Fritos, comida picante, hidratos de carbono refinados, gluten, lácteos, alimentos ricos en fibra, refrescos, cafeína	Coliflor cocida, zanahoria, calabaza, calabaza violín, caldo de huesos, sopa de miso, carne orgánica, pescado, pollo, peras asadas, compota de manzana, arándanos, coco, aguacate, tahini, *congee* de arroz, cúrcuma, jengibre

Las 5 recetas ancestrales básicas:

1. Probióticos. Reducen la incidencia de la diarrea y facilitan la digestión. Tome 50.000 millones de unidades una o dos veces al día.
2. Olmo americano. Contiene mucílago, que alivia la irritación de las membranas mucosas. Tómelo en forma de infusión o cápsula dos veces al día.
3. Astrágalo. Refuerza la digestión. Tome 1.000 mg diarios.
4. Cúrcuma. Reduce la inflamación. Tome de 1.000 a 3.000 mg diarios.
5. Caldo de huesos o proteína de colágeno. Ayudan a renovar la mucosa intestinal. Consuma 20 g diarios.

Otros remedios: Pruebe la acupuntura. Tome ácidos grasos omega-3 y un complejo vitamínico. Reduzca el estrés mediante la oración, la meditación, lecturas de crecimiento espiritual, paseos al aire libre y tiempo en compañía con amigos positivos para superar traumas pasados y alimentar la esperanza en el futuro.

Aceites esenciales: Diluya 1 o 2 gotas de aceite de camomila, de incienso, de jengibre y de menta en 1 cucharadita de aceite de coco y masajéese la zona del abdomen con la mezcla dos veces al día.

ENFERMEDAD PULMONAR OBSTRUCTIVA CRÓNICA (EPOC). La EPOC es una enfermedad respiratoria en la que la inflamación pulmonar restringe el paso del aire y que suele ser consecuencia del tabaquismo. Algunos de los síntomas son: falta de respiración, tos crónica, sibilancias, presión en el pecho y acumulación de mucosidad.

Enfoque ancestral: En la MTC, la causa es el déficit de yin en el pulmón, al que se califica de «pulmón marchito».

Alimentos que perjudican	Alimentos que curan
Lácteos convencionales, comida procesada, azúcar, aditivos, conservantes y colorantes alimentarios, hidratos de carbono simples, fritos, sal, manzanas, frutas con hueso	Fruta y verdura orgánica (sobre todo los cítricos, porque contienen quercetina), moras silvestres, mango, arroz, avena, boniato, alimentos ricos en ácidos grasos omega-3 (salmón salvaje, semillas de chía y de lino), carne de ave, huevos, grasas saludables (aguacate, productos de coco, aceite de oliva), tahini, miel

Las 5 recetas ancestrales básicas:

1. Ginseng. Mejora la función pulmonar. Tome 500 mg dos veces al día.
2. Astrágalo. Tiene propiedades antiinflamatorias y refuerza la función pulmonar. Tome 1.000 mg diarios.
3. Infusión de jengibre. Los antioxidantes que contiene benefician a los pulmones. Corte un trozo de raíz de jengibre de unos 5 cm, introdúzcalo en 1 litro de agua caliente y beba la infusión a lo largo del día.
4. Probióticos. Curar el intestino ayuda a los pulmones. Tome 50.000 millones de UI diarias.
5. Aceite de CBD. Reduce la inflamación de las células pulmonares.[11] Tome 160 mg diarios.

Otros remedios: Pruebe la acupuntura; practique los ejercicios de respiración con los labios fruncidos del qigong (inspire por la nariz durante 2 o 3 segundos y espire por la boca con los labios fruncidos de 4 a 6 segundos); reduzca el estrés con yoga y lecturas espirituales; evite el humo, los perfumes y los insecticidas en espray.

Aceites esenciales: Vierta 5 gotas de aceite de eucalipto en el difusor, porque mejora la función pulmonar en personas con EPOC.

ENFERMEDADES HEPÁTICAS. Algunas de las enfermedades que afectan al hígado son la hepatitis, el cáncer o enfermedades genéticas.

El consumo excesivo de alcohol y la mala alimentación también pueden causar enfermedades hepáticas. Los síntomas son, entre otros, ictericia, dolor abdominal, hinchazón en los tobillos y fatiga.

Enfoque ancestral: Según la MTC, las enfermedades hepáticas se deben al déficit de qi, el estancamiento de qi, el estancamiento de sangre y el calor húmedo en el hígado. La irritabilidad y la ira agravan la situación.

Alimentos que perjudican	Alimentos que curan
Comida picante, ajo, pimienta, alimentos ricos en grasa, grasas hidrogenadas, comida basura, fritos, lácteos, mantequilla, chocolate, cacahuetes, gambas, cerdo, carne roja, vinagre, cítricos, café, alcohol	Alimentos orgánicos, alcachofa, espárragos, remolacha, brócoli, apio, coliflor, zanahoria, rábano, calabacín, calabaza, cilantro, manzana, frutos del bosque, bayas de goji, ciruelas, legumbres, arroz, gachas, quinoa, hígado, caldo de huesos, pollo, pescado salvaje, té matcha

Las 5 recetas ancestrales básicas:

1. Cardo mariano. Estimula la regeneración y la depuración del hígado. Tome entre 50 y 150 mg diarios.
2. Bupleurum. Activa el qi hepático y protege el hígado a nivel celular. Siga las indicaciones.
3. Escutelaria. Alivia el calor y el estancamiento del hígado. Tome entre 1 y 3 g diarios, con las comidas.
4. Esquisandra. Refuerza el qi y mejora la función hepática. Tome entre 1 y 3 g diarios, con las comidas.
5. Cúrcuma. Alivia la inflamación. Tome entre 500 y 2.000 mg diarios.

Otros remedios: Haga un ayuno de jugos con zumos verdes nutritivos que permitan al hígado descansar; reduzca el estrés con meditación, yoga, taichí, oración, paseos al aire libre y periodos para descansar a diario. Y encuentre la manera de gestionar la irritación, ya sea con un terapeuta, un sacerdote, un rabino o un guía espiritual, o hablando con buenos amigos.

Aceites esenciales: Diluya 1 o 2 gotas de aceite de limón en un vaso de agua y bébalo una vez al día durante una semana.

ESCLEROSIS MÚLTIPLE. Esta enfermedad autoinmune incapacitante provoca inflamación en el sistema nervioso, que ataca a la vaina lipídica protectora que rodea a las neuronas y destruye la función nerviosa. Los desencadenantes son, entre otros, infecciones, moho tóxico y alergias alimentarias.

Enfoque ancestral: Según la MTC, el origen es un déficit de qi en el bazo y, en ocasiones, un déficit de sangre. También pueden influir los traumas del pasado o la pérdida de sentido o de propósito en la vida.

Alimentos que perjudican	Alimentos que curan
Azúcares, cereales, carne y lácteos convencionales, grasas hidrogenadas, gluten, comida procesada, fruta y verdura con pesticidas	Caldo de huesos, ternera de pasto, pollo, alimentos ricos en ácidos grasos omega-3 (salmón, nueces, semillas de chía y de cáñamo, coco, aguacate), tahini, espárragos, remolacha, brócoli, col, apio, zanahoria, calabaza, calabacín amarillo (todas las verduras, cocidas), bayas de goji, legumbres, alimentos fermentados, canela, jengibre

Las 5 recetas ancestrales básicas:

1. Astrágalo. Refuerza el bazo, el sistema inmunitario y la sangre. Tome entre 2 y 4 g diarios.
2. Ginseng. Impulsa el qi, la sangre y la energía del cuerpo. Siga las indicaciones.
3. Gingko biloba. Reduce la inflamación y la fatiga.[12] Tome 120 mg diarios.

4. Cúrcuma. Inhibe las citoquinas proinflamatorias.[13] Tome hasta 3.000 mg diarios.
5. Aceite de pescado. Reduce la inflamación y promueve la salud cerebral. Tome entre 1.000 y 3.000 mg diarios.

Otros remedios: Se ha demostrado que las vitaminas B12 y D3 mejoran los síntomas. Contrarreste la preocupación y la ansiedad con meditación, oración, acupuntura, yoga y lecturas de crecimiento espiritual para encontrar sentido, propósito y esperanza. Acuda a terapia para resolver traumas, cultive relaciones significativas y practique la gratitud.

Aceites esenciales: Vierta en un difusor unas cuantas gotas de aceite de incienso, ciprés o helicriso cada día.

ESTREÑIMIENTO. Se define como menos de tres defecaciones semanales y puede dar síntomas como gases, hinchazón y dolor de espalda. La ingesta insuficiente de agua y fibra alimentaria, el estrés, el sedentarismo, el hipotiroidismo y el déficit de magnesio son algunas de las causas habituales.

Enfoque ancestral: Las causas subyacentes son el estancamiento del hígado y el calor y la sequedad en el intestino grueso. El exceso de trabajo y las emociones asociadas a la frustración también influyen.

Alimentos que perjudican	Alimentos que curan
Harina refinada, azúcar, lácteos pasteurizados, fritos, huevos, carne roja, cerdo, alcohol, cafeína	Alimentos ricos en fibra, verduras cocidas, verduras de hoja verde, okra, zanahoria, fruta, manzana, plátano, arándanos, ciruelas pasas, higos, coco, calabaza, boniato, legumbres, semillas, pescado rico en ácidos grasos omega-3

Las 5 recetas ancestrales básicas:

1. Probióticos. Contribuyen a mantener un intestino saludable, lo que estimula el movimiento normal de los desechos. Tome entre 25.000 y 50.000 millones de UI diarias.

2. Olmo americano y raíz de malvavisco. Reducen el calor y humectan el colon. Siga las indicaciones.
3. Semillas de chía y de lino. Lubrican el colon. Tome entre 2 y 3 cucharadas diarias con agua.
4. Magnesio. Impulsa la motilidad intestinal. Tome 250 mg dos o tres veces al día.
5. Triphala. Refuerza el colon. Siga las indicaciones.

Otros remedios: El ejercicio físico, como caminar a paso vivo, practicar yoga o saltar en una minicolchoneta elástica. Medite y ore a diario para reducir la frustración y la impaciencia y lea libros de crecimiento espiritual. Beba 250 ml de zumo de zanahoria con 2 cucharadas de aceite de linaza en ayunas por la mañana. Beba 3 litros de líquidos templados a lo largo del día.

Aceites esenciales: Tome 1 o 2 gotas de aceite de jengibre o de hinojo diluidas en agua dos veces al día.

FATIGA SUPRARRENAL. Las glándulas suprarrenales son fundamentales en la respuesta del cuerpo ante el estrés y nuestra cultura altamente estresada las somete a una presión excesiva. Algunas de las señales de fatiga suprarrenal son dolores por todo el cuerpo, mal humor, depresión, aumento de peso, antojos de comida, dificultad para despertarse y caída del cabello.

Enfoque ancestral: Según la MTC, la causa de la fatiga adrenal es el déficit de qi en los riñones.

Alimentos que perjudican	Alimentos que curan
Cafeína, azúcar, edulcorantes artificiales, cereales refinados, hidratos de carbono ricos en almidón, comida procesada, grasas hidrogenadas	Verduras de hoja verde, espárragos, brócoli, coliflor, zanahoria, guisantes, calabaza, frutos del bosque, bayas de goji, higos, granadas, arroz, avena, quinoa, aceite de coco, castañas, semillas de chía, semillas de cáñamo, pescado salvaje, caldo de huesos, ternera de pasto, pollo, algas, miso, judías verdes, judías blancas, garbanzos

Las 5 recetas ancestrales básicas:

1. Ashwagandha. Promueve una respuesta de estrés saludable. Comience con 500 mg diarios y aumente la dosis gradualmente hasta llegar a los 1.250 mg.
2. Rehmannia. Refuerza el qi suprarrenal. Tome hasta 350 mg diarios.
3. Esquisandra. Aumenta la energía y la claridad y mantiene a raya al cortisol. Tome entre 1 y 3 g diarios.
4. Albahaca sagrada. Contrarresta el estrés metabólico porque normaliza el nivel de glucosa en sangre y la tensión arterial. Beba entre 1 y 2 tazas de infusión de albahaca sagrada diarias.
5. Reishi, chaga y cordyceps. Reducen el cortisol. Tome 1.000 mg diarios de cada una.

Otros remedios: Pruebe la meditación, las lecturas espirituales, la oración, el ayuno digital, los paseos al aire libre y la gratitud. Reserve tiempo para descansar durante la jornada y duerma ocho horas diarias.

Aceites esenciales: Vierta 2 o 3 gotas de aceite de lavanda o de camomila en un difusor para promover la relajación.

FIBROMIALGIA. Esta enfermedad crónica se caracteriza por dolor muscular generalizado, fatiga, pérdida de memoria, depresión, ansiedad, dolor de cabeza, apnea del sueño y síndrome del intestino irritable.

Enfoque ancestral: Según la MTC, el déficit de qi sería uno de los factores y el origen estaría en traumas del pasado, la falta de compasión y el dolor emocional no resuelto.

Alimentos que perjudican	Alimentos que curan
Alimentos fríos o crudos, hidratos de carbono refinados, azúcar, trigo, lácteos, claras de huevo, grasas, mantecas de frutos secos, plátanos, zumos de fruta, alcohol, soja, tofu, fritos, cerdo	Alimentos ricos en magnesio, espinacas cocidas, kale, espárragos, brócoli, coliflor, zanahoria, calabaza, calabacín amarillo, arándanos, manzana, pera, *congee* de arroz, alimentos ricos en ácidos grasos omega-3 (salmón, nueces, semillas de lino, aceite de coco, aguacate), ternera de pasto, carne de ave, caldo de huesos

Las 5 recetas ancestrales básicas:

1. Magnesio. Relaja la musculatura. Tome entre 250 y 600 mg diarios.
2. Astrágalo. Refuerza los sistemas orgánicos. Tome 1.000 mg diarios.
3. Ashwagandha. Mantiene el cortisol a raya y facilita el sueño. Tome entre 500 y 1.000 mg diarios.
4. Cúrcuma. Alivia la inflamación y el dolor. Tome 1.000 mg diarios.
5. CBD. Alivia el dolor y la inflamación. Tome entre 20 y 100 mg diarios.

Otros remedios: Pruebe la acupuntura, la quiropraxia, las ventosas y los masajes; ore, medite, lea textos de crecimiento espiritual; haga ejercicio, practique yoga, expóngase a la luz solar; pasee al aire libre; practique la gratitud y las afirmaciones; busque psicoterapia para elaborar el trauma y las emociones complicadas.

Aceites esenciales: Vierta en el difusor 3 gotas de aceite de lavanda, incienso, ylang-ylang o menta o mezcle 3 gotas de cualquiera de estos aceites con 1 cucharadita de aceite de coco y masajéese con la mezcla las zonas doloridas.

GOTA. La gota es una forma de artritis que se caracteriza por el dolor articular severo y repentino, normalmente en los dedos gordos del pie, los tobillos, las rodillas, las manos y las muñecas. Se debe a la acumulación y a la cristalización de ácido úrico en las articulaciones.

Enfoque ancestral: Las causas subyacentes son el calor en el hígado y la humedad y el déficit de qi en los riñones.

Alimentos que perjudican	Alimentos que curan
Alimentos ricos en purines (carne roja, carne de caza, atún, sardinas, vieiras, trucha), solanáceas (tomate, berenjena), vísceras, tentempiés envasados, sodio, alcohol, hidratos de carbono refinados, alimentos ricos en fructosa (refrescos, zumos)	Alcachofas orgánicas, apio, pepino, rábano, brócoli, coliflor, zanahoria, calabacín, calabaza, perejil, manzana, cerezas, arándanos, kiwi, sandía, semillas, arroz, coco, aceitunas, aceite de linaza, café, té matcha, huevos, pollo, salmón silvestre, caldo de huesos

Las 5 recetas ancestrales básicas:

1. Extracto de semillas de apio. Reduce la acumulación del ácido úrico. Siga las indicaciones.
2. Zumo de cereza negra. Reduce la cantidad de los ataques de gota.[14] Beba 1 o 2 tazas diarias.
3. Ortiga. Baja los niveles de ácido úrico. Tome 1 o 2 tazas diarias.
4. Aceite de pescado. Alivia la inflamación. Tome entre 1.000 y 2.000 mg diarios.
5. Bardana. Depura el hígado y elimina el ácido úrico. Tome entre 1.000 y 2.000 mg diarios.

Otros remedios: Pruebe la acupuntura, el ejercicio físico, el yoga; pasee al aire libre y reduzca el estrés. Ponga los pies en remojo en agua con sales Epsom durante treinta minutos tres veces al día. El magnesio, la vitamina C, el diente de león, el cardo mariano, la clorela y la bromelina también lo pueden ayudar.

Aceites esenciales: Mezcle 3 gotas de aceite de gaulteria, abedul o menta con ¼ de cucharadita de aceite de coco y aplique la mezcla sobre las articulaciones doloridas.

GRIPE. Esta enfermedad respiratoria contagiosa es consecuencia de varios virus y puede provocar síntomas de leves a muy graves, como fiebre, escalofríos, tos y dolor corporal generalizado.

Enfoque ancestral: Según la MTC, la gripe se debe a un exceso de viento. El déficit de qi también es un factor.

Alimentos que perjudican	Alimentos que curan
Alimentos fríos o crudos, hidratos de carbono refinados, azúcar, trigo, lácteos, claras de huevo, grasas, fritos, comida picante, plátanos, fruta deshidratada, agua fría, cafeína, alcohol	Alimentos ligeros y de fácil digestión (caldo de huesos, verdura cocida), apio, zanahoria, arroz, perejil, ajo, cebolla, miso, shiitake, infusiones de hierbas, infusión de regaliz, infusión de jengibre

Las 5 recetas ancestrales básicas:

1. Bayas de saúco. Estimulan el sistema inmunitario. Siga las indicaciones.
2. Equinácea. Alivia los síntomas de las vías respiratorias superiores. Tome 1.000 mg dos o tres veces al día.
3. Probióticos. Las bacilobacterias ejercen una actividad antigripal. Tome 50.000 millones de UI diarias.
4. Astrágalo. Refuerza el intestino y el sistema inmunitario. Tome 1.000 mg dos o tres veces al día.
5. Caldo de huesos. Refuerza la salud inmunitaria. Beba de 3 a 4 tazas diarias.

Otros remedios: Tome zinc, vitamina C, vitamina D y seta cola de pavo; acuda al acupunturista y al quiropráctico; duerma tanto como le sea posible; reduzca el estrés; respire aire fresco; use un humidificador de aire por la noche; haga gárgaras con agua salada; beba infusiones de jengibre (corte un trozo de jengibre de 5 cm, métalo en una botella con 1 litro de agua caliente y añada 1 cucharada de miel y limón); cocine con hierbas que ayuden a expulsar el aire (salvia, orégano, tomillo, galangal y ajo); beba abundante agua a lo largo del día.

Aceites esenciales: Tome 2 o 3 gotas de aceite de orégano diarias durante un máximo de catorce días; masajéese la nuca y las plantas de los pies con 3 gotas de aceite de menta o de incienso; mezcle 1 gota de aceite de clavo con ¼ de cucharadita de aceite de coco y tómese la mezcla una vez al día durante un máximo de catorce días.

HEMATOMAS. Los hematomas ocurren cuando la sangre de algunos vasos sanguíneos dañados se acumula bajo la superficie de la piel. Los anticoagulantes, el envejecimiento, los déficits de nutrientes y la leucemia aumentan el riesgo de desarrollar hematomas con facilidad.

Enfoque ancestral: El estancamiento de sangre en el hígado hace que los hematomas tarden en desaparecer y la susceptibilidad crónica a desarrollar hematomas es consecuencia de un déficit de qi.

Alimentos que perjudican	Alimentos que curan
Azúcar, comida procesada, gluten y trigo, comida basura, alcohol	Alimentos ricos en vitamina K (kale, berzas, espinacas), en vitamina C (cítricos, fruta y verdura de colores llamativos) y en zinc (ternera de pasto, pipas de calabaza), 115-140 g de proteína con cada comida, piña

Las 5 recetas ancestrales básicas:

1. Frío y calor. El primer y el segundo día, aplique paños fríos sobre el hematoma durante diez minutos cinco o seis veces. El tercer día, alterne paños calientes y fríos durante quince minutos de tres a cinco veces diarias.
2. Elevación. Impide que la sangre se estanque. Durante las primeras veinticuatro horas, eleve la parte del cuerpo donde esté el hematoma entre tres y cinco veces durante veinte minutos.
3. Gel de árnica. Aplique sobre el hematoma una cantidad de gel equivalente a la yema de un dedo dos veces al día.
4. Cúrcuma. Es un antiinflamatorio muy potente. Tome entre 1.000 y 3.000 mg diarios.
5. Astrágalo. Refuerza el bazo. Tome 1.000 mg una o dos veces al día.

Otros remedios: Aplicar compresión evitará que los vasos sanguíneos filtren sangre; aplique gel de áloe vera y hamamelis para reducir el dolor y la inflamación; estire los músculos o camine para mantener la sangre en movimiento.

Aceites esenciales: Aplique 2 gotas de aceite de incienso sobre el área afectada tres veces al día. Añada 2 gotas de aceite de ciprés en ¼ de cucharadita de aceite de coco y aplíquela sobre el área tres veces al día. Los aceites de lavanda, romero, helicriso y milenrama también pueden ser útiles.

HEMORROIDES. Todos tenemos venas en el interior y el exterior del ano, pero cuando se dilatan, causan picores, dolor, mucosidad y hemorragias.

Enfoque ancestral: Déficit de qi y estancamiento de qi en el intestino.

Alimentos que perjudican	Alimentos que curan
Fritos, comida picante, grasas, alimentos grasos, gluten y otros alérgenos, cafeína alcohol	Alimentos ricos en fibra, comer en cantidades pequeñas, alimentos fermentados, alcachofas cocidas, coliflor, zanahoria, espárragos, apio, col lombarda, judías verdes, guisantes, calabaza, manzana, arándanos, cerezas, bayas de goji, uvas, frambuesas, salmón salvaje

Las 5 recetas ancestrales básicas:

1. Rusco. Reduce la inflamación y facilita que las venas se contraigan. Tome 200 mg dos o tres veces al día.
2. Castaño de Indias. Activa la circulación sanguínea y reduce la inflamación. Tome entre 100 y 150 mg de escina (el principio activo) a diario. La mayoría de los extractos contienen un 20 por ciento de escina.
3. Arándanos azules. Reducen el dolor y la inflamación asociados a las hemorroides. Use un extracto y siga las instrucciones del envase.
4. Supositorios de CBD. Alivian el dolor y la inflamación. Siga las indicaciones.
5. Hamamelis. Alivia la inflamación y el picor. Aplique una pequeña cantidad tópicamente.

Otros remedios: Pruebe la acupuntura y el movimiento, tanto si es yoga como pasear, correr, nadar o cualquier otro ejercicio. Como el estreñimiento es una de las causas de las hemorroides, contrarréstelo con oraciones y meditaciones diarias y con lecturas de crecimiento espiritual para reducir la frustración y aumentar la fe y la esperanza. Beba fluidos abundantes a lo largo del día.

Aceites esenciales: Mezcle 3 gotas de aceite de ciprés o de helicriso con 1 cucharadita de aceite de coco y aplíquelo con un algodón sobre el área afectada.

HERPES. Esta infección vírica provoca la aparición de pequeñas vesículas sobre la piel y las membranas mucosas. El HSV-1 provoca herpes labial y el HSV-2 causa herpes genital.

Enfoque ancestral: Según la MTC, el origen es el exceso de calor en el hígado, que a su vez acostumbra a ser consecuencia de la supresión emocional. El malestar emocional es uno de los desencadenantes más habituales.

Alimentos que perjudican	Alimentos que curan
Comida envasada, azúcar, alimentos ácidos, alcohol, alimentos con L-arginina (frutos secos, semillas, carne, legumbres, algas)	Alimentos ricos en zinc (huevos, hígado, pipas de calabaza), pescado salvaje (sardinas, bacalao), espárragos, brócoli, coliflor, espinacas, zanahoria, calabaza, calabacín amarillo, pimiento rojo, arándanos, manzana, kiwi, cítricos, miso

Las 5 recetas ancestrales básicas:

1. Regaliz. Contiene ácido glicirrícico, un compuesto que puede matar a las células infectadas con el virus. Tome entre 500 y 1.000 mg diarios.
2. Própolis. Los estudios demuestran que ayuda a combatir el herpes. Siga las instrucciones del envase.

3. L-lisina, zinc y vitamina C. Estos nutrientes refuerzan el sistema inmunitario y los estudios demuestran que reducen el herpes. Siga las instrucciones del envase.
4. Ajo. Es un antivírico muy potente. Tome 2 comprimidos o 2 dientes de ajo crudo a diario.
5. Sirope de baya de saúco. Previene y acorta los brotes. Siga las instrucciones.

Otros remedios: Aplique una compresa templada para aliviar el dolor y la inflamación. Reduzca el estrés con meditación, lecturas de crecimiento espiritual, ejercicio físico, paseos por la naturaleza y periodos de descanso diarios.

Aceites esenciales: Aplique 1 o 2 gotas de aceite de melisa sobre el herpes labial tres veces al día. Añada 1 gota de aceite del árbol del té a ¼ de cucharadita de aceite de coco y aplique la mezcla sobre el herpes labial tres veces al día.

HERPES ZÓSTER. Esta infección causada por el virus del herpes afecta a la piel y provoca un dolor lacerante e intenso, una erupción con ampollas, síntomas gripales y cambios en el apetito.

Enfoque ancestral: Según la MTC, el herpes zóster es resultado de la acumulación de calor tóxico que da lugar al estancamiento del qi hepático y al déficit de qi pulmonar. El estrés es un factor causal importante.

Alimentos que perjudican	Alimentos que curan
Comida procesada, azúcar, edulcorantes artificiales, fritos, alcohol, alérgenos alimentarios, cafeína, zumos de fruta, bebidas carbonatadas	Verduras de hoja verde, espárragos, brócoli, coliflor, zanahoria, apio, cebolla, ajo, calabaza, alimentos fermentados, espirulina, bayas de goji, moras (árbol), pera, cítricos, nueces, caldo de huesos, pescado salvaje, pollo, *congee* de arroz, shiitake, coco, miel, jengibre, tomillo

Las 5 recetas ancestrales básicas:

1. Equinácea. Tiene propiedades antivíricas. Tome 1.000 mg dos o tres veces al día.
2. Astrágalo. Refuerza el sistema inmunitario y reduce el estrés. Tome 2.000 mg dos veces al día.
3. Hoja de olivo. Tiene propiedades antivíricas. Tome 500 mg cuatro veces al día.
4. Vitamina B12. Acelera la recuperación. Siga las indicaciones.
5. Vitamina C y zinc. Refuerza el sistema inmunitario. Tome 1.000 mg de vitamina C tres o cuatro veces al día y 30 mg de zinc dos veces al día.

Otros remedios: Pruebe la acupuntura, baños de avena coloidal y actividades que lo ayuden a reducir el estrés, como la oración, la meditación, las lecturas espirituales, el yoga, los paseos al aire libre, el ayuno digital y reservar tiempo para descansar a diario. La esquisandra, el regaliz, el andrografis, el reishi y el cordyceps también pueden ayudar.

Aceites esenciales: Mezcle 3 gotas de aceite de mirra, orégano, tomillo o geranio con ¼ de cucharadita de aceite de coco y frótese las zonas afectadas con la mezcla.

HIPERCOLESTEROLEMIA. El colesterol es una sustancia natural que sirve para reparar las arterias dañadas. Viaja en lipoproteínas por el torrente sanguíneo y su acumulación en las paredes arteriales reduce el flujo sanguíneo y aumenta el riesgo de sufrir un infarto de miocardio o un ictus.

Enfoque ancestral: Según la MTC, el déficit de qi en el bazo causa un exceso de humedad, lo que provoca obstrucciones internas, mientras que la ira puede provocar estancamiento hepático y calor.

Alimentos que perjudican	Alimentos que curan
Grasas hidrogenadas, azúcar, cereales refinados, gluten, lácteos enteros, cerdo, beicon y otras carnes procesadas, alcohol, cafeína, comida basura	Verduras de hoja verde, vegetales, frutos del bosque, frutos secos y semillas (especialmente las semillas de lino y las nueces), legumbres, boniatos, pescado salvaje (sobre todo, el salmón), aguacate, aceite de oliva, coco, té verde, cereales sin gluten en pequeñas cantidades, avena, arroz

Las 5 recetas ancestrales básicas:

1. Majuelo. Puede reducir el nivel de colesterol malo (LDL) y aumentar el del bueno (HDL). Tome entre 500 y 1.500 mg diarios.
2. Extracto de ajo. Puede reducir el colesterol. Tome 500 mg diarios.
3. Arroz de levadura roja. Contiene una sustancia que es idéntica al principio activo de los fármacos contra el colesterol. Tome 1.200 mg dos veces al día.
4. Cúrcuma. Reduce el colesterol LDL. Tome entre 1.000 y 3.000 mg diarios.
5. Aceite de pescado. Reduce la inflamación arterial. Tome entre 1.000 y 3.000 mg diarios.

Otros remedios: Niacina, CoQ10, reishi y té verde. Todos ellos lo pueden ayudar a mantener a raya al colesterol. Reduzca el estrés con yoga, paseos por la naturaleza, la oración y la meditación y beba 3 litros de agua diarios. El entrenamiento de fuerza y el de intervalo (HIIT) reducen el LDL y aumentan el HDL.

Aceites esenciales: Mezcle 3 gotas de aceite de lavanda y de aceite de romero y frótese con la mezcla el cuello y el pecho.

HIPERTENSIÓN ARTERIAL. La tensión arterial es la medida de la presión que ejerce la sangre sobre las paredes de las arterias. Cuando es demasiado alta (hipertensión), el riesgo de sufrir infartos de miocardio e ictus aumenta.

Enfoque ancestral: Según la MTC, la hipertensión puede ser una consecuencia del aumento de yang en el hígado, lo que se asocia al estrés, o del déficit de yin renal, que a su vez tiene que ver con la mala alimentación y el sedentarismo.

Alimentos que perjudican	Alimentos que curan
Alimentos ricos en sodio, azúcar, cereales refinados, cafeína, carne procesada, comida enlatada, alcohol	Salmón y otros pescados salvajes, huevos de gallinas criadas en el suelo, ternera de pasto, verduras de hoja verde, espárragos, brócoli, remolacha, espinacas, legumbres, nueces, semillas, aceite de coco, aguacate, arándanos, bayas de goji, frambuesas, granada, avena, chocolate negro

Las 5 recetas ancestrales básicas:

1. Majuelo. Puede reducir la tensión arterial. Tome 1.200 mg diarios de extracto de majuelo.
2. Ajo. Es un vasodilatador natural, por lo que puede bajar la tensión arterial. Tome 500 mg diarios.
3. Aceite de pescado. Reduce la tensión arterial. Tome entre 1.000 y 3.000 mg diarios.
4. CBD. La investigación ha demostrado que baja la tensión arterial.[15] Tome entre 100 y 160 mg diarios.
5. Infusión de jengibre. Baja la tensión arterial porque bloquea los canales de calcio. Añada 1 cucharada de jengibre fresco rallado a ½ litro de agua hirviendo. Beba la infusión a lo largo del día.

Otros remedios: Pruebe la acupuntura, la oración, la meditación, el yoga, pasear al aire libre, el ejercicio físico y otros hábitos de estilo de vida para reducir el estrés, como las lecturas de crecimiento espiritual, la gratitud, el ayuno digital y reservar periodos de descanso a lo largo de la jornada.

Aceites esenciales: Vierta en el difusor 3 gotas de aceite de lavanda, ylang-ylang, romero o incienso. También puede aplicar aceite de incienso directamente sobre el pecho, la nuca o la planta de los pies.

HIPERTIROIDISMO. Trastorno endocrino que se produce cuando la glándula tiroides secreta demasiadas hormonas. La causa más común del hipotiroidismo es la enfermedad de Graves, un trastorno autoinmune. Algunos de los signos son insomnio, sensibilidad al calor, temblores en las manos, periodos menstruales irregulares, problemas digestivos, pérdida de peso y cambios de humor.

Enfoque ancestral: Según la MTC, el hipertiroidismo es consecuencia de un déficit de qi y de yin en el bazo, especialmente asociado al elemento madera. El objetivo es recuperar el equilibrio entre el yin y el yang.

Alimentos que perjudican	Alimentos que curan
Comida envasada, azúcar, gluten, cereales refinados, harina, lácteos convencionales, comida picante, cítricos, vinagre, cafeína, alcohol	Caldo de huesos, pescado salvaje, pollo, pato, huevos, espinacas, kale, judías verdes, zanahoria, apio, calabacín, algas, manzana, arándanos, zarzamoras, bayas de goji, melocotón, mango, remolacha, calabaza, calabacín amarillo, boniato, arroz, avena, mijo, legumbres, aceite de coco y de oliva, semillas de lino, hongos

Las 5 recetas ancestrales básicas:

1. Búgula. Puede inhibir la glándula tiroides. Tome 2 ml de una tintura tres veces al día.
2. Melisa. Reduce el nivel de hormonas tiroideas. Tome 2 ml de una tintura tres veces al día.
3. Rehmannia. Refuerza el qi y el yin tiroideos. Tome hasta 350 mg diarios. (Evítela si está embarazada o da el pecho.)
4. Aceite de CBD. Calma la glándula tiroides y refuerza el yin. Tome 160 mg diarios.
5. Astrágalo. Refuerza la tiroides. Tome 1.000 mg diarios.

Otros remedios: Pruebe la acupuntura, la meditación y el ejercicio aeróbico. Para reducir aún más el estrés (que puede desencadenar reacciones autoinmunes), pruebe el ayuno digital, paseos al aire libre, caminar descalzo sobre la hierba y lecturas de crecimiento espiritual.

Aceites esenciales: Aplique 2 o 3 gotas de aceite de melisa, de incienso y de mirra debajo de la manzana de Adán (donde se encuentra la glándula tiroides) dos veces al día.

HIPOTIROIDISMO. Una glándula tiroides poco activa puede provocar mal humor, aumento de peso, fatiga, sensación de frío, estreñimiento, rigidez muscular y aspereza en la piel.

Enfoque ancestral: la causa es el déficit de qi y el déficit de yang en el bazo o el riñón, por lo que el objetivo es recuperar el equilibrio entre el yin y el yang. El hipotiroidismo se exacerba con el estrés.

Alimentos que perjudican	Alimentos que curan
Goitrógenos (crucíferas crudas, vino tinto, cerveza, soja, cacahuetes), azúcar, gluten, cereales refinados, comida procesada, lácteos convencionales	Caldo de huesos, pescado, pollo, ternera, cordero, verduras de hoja verde, judías verdes cocidas, espárragos, algas, calabaza, calabacín amarillo, boniato, frutos del bosque, bayas de goji, fruta asada, legumbres, garbanzos, alimentos fermentados, semillas de chía, nueces, coquitos de Brasil, aceite de coco, judías, arroz, avena, dátiles, canela, jengibre

Las 5 recetas ancestrales básicas:

1. Ashwagandha. Equilibra el cortisol y las hormonas tiroideas. Comience con 500 mg diarios y aumente gradualmente la dosis hasta llegar a los 1.250 mg.
2. Astrágalo. Refuerza la función tiroidea. Tome 1.000 mg diarios.
3. Probióticos. Tratan el intestino permeable y reducen los déficits de nutrientes que contribuyen a los problemas tiroideos. Tome entre 25.000 y 50.000 millones de UI diarias.
4. Algas kelp. Contienen yodo, vital para el funcionamiento de la

glándula tiroides. Consulte a un terapeuta holístico acerca de los suplementos de yodo. La espirulina y la clorela también son beneficiosas. Siga las indicaciones.

5. Esquisandra. Refuerza las glándulas suprarrenales y alivia el estrés. Siga las instrucciones del envase.

Otros remedios: Pruebe la acupuntura, la oración, la meditación, pasear al aire libre y reservar tiempo para descansar durante la jornada. El entrenamiento de fuerza lo puede ayudar a reforzar el yang. El selenio y las vitaminas B también pueden mejorar los síntomas.

Aceites esenciales: Masajee la zona sobre la tiroides con 2 o 4 gotas de aceite de incienso y de melisa.

INFECCIÓN DE OÍDO. Estas infecciones bacterianas o víricas causan dolor, fiebre y fatiga.

Enfoque ancestral: Según la MTC, el origen es el exceso de viento y de calor. Las infecciones crónicas apuntan a un déficit de qi en el riñón.

Alimentos que perjudican	Alimentos que curan
Comida procesada, azúcar, edulcorantes artificiales, gluten, alérgenos alimentarios habituales (soja, cacahuetes, huevos, lácteos convencionales)	Caldo de pollo, alimentos ricos en ácidos grasos omega-3 (salmón, semillas de chía y de lino), verduras cocidas (zanahoria, brócoli, col, espárragos, apio, calabaza), pera, kiwi, naranja, *congee* de arroz, coco, miso, cebolla, ajo, jengibre, leche materna (para bebés)

Las 5 recetas ancestrales básicas:

1. Aceite de ajo y verbasco. Alivia el dolor. Vierta de 3 a 7 gotas del aceite templado en el oído afectado. Descanse con la oreja afectada hacia arriba de cinco a diez minutos. Repita dos o tres veces al día.

2. Bayas de saúco. Si se toman cuando aparecen los primeros síntomas, pueden acortar la duración del virus. Tome ¼ de cucharadita dos veces al día.

3. Probióticos. Refuerzan la función inmunitaria y puede prevenir las infecciones recurrentes. Tome entre 25.000 y 40.000 millones de UI diarias.

4. Equinácea. Puede ayudar a combatir los virus y las bacterias. Tome ¼ de cucharadita dos veces al día.

5. Astrágalo. Tiene propiedades antivíricas y antibacterianas. Tome 1.000 mg una o dos veces al día.

Otros remedios: La quiropraxia puede ayudar a mejorar las infecciones de oído. Para aliviar el dolor, póngase una botella de agua caliente envuelta en una toalla sobre el oído afectado.

Aceites esenciales: Mezcle 2 o 3 gotas de aceite del árbol del té, albahaca u orégano con 1 cucharadita de aceite de coco y masajee con la mezcla la piel alrededor de la oreja afectada, nunca dentro.

INFECCIONES DEL TRACTO URINARIO (ITU). Las ITU bacterianas provocan micción frecuente y dolorosa, fatiga, dolor lumbar y, si llegan a los riñones, fiebre y escalofríos.

Enfoque ancestral: Según la MTC, el origen es el calor húmedo en los riñones y en el hígado.

Alimentos que perjudican	Alimentos que curan
Azúcar, cafeína, refrescos, alcohol, comida picante	Caldo de huesos, salmón salvaje, pollo, arándanos rojos, arándanos azules, coco, aceitunas, verduras de hoja verde, espárragos, brócoli, coliflor, apio, zanahoria, calabaza, rábano, perejil, legumbres, lentejas, arroz, centeno, algas

Las 5 recetas ancestrales básicas:

1. Zumo de arándanos (sin azúcar). Impide que las bacterias se adhieran a las paredes de la vejiga. Beba 2 o 3 tazas diarias.
2. Probióticos. Las bacterias beneficiosas ayudan a eliminar las perjudiciales. Tome 50.000 millones de UI diarias.
3. Uva de oso. Los estudios demuestran que ayuda a eliminar a las bacterias perjudiciales en el tracto urinario. Siga las indicaciones.
4. D-manosa. Impide que las bacterias se adhieran a las paredes de la vejiga. Tome 500 mg cuatro veces al día.
5. Equinácea. Refuerza la función inmunitaria y combate la infección. Tome 1.000 g dos veces al día.

Otros remedios: Beba entre 8 y 10 vasos de agua al día. Beba infusiones de diente de león. Duerma entre ocho y diez horas diarias y reduzca el estrés con lecturas de crecimiento espiritual y paseos al aire libre. Lleve ropa interior de algodón (o no lleve) y pantalones anchos. El ejercicio diario y remedios con ajo y uva de oso también ayudan.

Aceites esenciales: Tome 1 o 2 gotas de aceite de orégano, clavo o mirra cada día durante diez días para combatir la infección.

INFERTILIDAD. Definida como la incapacidad de concebir después de haberlo intentado durante al menos un año, la infertilidad se puede deber a causas hormonales, al estrés, a la mala alimentación, al exceso de ejercicio físico o a la obesidad.

Enfoque ancestral: El déficit de yin renal y, para quienes pueden concebir, pero no llevar el embarazo a término, déficit de qi en el bazo.

Alimentos que perjudican	Alimentos que curan
Grasas hidrogenadas, carne procesada, azúcar, refrescos, productos lácteos desnatados, cereales refinados, comida basura, pescado con mercurio, fruta y verdura con pesticidas, alcohol, cafeína	Pescado salvaje, caldo de huesos, ternera de pasto, pollo, huevos, nueces, pipas de calabaza, nueces de macadamia, tahini de sésamo, coco, aceitunas, aguacate, espárragos, brócoli, espinacas, zanahoria, guisantes, calabaza, calabacín amarillo, boniato, legumbres, arroz, gachas, arándanos, higos, bayas de goji, uvas, chocolate negro, hinojo, fenogreco, canela, jengibre

Las 5 recetas ancestrales básicas:

1. Sauzgatillo. Puede normalizar los ciclos menstruales. Tome de 160 a 240 mg diarios.
2. Dong quai. Estimula el riego sanguíneo en los órganos reproductores. Tome 1.000 mg diarios.
3. Rehmannia. Refuerza las glándulas suprarrenales y los órganos reproductivos. Tome 350 mg diarios.
4. Ginseng. Aumenta el recuento espermático en los hombres. Tome entre 500 y 1.000 mg diarios.
5. Astrágalo. Útil para hombres y mujeres. Tome 1.000 mg diarios.

Otros remedios: Pruebe la acupuntura. Reduzca el estrés y refuerce la fe con el yoga, la oración, la meditación, el ayuno digital y lecturas espirituales. Duerma ocho horas diarias, haga entrenamiento de fuerza y pase tiempo en compañía de amigos que lo hagan sentir bien. Otros suplementos recomendados para las mujeres: maca, shatavari, ashwagandha y onagra. Otros suplementos recomendados para los hombres: tríbula y fenogreco.

Aceites esenciales: Vierta en el difusor del dormitorio 5 gotas de aceite de sándalo o de ylang-ylang o aplique 2 gotas de cada uno en las sienes, muñecas y pecho. Son afrodisíacos para hombres y para mujeres.

INFLAMACIÓN. La inflamación se produce como consecuencia de reacciones inmunitarias crónicas y se asocia a muchos problemas de salud, desde el alzhéimer hasta las enfermedades cardiovasculares o el cáncer.

Enfoque ancestral: Según la MTC, la inflamación se debe a un exceso de yang o a un déficit de yin, dos estados asociados al exceso de calor.

Alimentos que perjudican	Alimentos que curan
Comida envasada, fritos, azúcar, edulcorantes artificiales, cereales, gluten, harina, carne procesada, lácteos y carne con hormonas o antibióticos, aceite de soja	Verduras de hoja verde, espárragos, brócoli, coliflor, zanahoria, remolacha, calabaza, calabacín amarillo, bayas de goji, higos, kiwis, piña, nueces, semillas de chía, de lino y de cáñamo, caldo de huesos, salmón y otros pescados salvajes, ternera de pasto, aguacate, aceite de oliva, coco, té verde, cúrcuma, galangal, jengibre, romero

Las 5 recetas ancestrales básicas:

1. Cúrcuma. Es un antiinflamatorio muy potente. Tome entre 1.000 y 3.000 mg diarios.
2. Caldo de huesos o colágeno en polvo. Tiene propiedades antiinflamatorias y estimula la regeneración del tejido conectivo. Tome entre 10 y 40 g diarios.
3. Boswellia. Es rica en antioxidantes y otras sustancias antiinflamatorias. Tome entre 600 y 700 mg varias veces al día.
4. CBD. Reduce la inflamación y el dolor. Tome de 20 a 100 mg diarios.
5. Aceite de pescado rico en EPA y DHA, que reduce la inflamación. Tome de 1.000 a 3.000 mg al día.

Otros remedios: Pruebe la acupuntura o la quiropraxia. Duerma entre ocho y diez horas diarias, practique el yoga y reduzca el estrés con paseos al aire libre, lecturas de crecimiento espiritual y reservando tiempo para explorar los pensamientos y las creencias que contribuyen a las emociones perjudiciales.

Aceites esenciales: Vierta en el difusor 3 gotas de aceite de incienso, romero, jengibre, albahaca sagrada, hierba limón, gaulteria o cúrcuma. Todos ellos tienen propiedades antiinflamatorias.

INSOMNIO. La dificultad persistente para conciliar o mantener el sueño puede debilitar al sistema inmunitario y provocar aumento de peso y mal humor, además de aumentar el riesgo de tener problemas interpersonales y de sufrir accidentes de tráfico.

Enfoque ancestral: Según la MTC, la causa del insomnio es el desequilibrio del corazón y el enfrentamiento entre el corazón y el hígado. La preocupación y la falta de alegría también son factores intervinientes.

Alimentos que perjudican	Alimentos que curan
Gluten, hidratos de carbono simples, lácteos convencionales, azúcar, comida picante, fritos, alcohol, cafeína después del mediodía, alimentos sólidos en las dos horas previas a acostarse	Pescado salvaje rico en ácidos grasos omega-3 (salmón, atún), nueces, almendras, semillas, pavo, pollo, ternera de pasto, lácteos orgánicos fermentados, huevos, espinacas, acelgas, kale, brócoli, espárragos, remolacha, calabaza, jugo de cerezas ácidas, kiwi, manzana, melocotón, fruta de la pasión, legumbres, *congee* de arroz germinado, avena, coco, aguacate, aceitunas, tahini, setas

Las 5 recetas ancestrales básicas:

1. Aceite de CBD. Alivia la ansiedad y el dolor e induce el sueño. Tome entre 40 y 160 mg antes de acostarse.
2. Valeriana. Induce el sueño. Tome entre 300 y 900 mg antes de acostarse.
3. Camomila. Alivia la ansiedad. Tome entre 220 y 1.600 mg, o una taza en infusión, antes de acostarse.

4. Melatonina. Funciona mejor para quienes sufren despertares nocturnos. Tome entre 0,3 y 3 g antes de acostarse.
5. Magnesio. Promueve la relajación y el sueño. Tome entre 300 y 600 mg al caer la tarde.

Otros remedios: Pruebe la acupuntura o la quiropraxia. Expóngase al sol de la mañana para volver a sincronizar el reloj circadiano, haga ejercicio a diario y reduzca el estrés con la oración, la meditación, lecturas espirituales, yoga, ayuno digital (apague las pantallas tres horas antes de acostarse) y la práctica de la gratitud. Aísle el dormitorio de la luz y los ruidos y siga un horario de sueño/vigilia regular.

Aceites esenciales: Vierta en el difusor del dormitorio 5 gotas de aceite de lavanda o de camomila.

INTESTINO PERMEABLE. Las bacterias perjudiciales dañan la mucosa intestinal, que deja pasar a la sangre moléculas de alimentos y microbios que acaban provocando inflamación.

Enfoque ancestral: Según la MTC, el intestino permeable se debe al déficit de qi y a la humedad en el bazo. El estrés, la preocupación, el exceso de trabajo y una dieta inadecuada para el elemento dominante también son factores que influyen en la enfermedad.

Alimentos que perjudican	Alimentos que curan
Azúcar, cereales, carne y productos lácteos convencionales, grasas hidrogenadas, bebidas heladas, gluten, comida procesada, fruta y verdura con pesticidas	Caldo de huesos, colágeno, salmón salvaje, ternera de pasto, pollo, verduras fermentadas; apio, coliflor, espárragos, zanahoria, calabaza (cocidos); arándanos, peras asadas, coco, *congee* de arroz germinado, avena, shiitake, canela, jengibre, alimentos y hierbas amargas

Las 5 recetas ancestrales básicas:

1. Probióticos. Ayudan a mantener una mucosa intestinal sana y la protegen de las toxinas, los alérgenos y los agentes patógenos.[16] Tome 50.000 millones de unidades diarias.
2. Astrágalo. Refuerza la digestión y el sistema inmunitario. Tome 1.000 mg una o dos veces al día.
3. Caldo de huesos o colágeno en polvo. Repara la mucosa intestinal. Tome 1 taza de caldo de huesos al día o 1 o 2 medidas de suplemento en polvo.
4. Jengibre. Tómelo en forma de infusión o de cápsulas (siguiendo las instrucciones del envase) de una a tres veces al día.
5. Regaliz (desglicirrizado). Mejora la producción de ácidos gástricos y refuerza la mucosa intestinal.[17] Tome entre 500 y 1.000 mg diarios.

Otros remedios: Controle el estrés mediante la oración, lecturas de crecimiento espiritual, ejercicio físico y al menos ocho horas de sueño diarias. Pasee al aire libre, programe momentos de descanso y forje relaciones positivas.

Aceites esenciales: Vierta en el difusor 1 gota de aceite de menta o de jengibre cada día, o añádala al agua y a la bebida.

LUPUS. Se trata de una enfermedad autoinmune en la que el sistema inmunitario ataca a tejidos sanos del cuerpo. Algunos de los síntomas son inflamación, hinchazón y daños en las articulaciones, la piel y los órganos.

Enfoque ancestral: Según la MTC, la causa del lupus es el déficit de qi en el pulmón, que se asocia a la rumiación acerca del pasado, y al déficit de qi en el hígado, asociado al estrés crónico y a emociones tóxicas, además de a toxinas ambientales.

Alimentos que perjudican	Alimentos que curan
Gluten, azúcar, sal, alcohol, alfalfa, solanáceas, productos horneados industriales, sopas cremosas, carne procesada	Verduras de hoja verde, espárragos, coliflor, zanahoria, calabaza, calabacín amarillo, frutos del bosque, higos, kiwi, moras (árbol), pera, nueces, semillas de chía, de lino y de cáñamo, caldo de huesos, salmón y otros pescados salvajes, ternera de pasto, *congee* de arroz, avena, coco, miel, té verde, cúrcuma, galangal y jengibre

Las 5 recetas ancestrales básicas:

1. Caldo de huesos (o en polvo). Promueve la salud intestinal y reduce la inflamación. Beba 2 tazas diarias o tome entre 20 y 40 g diarios.
2. Albahaca sagrada. Regula el estrés. Tome 250 mg una o dos veces al día.
3. Astrágalo. Refuerza la salud inmunitaria y alivia la inflamación. Tome 1.000 mg diarios.
4. Rehmannia. Refuerza el qi y la energía. Tome 1.000 mg diarios.
5. Vitamina D3. Refuerza la salud inmunitaria. Tome entre 2.000 y 5.000 mg diarios.

Otros remedios: Pruebe la acupuntura y reduzca el estrés mediante la oración, la meditación, el yoga, paseos al aire libre, paseos con los pies descalzos sobre la hierba, ayuno digital y reservando tiempo para descansar a lo largo del día. Para curar agravios del pasado, practique y céntrese en el futuro, practique la gratitud y las afirmaciones y lea textos de crecimiento espiritual.

Aceites esenciales: Aplíquese 3 gotas de aceite de incienso y de helicriso en la piel del cuello.

MIGRAÑAS. Son cefaleas causadas por el estrés, sensibilidades alimentarias, desequilibrios hormonales y deshidratación. Los síntomas son un dolor pulsátil, por lo general en un lateral del cráneo, náuseas y sensibilidad a la luz.

Enfoque ancestral: Según la MTC, las migrañas son consecuencia de un aumento de yang en el hígado causado por el exceso de trabajo, la ira, la frustración, la falta de tiempo para descansar y la falta de relajación.

Alimentos que perjudican	Alimentos que curan
Gluten, cafeína, alcohol, azúcar, bebidas azucaradas, lácteos, grasas hidrogenadas, dieta rica en grasas, hidratos de carbono procesados, aditivos alimentarios, comida picante, carne roja, gambas, ajo, chiles, canela, vinagre, café	Verduras de hoja verde, espárragos, brócoli, coliflor, apio, judías verdes, zanahoria, calabaza, calabacín amarillo, pera, moras y zarzamoras, arándanos, judías negras, judías blancas, avena, arroz, mijo, caldo de huesos, pescado salvaje, huevos, pollo, pato, setas, coco, algas

Las 5 recetas ancestrales básicas:

1. Matricaria. Reduce la frecuencia y los síntomas de la migraña. Tome entre 100 y 300 mg hasta cuatro veces al día.
2. Petasita. Alivia la inflamación y promueve el riego sanguíneo normal en el cerebro. Tome entre 50 y 75 mg dos veces al día.
3. Aceite de CBD. Analgésico de eficacia demostrada. Tome 100 mg a la primera señal de dolor de cabeza.
4. Magnesio. Relaja la musculatura y, así, alivia el dolor. Tome 500 mg diarios.
5. Fórmula para el fuego hepático de la MTC. Contiene escutelaria, genciana, bupleurum y rehmannia, que calman el hígado y reducen las migrañas.

Otros remedios: Pruebe la quiropraxia, la acupuntura, el ayuno digital, pasear al aire libre, el yoga, adoptar un horario de sueño regular y lecturas de crecimiento espiritual para reducir la frustración y la ira, impulsar la esperanza y la fe y contrarrestar el exceso de yang del hígado.

Aceites esenciales: Masajee las sienes y la nuca con 3 gotas de aceite de lavanda y 3 gotas de aceite de menta.

NEUMONÍA. Esta infección, que puede ser vírica o bacteriana, provoca tos, mucosidad, falta de respiración, sibilancias, fiebre, dolor generalizado y pérdida del apetito. Puede ser mortal.

Enfoque ancestral: El origen de la neumonía es el déficit de qi y de sangre en el pulmón, además de humedad. La emoción más asociada a los pulmones es el duelo no elaborado y podría ser un factor desencadenante.

Alimentos que perjudican	Alimentos que curan
Gluten y trigo, cereales refinados, lácteos convencionales, lactosa, azúcar, comida procesada, comida rápida, pan, claras de huevo, patatas fritas de bolsa	Sopa de caldo de huesos, pollo, apio cocido, zanahoria, espárragos, coliflor, remolacha, rábano, calabacín amarillo, guisantes, calabaza, garbanzos, *congee* de arroz, pera, perejil, ajo, cebolla, miso, shiitake, jengibre, tomillo

Las 5 recetas ancestrales básicas:

1. Equinácea. Tiene propiedades antivíricas. Tome 5 ml dos veces al día durante diez días.
2. Bayas de saúco. Combate las bacterias y los virus. Siga las indicaciones.
3. Probióticos. Reducen la incidencia de la neumonía.[18] Tome entre 50.000 y 100.000 millones de UI diarias.
4. Astrágalo. Refuerza el sistema inmunitario. Tome entre 200 y 4000 mg diarios.
5. Mulleína. Es un expectorante natural y ayuda a combatir los virus. Tome 1.000 mg tres veces al día.

Otros remedios: Pruebe la acupuntura, la oración, dormir entre nueve y diez horas diarias, las infusiones de jengibre para controlar la inflamación (corte un trozo de 5 cm en rodajas e infusiónelo en 750 ml de agua hirviendo), deje ir el dolor o los agravios del pasado (pida ayuda a un terapeuta) y céntrese en planes para el futuro para alentar la esperanza. El zinc, la vitamina C, la NAC y el cordyceps también pueden ayudar.

Aceites esenciales: Vierta 5 gotas de aceite de eucalipto o del árbol del té en un difusor o tome entre 1 y 2 gotas de aceite de orégano diarias durante un máximo de diez días.

OSTEOPOROSIS. En esta enfermedad asociada al envejecimiento, los huesos se vuelven frágiles y quebradizos, por lo que aumenta el riesgo de sufrir fracturas y de encorvar la postura. El sedentarismo y el déficit de vitamina D aumentan el riesgo.

Enfoque ancestral: Según la MTC, el origen es el déficit de qi en el riñón.

Alimentos que perjudican	Alimentos que curan
Alcohol, azúcar, carne procesada, cafeína, comida rica en sodio	Espinacas, kale, brócoli, apio, berros, judías verdes, algas, caldo de huesos, pescado salvaje (salmón y sardinas), huevos, carne de ave, queso crudo, yogur, castañas, semillas de lino, arándanos, bayas de goji, higos, pomelo, aguacate, coco, tahini, arroz, avena, alubias, garbanzos, miso, natto, shiitake, alimentos fermentados, salvia, tomillo, té matcha

Las 5 recetas ancestrales básicas:

1. Caldo de huesos o proteína de colágeno. Son ricos en colágeno. Tome entre 20 y 40 mg diarios.
2. Calcio, magnesio y vitaminas D3 y K2. Son nutrientes esenciales para la salud ósea. Tómelos juntos en un suplemento y siga las indicaciones.

3. Espirulina y otras algas. Son ricas en los minerales que intervienen en la formación de huesos. Siga las indicaciones.
4. Rehmannia. Refuerza el qi y el yin del riñón. Tome hasta 350 mg diarios. (Evítela si está embarazada o da el pecho.)
5. Cohosh negro. Aumenta la densidad ósea. Tome 40 mg diarios.

Otros remedios: Realice ejercicio físico de bajo impacto, entrenamiento de fuerza y yoga, y pasee al aire libre. Duerma ocho horas diarias y reduzca el estrés con la oración, la meditación y lecturas de crecimiento espiritual. La cola de caballo, el dong quai y el aceite de pescado también refuerzan los huesos.

Aceites esenciales: Mezcle 2 o 3 gotas de aceite de ciprés, helicriso o aguja de abeto con ¼ de cucharadita de aceite de coco y aplíquelo sobre la columna vertebral y la cadera tres veces al día.

PARÁSITOS. La tenia, las lombrices intestinales y los protozoos se pueden instalar en el intestino y provocar dolor abdominal, fatiga, disentería, pérdida del apetito y fiebre.

Enfoque ancestral: Según la MTC, las vulnerabilidades subyacentes son el déficit de qi en el bazo, el estancamiento de sangre y la humedad en el hígado y el déficit de qi en el pulmón. El objetivo del tratamiento es lograr que el intestino sea un entorno inhóspito para los parásitos.

Alimentos que perjudican	Alimentos que curan
Comida envasada, azúcar, fruta, hidratos de carbono refinados, productos de trigo, alcohol, marisco, comida procesada, cerdo	Verduras de hoja verde, crucíferas cocidas, calabaza, zanahoria, espárragos, ruibarbo, aceite de coco, caldo de huesos, chucrut y otros alimentos fermentados, papaya, frutos del bosque, pipas de girasol y de calabaza, semillas de sésamo, miel de manuka, miso, jengibre, ajo, cebolla, clavo, tomillo

Las 5 recetas ancestrales básicas:

1. Extracto de nogal negro. Se utiliza desde hace siglos para combatir los parásitos intestinales. Tome de 3 a 5 gotas diluidas en un vaso de agua tres veces al día.
2. Infusión de ajenjo. La investigación ha demostrado que mata a las tenias.[19] Añada ½ cucharadita de ajenjo seco a 1 taza de agua hirviendo y deje infusionar durante quince minutos antes de beberla.
3. Probióticos. Refuerzan el sistema inmunitario y la salud intestinal. Tome 50.000 millones de UI diarias.
4. Lapacho. Tiene propiedades antiparasitarias y antimicrobianas. Siga las indicaciones.
5. Extracto de pepitas de pomelo. Tienen propiedades antimicrobianas. Tome entre 250 y 500 mg dos veces al día.

Otros remedios: Reduzca el estrés con la oración, la meditación, duerma entre ocho y diez horas diarias y pasee al aire libre. Pruebe a hacer una depuración, consumiendo las sopas y los alimentos enumerados más arriba.

Aceites esenciales: Tome 2 gotas de aceite de orégano o de clavo tres veces al día durante un máximo de diez días.

PROSTATITIS. La inflamación o la infección de próstata pueden causar dificultades para orinar, micción dolorosa, micción frecuente, orina turbia o con sangre, dolor inguinal y eyaculación dolorosa.

Enfoque ancestral: Según la MTC, el origen es el exceso de yang en el riñón. Emocionalmente, se asocia a la sensación de estar bloqueado, insatisfecho, aburrido o falto de inspiración.

Alimentos que perjudican	Alimentos que curan
Lácteos, carne roja, comida procesada y envasada, comida picante, comida ácida, hidratos de carbono refinados, azúcar, edulcorantes artificiales, alcohol, cafeína	Alimentos ricos en ácidos grasos omega-3 (salmón salvaje, sardinas, nueces, semillas de lino, pipas de calabaza), huevos, pollo, caldo de huesos, arándanos, moras y zarzamoras, bayas de goji, higos, espinacas, kale, brócoli, coliflor, judías verdes, calabacín, remolacha, calabaza, boniato, calabacín amarillo, coco, arroz, avena, legumbres, setas, té matcha, espirulina

Las 5 recetas ancestrales básicas:

1. Polen de abeja. Alivia los síntomas. Tome 1 cucharadita tres veces al día.
2. Palma enana. Mejora la salud de la próstata. Siga las indicaciones.
3. Equinácea. Refuerza la función inmunitaria. Tome 5 ml dos veces al día durante diez días.
4. Probióticos. Refuerzan el sistema inmunitario y combaten las infecciones. Tome 50.000 millones de UI diarias.
5. Zinc. Refuerza el sistema inmunitario y lo ayuda a combatir las infecciones. Tome 30 mg dos veces al día.

Otros remedios: Beba entre 8 y 10 vasos de agua diarios; duerma un mínimo de ocho horas diarias; reduzca el estrés con lecturas de crecimiento espiritual; cree un tablero de objetivos y una lista de cosas que le gustaría hacer y pase a la acción; contacte con sus amigos íntimos y programen actividades divertidas para hacer juntos.

Aceites esenciales: Mezcle 2 gotas de aceite de incienso, 2 gotas de aceite de tomillo y 2 gotas de aceite de sándalo con ¼ de cucharadita de aceite de coco y masajee con la mezcla la zona justo delante del recto dos veces al día.

PSORIASIS. Es una enfermedad autoinmune que causa la formación de placas rojas sobre la piel y que empeora en situaciones de estrés o de depresión del sistema inmunitario. La mala alimentación, la mala salud intestinal, los cambios hormonales, la mala función hepática, los déficits de nutrientes y la dificultad para digerir proteínas y grasas también pueden ser factores contribuyentes.

Enfoque ancestral: Según la MTC, la causa es el déficit de qi y de yin en el pulmón, con frecuencia debido a una herida emocional no curada.

Alimentos que perjudican	Alimentos que curan
Carne y lácteos con hormonas y antibióticos, carne y comida procesada, gluten y otros alérgenos alimentarios, azúcar, grasas hidrogenadas, alcohol	Verduras de hoja verde, espárragos, brócoli, coliflor, zanahoria, apio, calabaza, calabacín amarillo, alimentos fermentados, espirulina, bayas de goji, moras (árbol), peras, nueces, semillas de lino, caldo de huesos, pescado salvaje, proteína vegana, *congee* de arroz, avena, shiitake, coco, miel, té verde, cúrcuma, galangal

Las 5 recetas ancestrales básicas:

1. Aceite de CBD. La investigación demuestra que puede ayudar.[20] Unte las placas con ¼ de cucharadita dos veces al día.
2. Zarzaparrilla. Alivia la inflamación húmeda. Tome 500 mg dos o tres veces al día.
3. Raíz de malvavisco. Humecta los pulmones y el colon. Tome entre 500 y 2.000 mg diarios.
4. Cúrcuma. Alivia la inflamación. Tome 1.000 mg dos veces al día.
5. Vitamina D3. Refuerza el sistema inmunitario. Tome 5.000 UI diarias.

Otros remedios: Pruebe la acupuntura, haga ejercicio y expóngase a la luz solar durante veinte minutos diarios tres o cuatro días a la semana para estimular la producción de vitamina D. Alivie el estrés con la oración, la meditación, lecturas de crecimiento espiritual, paseos al aire libre y el ayuno digital. Aplique barro del mar Muerto sobre el área afectada y acuda a un terapeuta para resolver traumas del pasado. El aceite de pescado, el cardo mariano y la proteína de caldo de huesos también pueden ser beneficiosos.

Aceites esenciales: Masajee las áreas afectadas una o dos veces al día con 3 gotas de aceite de geranio, 1 gota de aceite de incienso y 1 gota de aceite de lavanda diluidas en ¼ de cucharadita de aceite de coco.

QUEMADURAS: Las quemaduras de primer grado dañan la capa externa de la piel. Las de segundo grado afectan a capas más profundas y suelen causar ampollas. Las de tercer grado afectan a todas las capas de la piel y las de cuarto grado afectan al músculo y al hueso y constituyen una emergencia médica, al igual que todas las quemaduras eléctricas. Use remedios caseros para tratar quemaduras de primer y segundo grado siempre que estas tengan menos de 7,5 cm de diámetro y que no estén en el rostro o en las manos.

Enfoque ancestral: Encaja con el enfoque más convencional: las quemaduras son consecuencia del calor.

Alimentos que perjudican	Alimentos que curan
Azúcar, edulcorantes artificiales, cereales refinados, grasas hidrogenadas, alimentos procesados, exceso de sodio	Alimentos ricos en vitamina C (cítricos, fruta y verdura de colores intensos, verduras de hoja verde, zanahorias, frutos del bosque, calabaza) y en zinc (ternera de pasto, pipas de calabaza), caldo de huesos, pescado salvaje rico en omega-3, nueces, semillas de chía y de lino, hígado

Las 5 recetas ancestrales básicas:

1. Agua fresca. Ponga la quemadura bajo agua corriente fresca (no fría) durante veinte minutos y luego lávela con jabón y más agua. Aplique paños fríos durante cinco minutos entre cinco y diez veces al día.
2. Aceite esencial de lavanda. Acelera la cicatrización. Aplique 2 a 5 gotas sobre la quemadura tres veces al día. Aplique también

3 gotas de aceite de menta cuando sea necesario para aliviar el dolor.

3. Gel de áloe vera. Estimula la cicatrización. Aplique una capa fina sobre la quemadura una vez al día hasta que haya cicatrizado. Use un producto sin aditivos.

4. Miel de manuka. Es un antibiótico natural. Aplique una capa fina tópicamente una vez al día hasta que la piel empiece a cicatrizar.

5. Zinc. Es fundamental para la cicatrización de la piel. Tome 30 mg dos veces al día.

Otros remedios: Pruebe la acupuntura, limite la exposición a la luz solar y no reviente las ampollas.

REFLUJO ÁCIDO. También conocido como enfermedad por reflujo esofágico (ERGE), aparece cuando los ácidos del estómago ascienden hacia el esófago y provocan sensación de ardor en el pecho. La mala alimentación, el embarazo y las hernias de hiato son algunas de las causas habituales de la ERGE.

Enfoque ancestral: La causa subyacente es la debilidad del qi en el estómago y el estancamiento del hígado. La preocupación, la rumiación, el estrés emocional y la frustración contribuyen a que los síntomas empeoren.

Alimentos que perjudican	Alimentos que curan
Chocolate, alcohol, comida picante, fritos, tomate, cítricos, refrescos, bebidas energéticas, edulcorantes artificiales, menta, aliños, grasas, cereales refinados	Jengibre, hinojo, áloe vera, miel, verduras cocinadas, calabaza, gachas, caldo de huesos, pollo orgánico, pescado salvaje, arroz, avena, manzanas, peras

Las 5 recetas ancestrales básicas:

1. Regaliz. Calma el estómago. Tome entre 500 y 1.000 mg diarios.

2. Jengibre. Equilibra los ácidos gástricos. Tome 500 mg o hágase una infusión dos veces al día.

3. Probióticos. Eliminan las bacterias perjudiciales. Tome entre 25.000 y 50.000 millones de UI diarias.
4. Vinagre de manzana o bicarbonato. Ambos neutralizan los ácidos gástricos. Beba 1 cucharada de vinagre de manzana diluida en un vaso de agua y, en otra comida, pruebe ¼ de cucharadita de bicarbonato disuelta también en un vaso de agua. Vea qué le proporciona más alivio y siga tomándolo.
5. Hinojo. Reduce la inflamación del estómago. Tome 500 mg dos o tres veces al día.

Otros remedios: Pruebe la acupuntura,[21] coma raciones pequeñas, mastique bien, evite comer durante las tres horas previas a acostarse y controle el estrés con respiraciones profundas, meditación, yoga o ejercicio físico.

Aceites esenciales: Añada 1 gota de aceite de jengibre o de hinojo a la comida o a la bebida antes de comer.

RESFRIADO COMÚN. El resfriado común es una enfermedad respiratoria contagiosa que puede estar causada por más de doscientos virus. Los síntomas incluyen mucosidad nasal, congestión nasal, estornudos, faringitis, tos y febrícula.

Enfoque ancestral: En la MTC, el virus se asienta debido al viento, a la humedad o al exceso de frío.

Alimentos que perjudican	Alimentos que curan
Azúcar (incluido el del zumo de frutas), lácteos convencionales, claras de huevo, comida envasada y procesada, cereales refinados	Verduras cocidas, zanahoria, apio, calabaza, calabacín amarillo, alimentos ricos en vitamina C (cítricos, kiwi, bayas de goji, amla, camu-camu), alimentos fermentados, miso, *congee* de arroz, caldo de huesos, pollo, salmón, ternera, cordero, ajo, cebolla, tomillo, salvia, orégano y jengibre

Las 5 recetas ancestrales básicas:

1. Equinácea. Previene y trata el resfriado. Tome 5 ml dos veces al día durante diez días.
2. Bayas de saúco. Puede acortar la enfermedad. Siga las indicaciones.
3. Astrágalo. Refuerza el sistema inmunitario. Tome 1.000 mg entre una y cuatro veces al día.
4. Cola de pavo y reishi. Estas setas refuerzan el sistema inmunitario. Siga las indicaciones.
5. Zinc. Refuerza el sistema inmunitario. Tome 30 mg de tres a cuatro veces al día.

Otros remedios: Tome vitamina C, vitamina D3, andrografis y jengibre para reforzar el sistema inmunitario. Prepare caldo de pollo casero, con hierbas que aportan calor, como el ajo y el jengibre, y beba agua templada con miel, canela y un chorro de limón. Haga ejercicio físico suave (yoga o caminar al aire libre) y duerma entre nueve y diez horas cada día.

Aceites esenciales: Tome 1 o 2 gotas de aceite de orégano o mirra durante unos días, nunca más de diez. Añada a un difusor 3 gotas de aceite de tomillo, limón, eucalipto o clavo.

ROSÁCEA. Esta afección cutánea más habitual en personas de piel clara se caracteriza por presentar visibilidad de los capilares, rojeces y, en ocasiones, pequeños quistes llenos de pus. Acostumbra a ser cíclica y el estrés, la genética y la mala salud digestiva pueden agravarla.

Enfoque ancestral: Según la MTC, la rosácea se debe al calor y la humedad en el hígado y en los pulmones. El estrés, el exceso de trabajo, la ira y la frustración también pueden contribuir a su aparición.

Alimentos que perjudican	Alimentos que curan
Cítricos, comida picante, azúcar, comida procesada, carne roja, fritos, grasas hidrogenadas, lácteos convencionales, queso, frutos secos, salsa de soja, gluten, vinagre, alcohol, cafeína, chocolate, bebidas calientes	Espinacas, apio, acelgas, pepino, rábano, espárragos, brócoli, coliflor, calabacín, zanahoria, calabaza, manzana, pera, ciruelas, judías mungo, arroz, mijo, caldo de huesos, pescado salvaje, pollo, miso, algas, menta

Las 5 recetas ancestrales básicas:

1. Genciana. Reduce el calor en el hígado y en la piel. Tome 300 mg antes de comer.
2. Bardana. Estimula la depuración hepática y pulmonar. Tome 300 mg tres veces al día.
3. Camomila. Alivia el estrés y la ira. Siga las instrucciones y tómela como infusión o en cápsulas.
4. Probióticos. La salud intestinal afecta a la salud de la piel. Tome entre 25.000 y 50.000 millones de UI diarias.
5. Escutelaria. Alivia la inflamación pulmonar y hepática. Siga las indicaciones.

Otros remedios: Pruebe la acupuntura. Use la terapia con luz roja para limitar las rojeces. Reduzca el estrés con la meditación, lecturas de crecimiento espiritual, yoga, ejercicio, paseos al aire libre, ayuno digital y periodos de descanso diarios. Si la ira es un problema, un terapeuta le puede proporcionar herramientas para mantener la calma. Las vitaminas B, el aceite de pescado, la espirulina y el cardo mariano también pueden ser útiles.

Aceites esenciales: Mezcle 3 gotas de aceite del árbol del té con 3 gotas de aceite de lavanda, de geranio o de camomila, y ½ cucharadita de miel de manuka y ½ cucharadita de gel de áloe vera y aplíquelo sobre las zonas afectadas una vez al día.

SENSIBILIDADES ALIMENTARIAS. Una sensibilidad alimentaria es una reacción adversa a algunos alimentos que puede causar diarrea, hinchazón, estreñimiento, gases, eccema y acné. Los alimentos responsables más frecuentes son la lactosa y la caseína (de la leche de vaca), el gluten (en el trigo, la cebada y el centeno), la soja, el maíz, los huevos, los cacahuetes, la tiramina (en el queso, la crema agria, la cerveza, el vino tinto, las salchichas, el aguacate y el chocolate) y los conservantes y aditivos. Para diagnosticarla, elimine durante tres semanas todos los alimentos de la lista de «alimentos que perjudican». Luego, introduzca los grupos de alimentos de uno en uno. Consúmalos durante una semana. Si los síntomas regresan, vuelva a eliminarlos. Si los síntomas desaparecen de nuevo, sabrá a qué alimentos atribuirlos.

Enfoque ancestral: Según la MTC, la causa está en el déficit de qi del bazo y en la humedad.

Alimentos que perjudican	Alimentos que curan
Gluten, lácteos, soja, maíz, cacahuetes, cítricos, grasas hidrogenadas, azúcares añadidos, alcohol, cafeína, solanáceas (tomate, patata, pimiento, berenjena)	Llene el plato con un 40 por ciento de verduras orgánicas, un 30 por ciento de proteína limpia (caldo de huesos, ternera de pasto, pescado salvaje, pollo criado en libertad), un 20 por ciento de grasas saludables (aceite de coco o de oliva, mantequilla clarificada, mantequilla de almendras) y un 10 por ciento de hidratos de carbono integrales y fruta (*congee* de arroz, gachas, compota de manzana, peras, arándanos)

Las 5 recetas ancestrales básicas:

1. Caldo de huesos. El colágeno y los aminoácidos reparan la mucosa intestinal. Beba entre 2 y 3 tazas diarias.
2. Astrágalo. Refuerza el sistema digestivo. Tome entre 500 y 2.000 mg diarios.
3. Probióticos. Regeneran la población de bacterias beneficiosas. Tome entre 50.000 y 100.000 millones de UI diarias.

4. Enzimas digestivas. Facilitan la digestión. Siga las indicaciones.
5. Amargos digestivos. Facilitan la digestión y reducen la humedad. Siga las instrucciones.

Otros remedios: Pruebe la acupuntura y suplementos de L-glutamina, genciana, tomillo y MSM. Alivie el estrés con meditación, yoga y paseos al aire libre.

SÍNDROME DE LAS PIERNAS INQUIETAS. Es una sensación de incomodidad que provoca la necesidad incontrolable de mover las piernas, sobre todo por la noche. Es una causa habitual de insomnio y se relaciona con la mala alimentación, el estrés, el embarazo y el sedentarismo.

Enfoque ancestral: Según la MTC, tiene que ver con el calor en el corazón y con el déficit de yin en el riñón.

Alimentos que perjudican	Alimentos que curan
Azúcar, edulcorantes artificiales, refrescos, aceites refinados, hidratos de carbono y cereales procesados, fritos, gluten, cafeína, chocolate, comida picante, alcohol	Alimentos ricos en hierro, ternera de pasto, vísceras, pollo, caldo de huesos, pescado salvaje, verduras de hoja verde, espárragos, remolacha, coles de Bruselas, zanahoria, perejil, calabacín, legumbres, lentejas, semillas, ciruelas pasas, manzanas, peras, almendras, aguacate, aceitunas, coco, cebada, mijo

Las 5 recetas ancestrales básicas:

1. Aceite de CBD. Alivia el nerviosismo y relaja la musculatura. Tome entre 40 y 100 mg diarios.
2. Magnesio. Relaja el sistema nervioso y la musculatura. Tómelo en forma de baño con sales de Epsom durante veinte minutos diarios o tome de 300 a 600 mg diarios en forma de suplemento.
3. Fórmula de la MTC para reconstituir la sangre. Trata los síntomas. Siga las indicaciones.

4. Rehmannia. Trata el déficit de yin y el calor en el corazón. Tome entre 55 y 350 mg diarios. (Evítela si está embarazada o da el pecho.)
5. Zumo de verduras. Prepare un zumo con perejil, apio y remolacha. Beba 1 taza diaria.

Otros remedios: Pruebe la quiropraxia, la acupuntura, el ejercicio físico, el yoga y los estiramientos. Alivie el estrés con el triatlón espiritual (pág. 200), un diario de gratitud y paseos al aire libre. Usar la terapia con luz roja de diez a veinte minutos diarios le ayudará a relajarse y mejorará la calidad del sueño.

Aceites esenciales: Mezcle 5 gotas de aceite de ciprés, 5 gotas de aceite de romero y 5 gotas de aceite de lavanda con 1 cucharadita de aceite de coco y masajéese la zona lumbar y las piernas con la mezcla antes de acostarse. Luego, alterne paños muy calientes y fríos aplicando cada uno de ellos durante diez minutos.

SÍNDROME DEL INTESTINO IRRITABLE. El SII se debe a una función nerviosa, enzimática y muscular anómala en el intestino, que empeora con las sensibilidades alimentarias, la falta de sueño y el estrés. Los síntomas son periodos de estreñimiento, hinchazón, diarrea, gases y calambres intestinales.

Enfoque ancestral: Según la MTC, la causa del SII es un patrón de déficit de qi y humedad en el bazo, originado por el estrés, el exceso de trabajo, la preocupación, la desesperanza y el resentimiento.

Alimentos que perjudican	Alimentos que curan
Gluten, cereales, lácteos convencionales, azúcar, harina refinada, comida picante, bebidas muy frías, helados, grasas hidrogenadas, un exceso de ácidos grasos omega-6, cafeína	Coliflor, zanahoria, calabaza, calabaza violín (cocidas), caldo de huesos, carne orgánica, pescado, pollo, peras asadas, compota de manzana, arándanos, coco, aguacate, tahini, *congee* de arroz, cúrcuma, galangal, jengibre

Las 5 recetas ancestrales básicas:

1. Probióticos. Alivian el dolor y los síntomas.[22] Tome hasta 100.000 millones de unidades diarias.
2. Astrágalo. Refuerza la digestión y la inmunidad. Tome 1.000 mg una o dos veces al día.
3. Jengibre. Alivia la inflamación intestinal. Tome ente 1 y 3 g diarios en forma de cápsula o de infusión.
4. Proteína de caldo de huesos. Es rica en colágeno, glucosamina, condroitina y ácido hialurónico, que regeneran la mucosa intestinal. Consuma 20 g diarios.
5. Zumo de áloe vera. Es un laxante natural durante periodos de estreñimiento. Beneficioso cuando el SII cursa con estreñimiento, pero no si cursa con diarrea.[23] Beba ½ taza tres veces al día.

Otros remedios: Haga ejercicio físico, pruebe la acupuntura y reduzca el estrés mediante la oración, las lecturas espirituales, las relaciones positivas y programando más periodos de descanso. Tome aceite de pescado y amargos digestivos con genciana, lapacho u olmo americano antes de las comidas.

Aceites esenciales: Diluya 1 gota de aceite de menta y de jengibre en un vaso de agua y bébalo tres veces al día.

SÍNDROME DEL OVARIO POLIQUÍSTICO (SOP). El SOP causa infertilidad y aparece cuando los ovarios desarrollan pequeños quistes que provocan periodos irregulares, dolor, hirsutismo, acné y aumento de peso.

Enfoque ancestral: Según la MTC, las causas que se esconden detrás del SOP son el déficit de qi renal, con frecuencia debido al exceso de trabajo, y el calor húmedo en el bazo.

Alimentos que perjudican	Alimentos que curan
Carne procesada, edulcorantes artificiales, alérgenos alimentarios como el gluten y la lactosa, aceites vegetales refinados, cafeína	Pescado rico en ácidos grasos omega-3, caldo de huesos, ternera de pasto, pollo, nueces, tahini, coco, aceitunas, alga kombu, espárragos, brócoli, coliflor, espinacas, apio, cebolla, calabaza, legumbres, arroz, setas, arándanos, frambuesas, bayas de goji, cerezas, cebolla, perejil, ajo, canela, jengibre

Las 5 recetas ancestrales básicas:

1. Sauzgatillo. Equilibra el estrógeno y la progesterona. Tome entre 800 y 2.000 mg diarios.
2. Albahaca sagrada. Equilibra la glucosa en sangre y alivia el estrés. Tome entre 800 y 2.000 mg diarios.
3. Jia Wei Xiao Yao San. Los estudios demuestran que esta mezcla de bupleurum, dong quai, peonía, *Atractylodes* y poria mejora los síntomas del SOP. Siga las indicaciones.
4. Fórmula hepática de la MTC. Contiene cardo mariano y diente de león, que promueven el equilibrio hepático y endocrino porque eliminan los xenoestrógenos. Siga las indicaciones.
5. Dong quai. Equilibra las hormonas. Tome 1.000 mg diarios.

Otros remedios: Pruebe la acupuntura, el entrenamiento de fuerza y el ejercicio cardiovascular; reduzca el estrés con lecturas de crecimiento espiritual, paseos al aire libre y periodos de relajación diarios; y duerma entre 8 y 9 horas diarias. El cromo, las vitaminas B y la vitamina D también pueden ser útiles.

Aceites esenciales: Vierta en un difusor 3 gotas de aceite de salvia esclarea, que reduce el cortisol y equilibra el estrógeno, y 3 gotas de aceite de tomillo, que estimula la producción saludable de progesterona.

SÍNDROME PREMENSTRUAL (SPM). Los cambios hormonales durante los siete o quince días previos a la menstruación pueden causar calambres, hinchazón, acné, cambios de humor y dolor en las mamas.

Enfoque ancestral: Según la MTC, el SPM se debe al estancamiento del qi y al déficit de sangre en el hígado.

Alimentos que perjudican	Alimentos que curan
Azúcar, sal, grasas hidrogenadas, gluten y otros alérgenos alimentarios, cafeína, carne grasa, comida grasa o frita, cereales procesados	Espinacas, kale, acelgas, espárragos, alcachofas, coles de Bruselas, brócoli, coliflor, apio, cebolla, cilantro, perejil, remolacha, calabaza, calabacín amarillo, boniato, uvas, bayas de goji, higos, cerezas, cítricos, coco, aceitunas, hígado, caldo de huesos, alimentos ricos en ácidos grasos omega-3 (salmón, atún, semillas de lino), legumbres, arroz, avena, setas, miso, cúrcuma, hinojo

Las 5 recetas ancestrales básicas:

1. Sauzgatillo. Según un estudio, redujo los síntomas en un 93 por ciento.[24] Tome 400 mg con el desayuno.
2. Dong quai. Refuerza la sangre. Tome entre 2 y 4 g repartidos en tres dosis diarias.
3. Fórmula de la MTC para depurar el hígado. El bupleurum, el cardo mariano y el diente de león eliminan los xenoestrógenos del organismo. Siga las indicaciones.
4. Barbatilla. Alivia los calambres y el resto de los síntomas del SPM. Tome 500 mg entre dos y cuatro veces al día.
5. Magnesio y vitamina B6. Juntos equilibran el estrógeno y alivian los síntomas del SPM. Tome 250 mg de magnesio y 50 mg de vitamina B6 dos veces al día.

Otros remedios: Pruebe la acupuntura, haga ejercicio y duerma un mínimo de ocho horas diarias. Reduzca el estrés con la meditación, el triatlón espiritual (pág. 200), el yoga, paseos al aire libre, la práctica de la gratitud y de las afirmaciones positivas y reservando tiempo para hacer cosas con las que disfrute.

Aceites esenciales: Para los calambres, masajéese el abdomen con 3 gotas de aceite de salvia esclarea y 3 gotas de aceite de menta y luego aplíquese paños calientes.

SÍNTOMAS DE MENOPAUSIA. La menopausia comienza doce meses después de la última menstruación, cuando se agota la reserva ovárica. El cambio hormonal puede provocar cambios de humor, sofocos, pérdida de libido, fatiga, aumento de peso e insomnio.

Enfoque ancestral: Según la MTC, los síntomas se asocian a un déficit de qi y de yin en el riñón.

Alimentos que perjudican	Alimentos que curan
Carne procesada, carne con hormonas o antibióticos, comida envasada, hidratos de carbono procesados, azúcar, refrescos, alcohol, cafeína, comida picante	Verduras de hoja verde, brócoli, coliflor, espárragos, algas, calabaza, calabacín amarillo, boniato, arándanos, bayas de goji, manzana, plátano, zarzamoras, melocotón, mango, ternera, pollo, alimentos ricos en ácidos grasos omega-3 (salmón, atún, semillas de lino), aceite de coco y de oliva, soja fermentada (miso, natto), avena, arroz, legumbres, shiitake

Las 5 recetas ancestrales básicas:

1. Cohosh negro. Puede aliviar los sofocos. Tome entre 160 y 200 mg diarios.
2. Sauzgatillo. Alivia los síntomas de la menopausia. Tome entre 160 y 240 mg diarios.
3. Rehmannia. Refuerza los órganos reproductores. Tome hasta 350 mg diarios.
4. Ginseng. Aumenta los niveles de energía. Tome 500 mg dos veces al día.

5. Maca. Puede aliviar los síntomas de la menopausia. Tome entre 1.000 y 2.000 mg diarios.

Otros remedios: Pruebe la acupuntura, haga ejercicio y reduzca el estrés mediante aromaterapia, yoga, paseos al aire libre, cultivando amistades íntimas y lecturas de crecimiento espiritual.

Aceites esenciales: Masajee el puente de los pies y la nuca con 3 gotas de aceite de salvia esclarea (para aliviar la ansiedad y los síntomas), de camomila (para aliviar el estrés), de menta (para aliviar los sofocos) y de tomillo (para equilibrar las hormonas) entre una y tres veces al día.

SINUSITIS. La inflamación de la mucosa que reviste los senos nasales puede llevar a la acumulación de mucosidad, dolor y presión en la frente y en las mejillas. A veces, también da lugar a infecciones.

Enfoque ancestral: Según la MTC, se debe a la humedad en el pulmón, que muchas veces está causada por una mala digestión.

Alimentos que perjudican	Alimentos que curan
Azúcar, zumos de frutas, lácteos, claras de huevo, comida rica en grasas, harina y cereales refinados, plátanos, fruta deshidratada, aguacate, tofu, cerdo, verduras crudas	Verduras de hoja verde, espárragos, brócoli, zanahoria, apio, calabaza, fruta rica en vitamina C (cítricos, kiwi, bayas de goji, piña), alimentos fermentados, miso, garbanzos, *congee* de arroz, caldo de huesos, pollo, pescado salvaje, ajo, cebolla, tomillo, salvia, orégano, jengibre

Las 5 recetas ancestrales básicas:

1. Espray nasal con extracto de semillas de pomelo. Combate la infección. Siga las instrucciones del envase y aplíquelo cuatro veces al día.
2. Equinácea. Ayuda a eliminar la mucosidad y refuerza el sistema inmunitario. Tome 1.000 mg dos veces al día.

3. Fórmula homeopática. La belladona y otros ingredientes homeopáticos ayudan a aliviar los síntomas de la sinusitis. Siga las indicaciones.
4. Ortiga. Actúa como un antihistamínico natural. Tome entre 300 y 500 mg tres veces al día.
5. Bromelina y quercetina. Son antiinflamatorios naturales y mejoran la sinusitis. Siga las indicaciones.

Otros remedios: Despeje las vías nasales con un rinocornio. Duerma entre nueve y diez horas diarias. Use un humidificador para aliviar la congestión. Haga ejercicio físico suave. El astrágalo y los probióticos mejoran la digestión, lo que puede ayudar a prevenir problemas crónicos.

Aceites esenciales: Vierta 5 gotas de aceite de eucalipto o de menta en un difusor, para abrir las vías nasales.

SISTEMA INMUNITARIO DEPRIMIDO. El sistema inmunitario es el responsable de eliminar las bacterias, los virus y las células con mutaciones y es más efectivo cuando está fuerte. Si está debilitado, somos susceptibles a muchas enfermedades estacionales. El estrés, la mala alimentación y la falta de sueño pueden debilitar el sistema inmunitario.

Enfoque ancestral: Según la MTC, reforzar el qi del pulmón y del bazo refuerza el sistema inmunitario.

Alimentos que perjudican	Alimentos que curan
Gluten y otros alérgenos alimentarios, azúcar, hidratos de carbono procesados, aditivos y conservantes, fruta y verdura con pesticidas, carne y lácteos con antibióticos y hormonas, alcohol	Espárragos cocidos, brócoli, coliflor, col, zanahoria, apio, kale, espinacas, calabacín amarillo, calabaza, alimentos ricos en vitamina C (cítricos, kiwi, bayas de goji, amla, arándanos, fresas), alimentos fermentados (miso, ama), *congee* de arroz, caldo de huesos, pollo, salmón, ternera, shiitake, ajo, cebolla, tomillo, orégano, jengibre

Las 5 recetas ancestrales básicas:

1. Probióticos. Los probióticos de organismos del suelo (SBO), como las especies de bacilos, refuerzan el intestino y el sistema inmunitario. Tome entre 25.000 y 50.000 millones de UI diarias.
2. Bayas de saúco. Potencian de forma natural el sistema inmunitario. Siga las indicaciones.
3. Reishi. Refuerzan la respuesta de los anticuerpos. Siga las indicaciones.
4. Astrágalo. Refuerza el intestino y el sistema inmunitario. Tome 1.000 mg dos veces al día.
5. Caldo de huesos. Promueve la salud intestinal. Beba 1 o 2 tazas diarias.

Otros remedios: Pruebe la acupuntura y el ejercicio físico y duerma ocho horas al día. Alivie el estrés con la oración, la meditación, lecturas de crecimiento espiritual, ejercicio físico, paseos al aire libre y descansos a lo largo de la jornada. Avive la alegría estando en compañía de personas a las que ama y haciendo cosas que le gustan. Tome cola de pavo, esquisandra, zinc y vitamina D.

Aceites esenciales: Tome a diario y por vía oral 1 gota de aceite de incienso, de limón y de jengibre para reforzar la salud inmunitaria.

SOBRECRECIMIENTO BACTERIANO EN EL INTESTINO DELGADO (SIBO). El SIBO tiene lugar cuando las bacterias de otras partes del cuerpo migran al intestino delgado, donde provocan dolor intestinal y diarrea.

Enfoque ancestral: Según la MTC, el SIBO se debe al estancamiento del qi en el intestino delgado y al déficit de qi y a la humedad en el bazo. El estrés, la preocupación y trabajar mientras se come agravan el problema.

Alimentos que perjudican	Alimentos que curan
Azúcar, jarabe de maíz con alto contenido en fructosa, néctar de agave, miel, refrescos, fruta deshidratada, yogur de sabores, lácteos con lactosa, cebada, centeno, cereales, ajo, cebolla, espárragos, calabaza violín	Caldo de huesos, colágeno, salmón salvaje, ternera de pasto, pollo, verduras cocidas, verduras de hoja verde, apio, coliflor, zanahoria, calabaza, arándanos, peras asadas, uvas, bayas de goji, aceite de coco, aceitunas, *congee* de arroz germinado, gachas, shiitake, jengibre, hierbas amargas

Las 5 recetas ancestrales básicas:

1. Fórmula de los Cuatro Caballeros de la MTC. Contiene ginseng del pobre (*Codonopsis*), *Atractylodes*, poria y regaliz, que refuerzan el qi del bazo y contrarrestan el estrés. Siga las indicaciones.
2. Astrágalo. Refuerza el sistema digestivo. Tome 1.000 mg una o dos veces al día.
3. Probióticos con SBO. Se ha demostrado que los que contienen *Lactobacillus casei*, *Lactobacillus plantarum* y *Bifidobacterium brevis* alivian el problema. Tome entre 50 y 100 millones de UI diarias.
4. Antimicrobianos botánicos. La hoja de olivo, el lapacho, el orégano y las semillas de pomelo pueden mantener a raya a las bacterias. Siga las indicaciones.
5. Triphala. Sana el intestino. Siga las indicaciones.

Otros remedios: Coma cinco o seis veces al día en pequeñas cantidades para facilitar la digestión de los alimentos. Reduzca el estrés con yoga, taichí, paseos al aire libre, el triatlón espiritual (pág. 200) y periodos de descanso diarios. La acupuntura también ayuda.

Aceites esenciales: Diluya 1 o 2 gotas de aceite de menta, de orégano, de incienso o de clavo en un vaso de agua y bébalo antes de comer.

TORCEDURAS Y ESGUINCES. Consisten en la distensión o el desgarro de tejido conectivo. Las torceduras afectan a los ligamentos (que sujetan las articulaciones) y los esguinces afectan a los músculos y a los tendones (que conectan los músculos al hueso). Tanto unas como otros limitan el movimiento y causan dolor, inflamación y rigidez.

Enfoque ancestral: Según la MTC, la causa es el exceso de calor en un área localizada.

Alimentos que perjudican	Alimentos que curan
Azúcar, edulcorantes artificiales, sal, cereales refinados, comida envasada, comida basura, grasas hidrogenadas, fritos, cafeína, refrescos, alcohol	Verduras de hoja verde, espárragos, brócoli, coliflor, zanahoria, remolacha, calabaza, frutos del bosque, higos, kiwi, piña, nueces, semillas de chía y de lino, caldo de huesos, salmón y otros pescados salvajes, ternera de pasto, aguacate, aceite de oliva, coco, té verde, cúrcuma, galangal, jengibre, romero

Las 5 recetas ancestrales básicas:

1. Árnica. Alivia el dolor, los hematomas y la inflamación. Siga las indicaciones.
2. Hielo. Alivia el dolor y la inflamación. Envuelva una bolsa de gel frío en un paño fino y aplíquela sobre el área afectada durante veinte minutos tres veces al día durante los primeros dos días. El tercer día, alterne bolsas de gel frío y caliente durante diez minutos cada una tres veces al día.
3. Caldo de huesos. Contiene colágeno, que reconstruye el tejido conectivo. Beba 2 o 3 tazas al día.
4. Cúrcuma. Reduce la inflamación. Tome entre 1.000 y 3.000 mg diarios.
5. Sales de baño Epsom. El magnesio de las sales Epsom es terapéutico. Siga las instrucciones del envase y tome un baño de veinte o treinta minutos de duración una o dos veces al día.

Otros remedios: Pruebe la acupuntura. Tómese un descanso de la actividad diaria y deje que el dolor decida cuándo reanudarla. Durante las primeras cuarenta y ocho horas, eleve el área afectada y comprímala con un vendaje deportivo.

Aceites esenciales: Masajee el área afectada con 3 gotas de aceite de menta, de helicriso o de mejorana diluidas en ½ cucharadita de aceite de coco.

TRASTORNO POR DÉFICIT DE ATENCIÓN CON HIPERACTIVIDAD (TDAH). Este trastorno del desarrollo neurológico infantil se caracteriza por una pauta de falta de atención con o sin hiperactividad e impulsividad. Puede ser consecuencia de la exposición a toxinas o a aditivos químicos en la alimentación, así como de la genética. De todos modos, cuestione el diagnóstico. Algunos niños presentan estos síntomas porque se aburren o porque tienen un estilo de aprendizaje fundamentalmente cinestésico.

Enfoque ancestral: Según la MTC, el origen de este trastorno es el calor húmedo en el bazo y en el hígado.

Alimentos que perjudican	Alimentos que curan
Azúcar, edulcorantes artificiales, gluten, nitritos, lácteos convencionales, colorantes alimentarios, cafeína, GMS, grasas hidrogenadas y proteínas vegetales hidrolizadas	Caldo de huesos, ternera de pasto, carne de ave, huevos, espinacas, kale, brócoli, coliflor, zanahoria, calabaza, bayas, manzanas, arroz, avena, alimentos ricos en probióticos, aceite de coco, aguacate, salmón y otros alimentos ricos en ácidos grasos omega-3

Las 5 recetas ancestrales básicas:

1. Probióticos. El TDAH podría estar asociado a problemas intestinales provocados por el consumo de azúcares y de antibióticos, por lo que es posible que los probióticos vayan bien. Tome entre 25.000 millones y 1 billón de UI diarias.
2. Aceite de CBD. Podría reducir la hiperactividad, la impulsividad y la falta de atención.[25] Pruebe con 10 mg diarios. Experimente hasta que encuentre la dosis mínima efectiva, hasta 100 mg diarios.

3. Grasas de pescado. Los ácidos grasos omega-3 mejoran la función cerebral. Tome 1.000 mg diarios.
4. Multivitaminas. El zinc, el hierro, el magnesio y las vitaminas B podrían mejorar los síntomas. Siga las indicaciones.
5. Proteína de caldo de pollo o de colágeno. Beneficia a la salud intestinal. Tome entre 10 y 30 mg diarios.

Otros remedios: Ejercicio físico, oración, ocho horas de sueño diarias y pasar tiempo al aire libre.

Aceites esenciales: Haga tres inhalaciones de aceite de vetiver, romero o cedro tres veces al día.

ÚLCERAS. Los ácidos gástricos y las bacterias (el *H. pylori* es la más común), el abuso de analgésicos sin receta y otras toxinas pueden dañar la mucosa que reviste el interior del estómago y provocar dolor sordo, pérdida de peso, pérdida del apetito, náuseas, vómitos, hinchazón y eructos.

Enfoque ancestral: Según la MTC, el origen es el calor en el estómago, consecuencia de la preocupación y del estrés excesivo.

Alimentos que perjudican	Alimentos que curan
Azúcar, refrescos, comida procesada, comida envasada, lácteos y carne convencionales, alcohol, chocolate, cítricos, fritos, tomates, menta, comida picante (pimienta, guindilla, guindilla en polvo)	Jugo de col, caldo de huesos, pescado salvaje, pollo, espárragos cocidos, brócoli, col, coliflor, zanahoria, apio, hinojo, verdura de hoja verde, calabaza, perejil, aguacate, coco, uva negra, manzana, bayas de goji, *congee* de arroz, gachas, miso, shiitake

Las 5 recetas ancestrales básicas:

1. Regaliz. Bloquea la proliferación del *H. Pylori*. Tome entre 500 y 1.000 mg diarios.
2. Probióticos. Equilibran las bacterias intestinales. Tome entre 25.000 y 50.000 millones de UI diarias.

3. Zumo de áloe vera. Estimula la cicatrización. Tome de 100 a 200 mg diarios.
4. Zinc. Refuerza la mucosa gástrica y estomacal. Tome 30 mg una o dos veces al día.
5. Caldo de huesos y proteína de colágeno. Repara la mucosa intestinal. Tome entre 10 y 40 mg de suplemento en polvo o 2 tazas de caldo diarias.

Otros remedios: Pruebe la acupuntura, haga ejercicio y reduzca el estrés con lecturas de crecimiento espiritual, yoga, paseos al aire libre y la práctica de la gratitud. Trabaje menos y hable con amigos o con un terapeuta. Coma fundamentalmente alimentos cocidos, tome 1 taza de infusión de camomila o de olmo americano tres veces al día y no coma después de las 19:00, para que el organismo tenga tiempo de digerir completamente toda la comida.

Aceites esenciales: Vierta en un difusor 5 gotas de aceite de lavanda, incienso, salvia esclarea, albahaca sagrada o camomila para aliviar el estrés y facilitar la serenidad.

VENAS VARICOSAS. Esas venas azules protuberantes, que aparecen sobre todo en las piernas, provocan dolor en esas extremidades, sobre todo cuando se está de pie durante periodos de tiempo prolongados. El sobrepeso y el sedentarismo aumentan el riesgo, al igual que la edad, los antecedentes familiares, el embarazo, los anticonceptivos orales y los daños solares en la piel.

Enfoque ancestral: Según la MTC, el origen es la estasis de la sangre y el déficit de qi en el bazo, porque este rige el músculo liso, que incluye el de los vasos sanguíneos y las venas.

Alimentos que perjudican	Alimentos que curan
Grasas hidrogenadas, azúcar, comida procesada, alcohol, cafeína	Espinacas, kale, espárragos, alcachofas, brócoli, coliflor, apio, cilantro, perejil, remolacha, calabaza, calabacín amarillo, cítricos, albaricoque, ciruelas, caldo de huesos, alimentos ricos en ácidos grasos omega-3 (salmón, semillas de lino), legumbres, arroz, avena, setas, cúrcuma

Las 5 recetas ancestrales básicas:

1. Rusco. Ayuda a las venas a contraerse. Tome 200 mg dos o tres veces al día.
2. Castaño de Indias. Activa la circulación y reduce la hinchazón. Tome entre 100 y 150 mg de escina (el ingrediente activo) diarios. La mayoría de los extractos contienen un 20 por ciento de escina.
3. Arándanos. Refuerzan las venas y estimulan la circulación. Siga las indicaciones.
4. Gingko biloba. Es un antioxidante muy potente. Tome entre 60 y 120 mg dos veces al día.
5. Caldo de huesos en polvo o colágeno en polvo. El colágeno reviste las paredes de las venas y refuerza la capacidad de estas para bombear la sangre. Tome entre 10 y 40 mg diarios.

Otros remedios: Pruebe la acupuntura y haga ejercicio, como el yoga, pasear al aire libre, ciclismo o natación. Y haga cosas que le gusten, porque el mal humor puede empeorar las varices.

Aceites esenciales: Masajee la zona afectada dos veces al día con una mezcla de 5 gotas de aceite de ciprés o de tomillo y hamamelis.

VERRUGAS. Estas excrecencias benignas y rugosas son consecuencia del virus del papiloma humano y aparecen fundamentalmente en las manos, las piernas, las plantas de los pies y los genitales.

Enfoque ancestral: Según la MTC, el origen es la estasis y el calor húmedo en la sangre.

Alimentos que perjudican	Alimentos que curan
Azúcar, edulcorantes artificiales, comida envasada y procesada, comida picante, comida basura, helados	Kale, espinacas, brócoli, col, zanahoria, pimiento rojo, apio, cilantro, perejil, remolacha, rábano, cebolla, calabaza, críticos, melocotón, ciruela, mango, papaya, caldo de huesos, hígado, pescado salvaje, coquitos de Brasil, castañas, garbanzos, arroz, avena, setas, algas, cúrcuma, té verde

Las 5 recetas ancestrales básicas:

1. Aceite de tuya. Se extrae de la hoja de tuya y es un tratamiento homeopático efectivo contra las verrugas. Tome tuya occidental o aplíquela tópicamente, siempre siguiendo las instrucciones.
2. Hoja de olivo. Tiene propiedades antivíricas. Tome 500 mg dos veces al día.
3. Equinácea y astrágalo. Refuerzan el sistema inmunitario. Tome diariamente 1.000 mg de cada uno de ellos.
4. Dong quai y rehmannia. Juntos, activan la circulación sanguínea. Siga las indicaciones. (Evite la rehmannia si está embarazada o da el pecho.)
5. Selenio y zinc. Refuerce el sistema inmunitario. Tome 200 mcg de selenio y 30 mg de zinc diarios.

Otros remedios: Pruebe la acupuntura y reduzca el estrés mediante la oración, la meditación y lecturas de crecimiento espiritual. Aborde la depresión, el dolor, el duelo, el resentimiento y la hostilidad que podrían dar lugar a la estasis de la sangre (hablar con un terapeuta le será útil). Antes de acostarse, corte un trozo pequeño de patata cruda, fíjela con esparadrapo sobre la verruga y manténgala así toda la noche. Practique la gratitud y programe actividades divertidas.

Aceites esenciales: Mezcle 1 gota de aceite de orégano, 1 gota de aceite de incienso y 1 cucharadita de aceite de coco. Aplíquese la mezcla sobre la verruga dos o tres veces al día hasta que desaparezca.

Cuarta parte

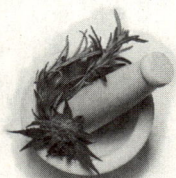

RECETAS ANCESTRALES

Consejos a la hora de hacer la compra

- En la medida de lo posible, opte por fruta y verdura orgánicas.
- Compre carne sin antibióticos y de reses alimentadas con pasto y criadas en libertad.
- Compre pescado salvaje.

Tipos de alimentación

Sin lácteos

Sin gluten

Keto

Baja en hidratos de carbono

Paleo

Vegana

Vegetariana

BEBIDAS

Batido de cerezas y vainilla

Raciones: 1 o 2
Tiempo total: 2 minutos

Ingredientes
140 g de cerezas congeladas
1 cucharada de semillas de chía
125 ml de leche de almendras sin azúcar
1 medida de proteína de colágeno en polvo con sabor a vainilla

Preparación
Introduzca todos los ingredientes en una batidora potente. Triture hasta que haya obtenido una masa homogénea y sin grumos. Si desea una consistencia más líquida, añada un poco más de agua.

Batido de arándanos y vainilla

Raciones: 1 o 2
Tiempo total: 2 minutos

Ingredientes
140 g de arándanos congelados
½ plátano
125 ml de leche de coco sin azúcar
1 medida de proteína de colágeno en polvo con sabor a vainilla

Preparación
Introduzca todos los ingredientes en una batidora potente. Triture hasta que haya obtenido una masa homogénea y sin grumos. Si desea una consistencia más líquida, añada un poco más de agua.

Batido de calabaza

Raciones: 1

Tiempo total: 5 minutos

Ingredientes
125 ml de leche de almendras o de coco sin azúcar

125 g de puré de calabaza

1 medida de proteína de colágeno en polvo con sabor a vainilla

¼ de cucharadita de la mezcla de especias para tarta de calabaza (canela, jengibre, pimienta de Jamaica, nuez moscada y clavo molidos)

Preparación
Introduzca todos los ingredientes en una batidora potente. Triture hasta que haya obtenido una masa homogénea y sin grumos. Si desea una consistencia más líquida, añada un poco más de agua.

Batido de cerezas y chocolate

Raciones: 1

Tiempo total: 5 minutos

Ingredientes
250 ml de leche de coco

140 g de cerezas congeladas

1 medida de proteína de colágeno en polvo con sabor a chocolate

3 o 4 cubitos de hielo

Preparación
Introduzca todos los ingredientes en una batidora potente. Triture hasta que haya obtenido una masa homogénea y sin grumos. Si desea una consistencia más líquida, añada un poco más de agua.

Batido de bayas de goji y colágeno

Raciones: 1
Tiempo total: 5 minutos

Ingredientes

250 ml de leche de almendras sin azúcar
2 cucharadas de bayas de goji en polvo
140 g de arándanos
1 medida de proteína de colágeno en polvo con sabor a vainilla

Preparación

Introduzca todos los ingredientes en una batidora potente. Triture hasta que haya obtenido una masa homogénea y sin grumos. Si desea una consistencia más líquida, añada un poco más de agua.

Batido depurativo

Raciones: 1
Tiempo total: 15 minutos

Ingredientes

25 g de zanahoria picada
½ manzana, troceada
375 ml de agua, y un poco más si es necesario
1 puñado de hojas de espinacas
1 cucharada de té matcha en polvo
3 o 4 cubitos de hielo

Preparación

Introduzca un cesto para cocinar al vapor en un cazo pequeño y vierta agua hasta unos 2,5 cm de altura. Lleve a ebullición a fuego medio-alto. Añada la zanahoria y la manzana, tape el cazo y cueza al vapor durante unos 10 minutos. Deposite la zanahoria y la manzana sobre un colador y enjuague con agua fría para detener la cocción.

Pase la zanahoria y la manzana a una batidora y añada el agua, las espinacas, el té matcha y los cubitos de hielo. Triture hasta que haya obtenido una masa homogénea y sin grumos. Si desea una consistencia más líquida, añada un poco más de agua.

Batido depurativo de plátano y vainilla

Raciones: 1
Tiempo total: 5 minutos

Ingredientes
375 ml de agua
100 g de piña, cortada en dados
30 g de espinacas • ½ plátano
1 medida de proteína de colágeno en polvo con sabor a vainilla

Preparación
Introduzca todos los ingredientes en una batidora potente. Triture hasta que haya obtenido una masa homogénea y sin grumos. Si desea una consistencia más líquida, añada un poco más de agua.

Matcha latte

Raciones: 1
Tiempo total: 10 minutos

Ingredientes
375 ml de leche de almendras o de coco sin azúcar
1 medida de proteína de colágeno en polvo sin sabor
1 cucharada de té matcha en polvo
1 cucharadita de aceite de coco
1 cucharadita de jarabe de arce (opcional; si la añade, será una receta no apta para dietas keto, paleo o bajas en hidratos de carbono)
1 pizca de canela molida (opcional)

Preparación

Caliente la leche en un cazo pequeño.

Pase la leche a una batidora y añada la proteína en polvo, el té matcha en polvo, el aceite de coco y el jarabe de arce (si lo usa). Bata hasta obtener una consistencia homogénea y sin grumos.

Espolvoree la canela por encima, si lo desea.

Leche dorada con cúrcuma

Raciones: 2
Tiempo total: 10 minutos

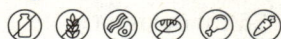

Ingredientes

500 ml de leche de almendras o de coco sin azúcar

1 cucharada de aceite de coco

1 cucharada de cúrcuma en polvo

1 cucharadita de jarabe de arce (opcional; si la añade, será una receta no apta para dietas keto, paleo o bajas en hidratos de carbono)

½ cucharadita de extracto de vainilla

⅛ a ¼ de cucharadita de canela molida

⅛ a ¼ de cucharadita de jengibre en polvo

⅛ cucharadita de pimienta negra molida

1 pizca de canela molida (opcional)

Preparación

Vierta la leche de almendras o de coco, el aceite de coco y la cúrcuma en un cazo pequeño. Remueva a fuego medio hasta que se haya calentado completamente y los ingredientes se hayan mezclado bien.

Añada el jarabe de arce (si ha decidido usarlo), la vainilla, la canela, el jengibre y la pimienta. Remueva bien hasta que los ingredientes se hayan mezclado completamente.

Espolvoree una pizca de canela por encima, si quiere.

DESAYUNO

5 maneras de preparar *congee*

Raciones: 4
Preparación: 5 minutos
Tiempo total: 1 ¼ horas

PARA REFORZAR EL SISTEMA INMUNITARIO ⊘ ✻

Ingredientes
200 g de arroz basmati blanco
1 l de caldo de pollo o de agua
1 cucharadita de sal marina

Ingredientes opcionales:
Shiitake laminados
Cebolleta picada
Algas nori en juliana
Perejil fresco picado

Preparación
Enjuague y escurra el arroz y páselo a una cazuela mediana. Añada el caldo y la sal.

Lleve a ebullición a fuego medio-alto y reduzca para que siga hirviendo a fuego lento. Mantenga al fuego durante al menos 1 hora y remueva de vez en cuando hasta que la mezcla alcance la consistencia de unas gachas.

Reparta en cuatro cuencos y añada los ingredientes de su elección.

Acción antiinflamatoria (🥦) (🌾) (🍋)

Ingredientes
200 g de arroz jazmín integral
1 ½ l de caldo de setas
2 cucharaditas de cúrcuma molida
1 cucharadita de sal marina

Ingredientes opcionales:
Jengibre fresco rallado
Cebolleta picada
Aminoácidos de coco o tamari
Cilantro fresco picado

Preparación
Enjuague y escurra el arroz y páselo a una cazuela mediana. Añada el caldo, la cúrcuma y la sal.

Lleve a ebullición a fuego medio-alto y reduzca para que siga hirviendo a fuego lento. Mantenga al fuego durante al menos 1 hora y remueva de vez en cuando hasta que la mezcla alcance la consistencia de unas gachas.

Reparta en cuatro cuencos y añada los ingredientes de su elección.

Para facilitar la digestión (🥦) (🌾) (🍳) (🫛) (🍋)

Ingredientes
200 g de falso arroz de coliflor o de coliflor picada muy fina
2 cucharadas de aceite de coco
1 l de caldo de pollo (o de leche de coco, si quiere una versión dulce)
1 cucharadita de sal marina

Ingredientes opcionales:
Setas troceadas
Ajo picado
Jengibre fresco picado
Pollo a la plancha desmenuzado
Proteína de colágeno en polvo con sabor a miel o a vainilla, y canela
molida o mezcla de especias para tarta de calabaza (para una ver-
sión dulce)

Preparación

Enjuague y escurra la coliflor y pásela a una cazuela mediana. Añada
el aceite de coco, el caldo y la sal.

Lleve a ebullición a fuego medio-alto y reduzca para que siga hirviendo a fuego lento. Mantenga al fuego durante al menos 30 minutos y remueva de vez en cuando hasta que la mezcla alcance la
consistencia de unas gachas.

Reparta en cuatro cuencos y añada los ingredientes de su elección.

PARA AUMENTAR EL NIVEL DE ENERGÍA (✗) (✦)

Ingredientes

160 g de avena cortada al acero
1 l de agua
2 medidas de proteína de colágeno en polvo sin sabor
1 cucharadita de sal marina

Ingredientes opcionales:
Arándanos
Semillas de cáñamo
Miel cruda
Polen de abeja

Preparación

Enjuague y escurra la avena y pásela a una cazuela mediana. Añada el agua, el colágeno en polvo y la sal.

Lleve a ebullición a fuego medio-alto y reduzca para que siga hirviendo a fuego lento. Mantenga al fuego durante al menos 1 hora y remueva de vez en cuando hasta que la mezcla alcance la consistencia de unas gachas.

Reparta en cuatro cuencos y añada los ingredientes de su elección.

PARA DAR FUERZA ⓧ ⊛

Ingredientes

185 g de quinoa
1 ½ l de caldo de pollo
1 cucharadita de sal marina

Ingredientes opcionales:

Huevos escalfados
Cebolleta picada
Espinacas o kale picadas
Tamari

Preparación

Enjuague y escurra la quinoa y pásela a una cazuela mediana. Añada el caldo y la sal.

Lleve a ebullición a fuego medio-alto y reduzca para que siga hirviendo a fuego lento. Mantenga al fuego durante al menos 1 hora y remueva de vez en cuando hasta que la mezcla alcance la consistencia de unas gachas.

Reparta en cuatro cuencos y añada los ingredientes de su elección.

Puré de boniato con longaniza de pollo

Raciones: 4
Tiempo total: 25 minutos

Ingredientes

4 cucharadas de aceite de coco, separadas

3 boniatos medianos, pelados y rallados

360 g de kale al vapor troceada

½ cebolla, picada fina

2 dientes de ajo, picados finos

1 cucharadita de sal marina

1 cucharadita de pimienta negra molida

450 g de longaniza de pollo, sin el envoltorio

Perejil fresco picado, para la guarnición

Preparación

Caliente 2 cucharadas de aceite de coco a fuego medio-alto en una sartén mediana. Añada el boniato, el kale, la cebolla, el ajo, la sal y la pimienta y sofría, removiendo de vez en cuando, durante unos 20 minutos o hasta que los boniatos estén blandos.

Caliente las otras 2 cucharadas de aceite de coco a fuego medio en otra sartén mediana. Añada la longaniza de pollo y sofríala, desmenuzando la carne con una cuchara de madera, durante 5 minutos o hasta que esté hecha por completo. Pase la carne a la sartén con las verduras y remueva para mezclar bien.

Reparta en cuatro platos y esparza el perejil picado por encima.

Frittata de setas y kale

Raciones: 4
Tiempo total: 25 minutos

Ingredientes

250 ml de agua

1 medida de proteína de colágeno sin sabor o de caldo de huesos en polvo

½ cucharadita de sal marina

360 g de kale al vapor troceada

100 g de setas laminadas

½ cebolla roja, picada

½ pimiento rojo, sin semillas y en dados

8 huevos grandes

1 cucharada de albahaca fresca picada

¼ de cucharadita de pimienta roja majada (opcional)

Preparación

Encienda el grill.

Vierta el agua, la proteína en polvo y la sal en una sartén grande y apta para horno y lleve a ebullición a fuego medio-alto. Luego reduzca y deje hervir a fuego lento.

Añada el kale, las setas, la cebolla y el pimiento y cueza a fuego lento durante 8 minutos. En un cuenco mediano, bata los huevos, la albahaca y la pimienta roja majada (si la usa). Añada el huevo batido a la sartén y remueva bien para mezclar todos los ingredientes.

Suba a fuego medio, tape la sartén y cocine de 4 a 6 minutos o hasta que el huevo empiece a cuajar.

Quite la tapa y meta la sartén en el horno, bajo el grill, de 4 a 6 minutos o hasta que los huevos se hayan cuajado del todo y se empiecen a tostar. Controle la cocción para que los huevos no se quemen.

Corte la *frittata* en cuñas y sírvala.

Tortitas de calabaza y arándanos

Raciones: 2
Tiempo total: 30 minutos

Ingredientes

2 huevos grandes

125 ml de leche de coco

100 g de puré de calabaza

2 cucharadas de mantequilla ecológica sin sal, fundida

1 cucharadita de extracto de vainilla

120 g de preparado para tortitas sin gluten

1 cucharadita de canela molida

70 g de arándanos frescos o congelados

1 cucharadita de aceite de coco

Preparación

En un cuenco mediano, bata los huevos, la leche de coco, el puré de calabaza, la mantequilla fundida y la vainilla hasta que haya obtenido una masa homogénea y sin grumos.

Añada el preparado para tortitas y remueva bien. Ahora añada los arándanos y, con una espátula de silicona, remueva la masa para repartirlos de forma homogénea, procurando que no haya grumos y sin aplastarlos.

Caliente una plancha a fuego medio-bajo y píntela con el aceite de coco. Para cada tortita, vierta 1 cucharada de la masa sobre la plancha caliente. Mantenga la masa en el fuego hasta que empiece a burbujear, dele la vuelta y manténgala al fuego durante 1 o 2 minutos más, hasta que la parte inferior se haya hecho. Pase la tortita a un plato y siga con el resto de la masa.

Panecillos dulces con frutos del bosque

Raciones: 6
Preparación: 25 minutos
Tiempo total: 1 hora

Ⓧ Ⓦ Ⓓ

Ingredientes

PANECILLOS

220 g de harina de avena

45 g de azúcar de coco

1 cucharada de levadura

1 cucharadita de canela molida

½ cucharadita de sal marina

1 cucharadita de extracto de vainilla

1 cucharadita de zumo de limón recién exprimido

85 g de mantequilla de coco

85 ml de leche de almendras sin azúcar

140 g de arándanos

GLASEADO DE ANACARDOS Y LIMÓN (*opcional*)

140 g de anacardos, previamente remojados de 4 a 12 horas en el frigorífico y escurridos

125 ml de leche de almendras sin azúcar, y más si es necesario

60 ml de sirope de arce

3 cucharadas de zumo de limón recién exprimido

1 cucharadita de extracto de vainilla

¼ de cucharadita de sal marina

Preparación

Precaliente el horno a 190 °C. Forre con papel de horno una bandeja con borde.

En un cuenco grande, bata la harina de avena, el azúcar de coco, la levadura, la canela, la sal, la vainilla y el zumo de limón.

Caliente la mantequilla de coco a fuego medio-bajo en un cazo pequeño, para que sea fácil de sacar a cucharadas y no esté seca ni grumosa.

Añada la mantequilla de coco al cuenco y use las manos o un cortador de pasta para amasar hasta que la mezcla se desmenuce bien en trozos del tamaño de guijarros.

Añada la leche de almendras y amase con las manos. No trabaje la masa en exceso: deje de amasar cuando todo esté bien integrado. Añada los arándanos con cuidado.

Si la masa está húmeda, métala en el congelador durante 15 minutos para que adquiera firmeza.

Forme con la masa un disco de unos 20 cm de diámetro. Córtelo en seis cuñas y páselas a la bandeja de horno que ha preparado previamente.

Hornee de 15 a 18 minutos o hasta que los bordes de la masa se hayan dorado.

Deje que los panecillos se enfríen un poco antes de servirlos. Si va a usar el glaseado de anacardos y limón, déjelos enfriar del todo.

Para preparar el glaseado, incorpore los anacardos escurridos, la leche de almendras, el sirope de arce, el zumo de limón, la vainilla y la sal en el vaso de una batidora o robot de cocina. Triture hasta obtener una textura lisa. Si el glaseado queda demasiado espeso, vaya añadiendo más leche de almendras, cucharada a cucharada, hasta conseguir la consistencia deseada.

Vierta el glaseado sobre los panecillos y deje reposar unos 10 minutos antes de servir.

Compota de tarta de manzana

Raciones: 2
Tiempo total: 15 minutos

Ingredientes

2 manzanas, peladas, descorazonadas y troceadas
500 ml de agua
2 cucharadas de aceite de coco
2 cucharadas de mantequilla de almendras

2 dátiles Medjul, sin hueso y picados finos
¼ de cucharadita de canela molida
1 pizca de sal marina

Preparación

Ponga todos los ingredientes en una cazuela mediana y remueva bien. Lleve a ebullición a fuego medio, removiendo con frecuencia. Deje hervir durante 2 minutos y reduzca el fuego para que siga hirviendo a fuego lento. Prolongue la cocción durante 5 minutos, removiendo de vez en cuando.

Vierta la compota en uno o más tarros de conserva y deje que se enfríe hasta que alcance la temperatura ambiente. Cierre los tarros y guárdelos en el frigorífico.

Gachas de pera de la noche a la mañana

Raciones: 4
Preparación: 5 minutos
Tiempo total: 1 noche

Ingredientes

160 g de copos de avena cortados con acero
1 l de agua
2 peras nashi, descorazonadas y troceadas
1 cucharada de manteca de coco
75 g de nueces picadas
1 cucharadita de canela molida

Preparación

La noche antes de servir las gachas, introduzca la avena, el agua, las peras y la manteca de coco en una cazuela mediana. Lleve a ebullición a fuego medio y apague el fuego. Tape la cazuela y deje reposar a temperatura ambiente durante toda la noche.

Por la mañana, caliente las gachas a fuego medio-alto entre 5 y 10 minutos, removiendo de vez en cuando.

Sirva en cuatro cuencos y esparza nueces molidas y canela sobre cada uno de ellos.

Parfait de yogur de coco

Raciones: 1
Tiempo total: 5 minutos

Ingredientes
285 g de yogur de leche de coco
2 cucharadas de semillas de cáñamo
125 g de frutos del bosque variados
55 g de granola al horno (pág. 384) o comercial

Preparación
Vierta la mitad del yogur en un vaso ancho. Ponga por encima una capa con la mitad de las semillas de cáñamo, otra con la mitad de los frutos del bosque y otra con la mitad de la granola. Repita las capas.

Tostada elemental

Raciones: 2
Tiempo total: 10 minutos

Ingredientes
1 aguacate mediano, pelado y sin hueso
½ cebolla, picada
2 rebanadas de pan de grano de trigo germinado, tostadas
6 lonchas delgadas de salmón ahumado
2 cucharaditas de alcaparras
El zumo de ½ limón
Sal marina y pimienta negra molida, al gusto

Preparación

Maje el aguacate en un cuenco pequeño y añada la cebolla. Unte las tostadas con una capa uniforme de la crema de aguacate. Disponga el salmón encima, acompañado de las alcaparras y del zumo de limón. Salpimiente.

SOPAS

Sopa de pollo reparadora

Raciones: 4
Preparación: 10 minutos
Tiempo total: 40 minutos

Ingredientes

1 cucharada de aceite de coco
500 g de calabaza violín, pelada y troceada
25 g de cebolla roja, picada
425 g de pollo a la plancha desmenuzado
2 l de caldo de huesos de pollo (u 8 medidas de proteína de caldo de pollo o de colágeno en polvo sin sabor disueltas en 2 l de agua)
2 cucharadas de ajo picado
1 cucharadita de sal marina
1 cucharadita de pimienta negra molida
½ cucharadita de cúrcuma molida

Preparación

Caliente el aceite de coco a fuego medio-alto en una olla grande. Incorpore la calabaza y la cebolla y sofríalas, removiendo con frecuencia, durante 3 o 4 minutos o hasta que se hayan pochado.

Añada el pollo, el caldo, el ajo, la sal, la pimienta y la cúrcuma. Lleve a ebullición y baje el fuego a medio-bajo.

Tape la olla y deje hervir la sopa a fuego lento durante 25 o 30 minutos, o hasta que la calabaza se haya hecho del todo.

Sopa del Dr. Axe para reforzar el sistema inmunitario

Raciones: 8
Preparación: 15 minutos
Tiempo total: 45 minutos

Ingredientes
1 cucharada de aceite de coco
½ cebolla, picada
1 kg de muslos de pollo deshuesados, sin piel y en dados
2 l de caldo de huesos de pollo (u 8 medidas de proteína de caldo de pollo o de colágeno en polvo sin sabor disueltas en 2 l de agua)
1 coliflor, sin el tronco y troceada
200 g de kale, sin el tallo y troceado
300 g de shiitake, troceados
70 g de pasta de miso blanco (de garbanzo o de soja)

Preparación
Caliente el aceite de coco a fuego medio en una olla grande. Añada la cebolla y el pollo y sofría, removiendo con frecuencia, durante unos 10 minutos o hasta que la carne se haya dorado.

Incorpore el caldo, la coliflor, el kale, las setas y el miso. Lleve a ebullición y reduzca el fuego a medio-bajo.

Tape la olla y deje hervir a fuego lento durante 20 o 25 minutos, o hasta que la coliflor esté completamente cocida.

Estofado de ternera

Raciones: 6
Preparación: 20 minutos
Tiempo total: 6-8 horas

Ⓧ Ⓧ Ⓧ

Ingredientes

1 kg de carne de ternera de pasto para estofado
4 zanahorias, peladas y en trozos grandes
2 nabos, pelados y en trozos grandes
500 ml de caldo de ternera
2 cucharadas de salsa Worcestershire
2 cucharadas de vinagre balsámico
1 lata (170 g) de concentrado de tomate
1 lata (415 g) de tomate asado
145 g de setas, por ejemplo champiñones, en láminas
1 cebolla, cortada en rodajas
1 cucharaditas de ajo en polvo
1 cucharadita de cebolla en polvo
1 cucharadita de pimentón ahumado
2 cucharadas de eneldo fresco picado
¼ de almidón de tapioca
1 cucharadita de sal marina
1 cucharadita de pimienta negra molida
Perejil fresco picado, como guarnición

Preparación

Introduzca todos los ingredientes (excepto el perejil) en una olla de cocción lenta. Tápela y cueza a baja temperatura entre 6 y 8 horas. En el momento de servir, esparza perejil picado sobre los platos.

Crema de calabaza violín

Raciones: 6-8
Preparación: 20 minutos
Tiempo total: 1 hora

ⓧ ⓨ ⓩ ⓦ

Ingredientes

1 cucharada de aceite de coco

1 calabaza violín grande o 2 pequeñas, cortada longitudinalmente por la mitad y sin semillas

Sal marina y pimienta negra molida, al gusto

3 zanahorias, picadas

½ cebolla blanca, cortada en rodajas

2 dientes de ajo, picados

1 manzana verde, pelada, descorazonada y laminada

1 cucharada de mantequilla ecológica sin sal

1 cucharadita de jengibre molido

½ cucharadita de canela molida

½ cucharadita de nuez moscada molida

1 ¼ l de caldo de verduras

Preparación

Precaliente el horno a 220 °C. Engrase con el aceite de coco dos bandejas de horno con borde.

Salpimiente la cara interna de las dos mitades de calabaza y colóquelas en las bandejas de horno con la cara cortada hacia abajo.

Distribuya la zanahoria, la cebolla y la manzana alrededor de las mitades de calabaza. Hornee durante 40 minutos o hasta que la calabaza esté blanda.

Deje que la calabaza se enfríe ligeramente y, con ayuda de una cuchara, pase la pulpa al vaso de una batidora. Añada la zanahoria, la cebolla, el ajo, la manzana, la mantequilla, el jengibre, la canela y la nuez moscada. Triture hasta obtener un puré homogéneo.

Lleve el caldo de verduras a ebullición en una olla grande a fuego medio-alto. Baje un poco el fuego, añada el puré de calabaza y remueva hasta que todo quede bien integrado. Mantenga a fuego medio durante 5 minutos; pasado ese tiempo, deje hervir a fuego lento durante 10 minutos más. Salpimiente.

Sopa de zanahoria y jengibre

Raciones: 8
Preparación: 20 minutos
Tiempo total: 1 hora

Ingredientes
1 kg de zanahorias, peladas y en rodajas
3 cucharadas de jengibre fresco rallado
3 dientes de ajo, picados
1 ½ l de caldo de verduras
1 cucharada de aceite de coco
2 cebollas, picadas
250 ml de leche de coco
Sal marina, pimienta negra molida y cebolla en polvo, al gusto

Preparación
Ponga la zanahoria, el jengibre, el ajo y el caldo de verduras en una olla grande. Lleve a ebullición a fuego medio-alto. Baje el fuego y deje hervir durante unos 20 minutos o hasta que las zanahorias estén blandas. Deje que la sopa se enfríe un poco.

Mientras tanto, caliente el aceite de coco a fuego medio-alto en una sartén. Añada la cebolla y sofríala durante unos 10 minutos, removiendo de vez en cuando.

Pase el caldo y la cebolla a una batidora (en tandas, si es necesario) y triture hasta obtener una crema homogénea y sin grumos.

Vierta la crema de nuevo en la olla, añada la leche de coco, la sal, la pimienta negra molida y la cebolla en polvo y remueva bien. Vuelva a calentar la crema a fuego medio.

Sopa de coliflor

Raciones: 8
Preparación: 20 minutos
Tiempo total: 40 minutos

Ⓧ Ⓧ Ⓧ

Ingredientes

1 cucharada de aceite de coco o de mantequilla ecológica sin sal

1 coliflor, sin el tallo y cortada en dados

2 nabos, pelados y en dados

1 cebolla, picada

5 dientes de ajo, picados

1 l de caldo de huesos de pollo (o 4 medidas de proteína de caldo de pollo o de colágeno en polvo sin sabor disueltas en 1 l de agua)

1 cucharadita de jengibre fresco rallado o ½ cucharadita de jengibre en polvo

2 cucharaditas de cúrcuma molida

1 cucharadita de comino molido

½ cucharadita de sal marina

El zumo de ½ limón

2 latas (400 g) de leche de coco

Preparación

Caliente el aceite de coco a fuego medio en una olla grande hasta que empiece a brillar. Incorpore la coliflor, los nabos, la cebolla y el ajo y sofría, removiendo con frecuencia, de 5 a 8 minutos o hasta que la verdura esté tierna.

Suba el fuego. Añada el caldo de pollo, el jengibre, la cúrcuma, el comino y la sal. Tape la olla y lleve a ebullición. Añada el zumo de limón y la leche de coco. Reduzca el fuego y deje hervir a fuego lento durante 10 minutos.

Sopa depurativa

Raciones: 4
Preparación: 20 minutos
Tiempo total: 40 minutos

Ingredientes

1 cucharada de aceite de oliva virgen extra

1 cebolla, picada

3 troncos de apio, picados

3 zanahorias, peladas y troceadas

500 g de pechuga de pollo deshuesadas y sin piel, cortada en dados

1 l de caldo de huesos de pollo (o 4 medidas de proteína de caldo de pollo o de colágeno en polvo sin sabor disueltas en 1 l de agua)

2 cucharadas de jengibre fresco rallado

1 cucharada de pasta de miso blanco (de garbanzo o de soja)

1 cucharada de vinagre de manzana

1 cucharadita de cúrcuma molida

1 cucharadita de sal marina

140 g de guisantes congelados

Preparación

Caliente el aceite a fuego medio en una olla grande. Incorpore la cebolla, el apio, la zanahoria y el pollo y sofría, removiendo con frecuencia, hasta que el pollo esté completamente hecho.

Añada el caldo, el jengibre, el miso, el vinagre, la cúrcuma y la sal y remueva bien. Tape la olla, suba el fuego y lleve la sopa a ebullición. Cuando empiece a hervir, eche los guisantes. Reduzca el fuego y deje hervir a fuego lento durante 10 minutos.

Sopa de albóndigas de pavo

Raciones: 8
Preparación: 20 minutos
Tiempo total: 45 minutos

Ingredientes

2 huevos grandes

750 g de carne de pavo o de pollo picada

1 cucharadita de pimentón ahumado

1 ½ cucharaditas de sal marina, separadas

2 cucharadas de aceite de coco

1 l de caldo de huesos de pollo (o 4 medidas de proteína de caldo de pollo o de colágeno en polvo sin sabor disueltas en 1 l de agua)

4 zanahorias, peladas y troceadas

1 boniato grande, pelado y troceado

2 hojas de laurel

150 g de judías verdes, cortadas por la mitad

150 g de guisantes congelados

2 tomates, troceados

Preparación

Bata los huevos en un cuenco grande. Añada la carne picada, el pimentón y ¾ de cucharadita de sal. Para hacer las albóndigas, amase los ingredientes con la mano y forme bolas de unos 2,5 cm.

Caliente el aceite a fuego medio en una olla grande. Añada las albóndigas y fríalas de 5 a 8 minutos o hasta que estén doradas por todas partes.

Incorpore el caldo, las zanahorias, el boniato, el laurel y el resto de la sal y lleve a ebullición. Añada las judías verdes, los guisantes y el tomate, baje el fuego y deje hervir a fuego lento durante 20 minutos o hasta que el boniato esté blando.

Sopa de lentejas

Raciones: 8
Preparación: 20 minutos
Tiempo total: 45 minutos

Ingredientes

1 cucharada de aceite de coco o de mantequilla ecológica sin sal
3 zanahorias, peladas y troceadas
3 troncos de apio, picados
1 cebolla, picada
2 dientes de ajo, picados
1 ¼ l de caldo de verduras
210 g de lentejas verdes o marrones
1 cucharadita de tomillo seco
240 g de kale o de acelgas, sin los tallos y troceadas
Sal marina y pimienta negra molida, al gusto

Preparación

Caliente el aceite a fuego medio en una olla grande. Añada la zanahoria, el apio, la cebolla y el ajo y sofríalo todo, removiendo con frecuencia, durante 5 u 8 minutos o hasta que la verdura se haya pochado.

Incorpore el caldo, las lentejas y el tomillo. Lleve a ebullición, tape la olla y baje el fuego. Deje hervir a fuego lento durante 20 minutos o hasta que las lentejas estén blandas.

Añada el kale y prolongue la cocción durante 3 o 4 minutos, hasta que el kale se haya ablandado. Salpimiente.

Sopa de judías blancas

Raciones: 8
Preparación: 10 minutos
Tiempo total: 40 minutos

Ingredientes

2 cucharadas de aceite de aguacate

3 troncos de apio, troceados

3 zanahorias, peladas y troceadas

1 cebolla, picada

3 dientes de ajo, picados

1 ½ l de caldo de huesos de pollo (o 6 medidas de proteína de caldo de pollo o de colágeno en polvo sin sabor disueltas en 1 ½ l de agua)

2 botes (350 g) de judías blancas, enjuagadas y escurridas

2 calabacines amarillos, cortados en dados

1 tomate de pera, cortado en dados

180 g de kale, sin los tallos y troceado

Sal marina y pimienta negra molida, al gusto

Queso de cabra o queso vegano desmenuzado, como guarnición (opcional)

Preparación

Caliente a fuego medio el aceite de aguacate en una olla grande. Añada el apio, las zanahorias, la cebolla y el ajo y sofríalos, removiendo con frecuencia, de 5 a 8 minutos, hasta que toda la verdura se haya pochado.

Vierta el caldo y lleve a ebullición. Incorpore las judías, el calabacín, el tomate y el kale, reduzca el fuego y hierva a fuego lento durante 30 minutos.

Salpimiente, sirva en cuencos y esparza el queso desmenuzado por encima, si lo desea.

Chili de bisonte

Raciones: 8
Preparación: 20 minutos
Tiempo total: 8 horas

Ingredientes

1 ½ cucharaditas de aceite de coco
1 kg de carne de bisonte picada
1 cebolla, picada
4 dientes de ajo, picados
150 g de pimiento rojo, picado
130 g de zanahoria picada
100 g de apio, picado
1 jalapeño, sin semillas y picado
1 lata (800 g) de tomate triturado
1 lata (400 g) de tomates asados en dados, con el jugo
1 lata (400 g) de salsa de tomate
1 lata (440 g) de frijoles negros, enjuagados y escurridos
1 lata (440 g) de judías pintas, enjuagadas y escurridas
2 cucharaditas de guindilla en polvo
1 cucharada de orégano seco
1 cucharada de albahaca seca
1 cucharada de comino molido
1 cucharadita de salsa de adobo (de una lata de chipotles en adobo)
½ cucharadita de pimienta de Cayena
Sal marina y pimienta molida, al gusto

Preparación

Caliente el aceite a fuego medio en una sartén grande. Añada la carne, la cebolla y el ajo y sofría, separando la carne con una cuchara de madera, de 5 a 8 minutos o hasta que toda la carne haya adquirido un color marrón. Pase el contenido de la sartén a una olla de cocción lenta.

Incorpore el resto de los ingredientes y remueva bien. Tape la olla y cueza a baja temperatura durante 8 o 10 horas.

ENSALADAS

Ensalada de rúcula con remolacha y queso de cabra

Raciones: 2
Tiempo total: 15 minutos

Ingredientes

75 g de nueces
1 cucharada de aceite de coco
1 cebolla, picada
1 remolacha mediana, con la piel limpia y en juliana
1 cucharada de vinagre balsámico
100 g de rúcula
60 g de queso de cabra desmenuzado
Pimienta negra en grano, majada, al gusto

Preparación

Caliente una sartén a fuego medio-bajo. Añada las nueces y tuéstelas en seco durante 4 minutos, removiéndolas y sacudiéndolas con frecuencia. Pase las nueces a un plato y resérvelas.

En la misma sartén caliente a fuego medio el aceite de coco. Añada la cebolla y la remolacha y sofría, removiendo con frecuencia, durante 5 minutos. Suba el fuego a medio-alto y añada el vinagre. Mantenga al fuego, removiendo con frecuencia, durante otros 3 minutos.

Disponga la rúcula en una ensaladera y ponga sobre ella la cebolla y la remolacha caliente. Esparza por encima las nueces tostadas, el queso de cabra y la pimienta negra en grano.

Ensalada de espinacas con aliño de tahini

Raciones: 2
Tiempo total: 20 minutos

Ingredientes

ENSALADA

150 g de espinacas *baby*

½ pepino, cortado en rodajas

85 g de garbanzos en conserva, enjuagados y escurridos

4 rábanos, cortados en láminas finas

2 cucharadas de pipas de girasol, sin sal

10 tomates cherry, cortados por la mitad

ALIÑO

120 ml de zumo de limón recién exprimido

120 ml de aceite de oliva virgen extra

80 g de tahini

2 cucharadas de jarabe de arce o de miel

2 dientes de ajo, picados

Sal marina y pimienta negra molida, al gusto

Preparación

Disponga en una ensaladera todos los ingredientes de la ensalada y remueva.

Para el aliño, ponga el zumo de limón, el aceite de oliva, el tahini, el jarabe de arce y el ajo en una batidora o en un cuenco. Triture o bata hasta obtener una mezcla homogénea y sin grumos. Salpimiente.

Aliñe la ensalada y remueva bien.

Ensalada de garbanzos

Raciones: 6
Tiempo total: 25 minutos

Ingredientes

ENSALADA

2 botes (325 g) de garbanzos en conserva, enjuagados y escurridos

½ cebolla roja, cortada en rodajas finas

1 tomate pequeño, cortado en dados

1 pepino mediano, cortado en dados

15 g de perejil seco picado

1 cucharadita de sal marina

½ cucharadita de pimienta negra

ALIÑO

60 ml de aceite de oliva virgen extra

2 cucharadas de vinagre de vino tinto

2 dientes de ajo, picados

2 cucharadas de mostaza de Dijon

1 cucharadita de zumo de limón recién exprimido

1 cucharadita de sal marina

½ cucharadita de pimienta negra molida

Preparación

Disponga en una ensaladera todos los ingredientes de la ensalada.

Para preparar el aliño, bata todos sus ingredientes en un cuenco pequeño.

Aliñe la ensalada con la mezcla y remueva bien.

Ensalada de rúcula con pera asada y queso de cabra

Raciones: 4
Tiempo total: 1 hora

Ingredientes
El zumo de 1 limón
1 cucharada de vinagre de manzana
115 g de miel cruda
4 cucharadas de aceite de oliva virgen extra, separadas
4 peras maduras, descorazonadas y en cuartos
1 cucharadita de aceite de coco
120 g de rúcula
60 g de queso de cabra desmenuzado
75 g de nueces, picadas
Sal marina y pimienta negra molida, al gusto

Preparación
Precaliente el horno a 190 °C.

En un cuenco pequeño, bata el zumo de limón, el vinagre, la miel y 2 cucharadas de aceite de oliva. Añada la pera y déjela marinar durante 15 minutos.

Pase la pera a una bandeja de horno de 20 cm y reserve el líquido donde la ha marinado. Hornéela durante 40 o 50 minutos, o hasta que esté blanda al pincharla con el tenedor, y báñela cada 10 minutos con el líquido que ha reservado.

Para el aliño, bata las otras 2 cucharadas del aceite de oliva con el líquido de las peras restante y reserve.

Caliente a fuego medio el aceite de coco en una sartén grande. Añada la rúcula y póchela de 2 a 4 minutos, removiendo con frecuencia.

Reparta la rúcula, el queso de cabra y las nueces en cuatro platos. Deposite cuatro cuartos de pera asada en cada plato y riegue la ensalada con el aliño. Salpimiente.

Ensalada de atún blanco

Raciones: 8
Tiempo total: 15 minutos

Ingredientes

340 g de macarrones integrales

2 latas (140 g) de atún blanco salvaje en conserva

½ cebolla roja, picada

90 g de aceitunas de kalamata sin hueso

75 g de pimiento rojo picado

2 cucharadas de alcaparras

150 g de tomates cherry, cortados en rodajas

75 g de mayonesa (elaborada con aceite de oliva, de aguacate o de coco)

80 g de mostaza de Dijon

½ cucharadita de sal marina

½ cucharadita de pimienta negra molida

50 g de cebolleta picada

Preparación

Lleve a ebullición una olla grande llena de agua con sal a fuego medio-alto. Vierta la pasta y cuézala hasta que esté al dente y escúrrala en un colador bajo el grifo de agua fría.

Deposite el resto de los ingredientes, excepto la cebolleta, en una ensaladera grande y remueva bien. Añada la pasta y remueva de nuevo. Espolvoree por encima la cebolleta picada.

Ensalada de kale con arándanos rojos y piñones

Raciones: 4
Tiempo total: 10 minutos

Ingredientes

340 g de kale, sin tallos y troceado
2 cucharadas de aceite de oliva virgen extra
2 cucharadas de zumo de limón
45 g de piñones
45 g de arándanos rojos deshidratados
Sal marina, al gusto

Preparación

Ponga el kale en una ensaladera. Añada el aceite, el zumo de limón y la sal y masajee las hojas de kale con las manos hasta que empiecen a sudar. Repártalo en diferentes platos y esparza por encima los piñones y los arándanos. Sazone.

TENTEMPIÉS

Barritas de higo

Raciones: 4
Preparación: 10 minutos
Tiempo total: 4 horas

Ingredientes

150 g de higos secos
255 g de mantequilla de almendras
1 cucharada de linaza
3 cucharadas de proteína de colágeno o de caldo de huesos en polvo

Preparación

Forre con papel vegetal una bandeja de horno de 20 cm.

Triture todos los ingredientes en un robot de cocina hasta que la masa empiece a adquirir consistencia.

Aplaste la masa sobre la bandeja que ha preparado de manera que adquiera un grosor uniforme y métala en el frigorífico durante 3 o 4 horas, hasta que se haya endurecido.

Córtela en forma de barritas y guárdelas en un recipiente hermético.

Magdalenas de arándanos

Raciones: 12 magdalenas
Preparación: 15 minutos
Tiempo total: 45 minutos

Ingredientes

2 cucharadas de aceite de coco, fundidas, y un poco más para engrasar el molde de magdalenas
88 g de harina de avena sin gluten
56 g de harina de almendras
½ cucharadita de levadura
¼ de cucharadita de sal marina
6 medidas de proteína de colágeno en polvo sin sabor
3 huevos grandes
125 g de compota de manzana
170 g de miel cruda
1 cucharadita de extracto de vainilla
1 cucharadita de vinagre de manzana
150 g de arándanos frescos o congelados

Preparación

Precaliente el horno a 175 °C. Engrase con aceite de coco un molde estándar para magdalenas.

En un cuenco grande, bata la harina de avena y de almendras, la levadura, la sal y el colágeno en polvo.

En otro cuenco, bata los huevos, la compota de manzana, la miel, la vainilla, el vinagre y el aceite de coco fundido.

Añada gradualmente la mezcla seca a la húmeda y remueva hasta obtener una masa homogénea y sin grumos. Añada los arándanos y remueva. Reparta la masa en los distintos huecos del molde para magdalenas que ha preparado previamente.

Hornee durante 30 minutos o hasta que las magdalenas se hayan dorado por encima.

Bizcocho para mojar

Raciones: 8
Preparación: 20 minutos
Tiempo total: 1 hora y 10 minutos

Ingredientes

BIZCOCHO

2 cucharadas de aceite de coco, fundidas, y un poco más para engrasar el molde

1 huevo grande

125 ml de leche de coco

85 g de miel cruda

1 cucharadita de extracto de vainilla

168 g de harina de almendras

2 cucharaditas de levadura

1 cucharadita de canela molida • ½ cucharadita de sal marina

COBERTURA

112 g de harina de almendras

1 ½ cucharadas de aceite de coco, fundido

1 cucharada de miel cruda

2 cucharaditas de canela molida

Preparación

Precaliente el horno a 175 °C. Engrase un molde para pasteles de 20 cm de diámetro.

En un cuenco grande, bata el aceite de coco fundido, el huevo, la leche de coco, la miel y la vainilla.

En otro cuenco, bata la harina de almendras, la levadura, la canela y la sal marina. Añada poco a poco la mezcla seca a la húmeda, sin dejar de remover hasta obtener una masa lisa. Vierta la masa en el molde que ha preparado previamente.

Para preparar la cobertura, mezcle la harina de almendras, el aceite de coco, la miel y la canela en un cuenco pequeño. Espolvoree la mezcla sobre la masa del bizcocho.

Hornee de 45 a 50 minutos o hasta que la parte superior del bizcocho se haya dorado.

Pan de calabaza

Raciones: 8
Preparación: 20 minutos
Tiempo total: 1 hora y 40 minutos

Ingredientes

125 ml de aceite de coco, fundido, y un poco más para engrasar el molde
250 g de puré de calabaza
170 g de sirope de arce o de miel cruda
2 huevos grandes
62 ml de leche de almendras sin azúcar
1 cucharadita de extracto de vainilla
220 g de harina de avena sin gluten
112 g de harina de almendras
¾ de cucharadita de bicarbonato
½ cucharadita de levadura
½ cucharadita de sal marina

2 cucharaditas de especias para tarta de calabaza
Canela molida (opcional)

Preparación

Precaliente el horno a 175 °C. Engrase un molde rectangular de 23 × 13 × 6 cm.

En un cuenco grande, bata el puré de calabaza, el aceite de coco, el sirope de arce, los huevos, la leche de almendras y la vainilla.

En otro cuenco, bata la harina de avena y de almendras, el bicarbonato, la levadura y las especias.

Añada gradualmente la mezcla seca a la húmeda y remueva sin parar hasta obtener una masa homogénea y sin grumos. Vierta la masa en el molde que ha preparado y, si lo desea, espolvoree un poco de canela molida por encima.

Hornee de 55 a 60 minutos o hasta que, al pinchar el centro con un palillo, este salga limpio.

Deje reposar el pan durante 10 minutos, sáquelo del molde y deposítelo sobre una rejilla para que se enfríe. Espere unos 20 minutos antes de cortarlo.

Barritas de avena y mantequilla de almendras

Raciones: 12
Preparación: 10 minutos
Tiempo total: 2 horas

Ingredientes

105 gramos de copos de avena tradicionales
120 g de almendras tostadas sin sal, picadas
255 g de mantequilla de almendras
84 g de sirope de arce
25 g de proteína de colágeno en polvo con sabor a vainilla o de proteína de caldo de huesos en polvo
⅛ de cucharadita de sal marina

Preparación

Vierta todos los ingredientes en un cuenco pequeño y remueva hasta que se hayan mezclado bien.

Pase la mezcla a un molde rectangular engrasado.

Refrigere durante 1 o 2 horas y corte la masa endurecida en barritas o en forma de galleta.

Guárdelas en el frigorífico o en el congelador.

Barritas de arándanos, nueces de macadamia y colágeno

Raciones: 8
Preparación: 25 minutos
Tiempo total: 2 horas

Ingredientes

125 g de manteca de coco, fundida, y un poco más para el molde
85 g de miel cruda
1 cucharadita de extracto de vainilla
⅛ cucharadita de sal marina
4 medidas de proteína de colágeno en polvo con sabor a vainilla
60 g de arándanos deshidratados
75 g de nueces de macadamia crudas, picadas
3 cucharadas de agua

Preparación

Engrase un molde rectangular.

En un cuenco mediano, bata la manteca de coco, la miel, la vainilla y la sal. Añada la proteína en polvo y bata para que se integre bien. Incorpore los arándanos, las nueces de macadamia y el agua y remueva bien.

Vierta la masa en el molde que ha preparado y métala en el frigorífico durante 1 o 2 horas, hasta que haya cuajado. Córtela en barritas y guárdelas en el frigorífico o en el congelador.

Granola al horno

Raciones: 8
Preparación: 10 minutos
Tiempo total: 25 minutos

Ingredientes

2 cucharadas de aceite de coco, y un poco más para engrasar el molde
360 g de copos de avena tradicionales
150 g de nueces pacanas crudas, picadas
120 g de arándanos azules o rojos deshidratados
70 g de coco en escamas
½ cucharadita de sal marina
170 g de sirope de arce o de miel cruda
½ cucharadita de canela molida

Preparación

Precaliente el horno a 175 °C.

Ponga todos los ingredientes en un mismo cuenco y remueva bien. Extienda la masa en una sola capa sobre una fuente de horno engrasada.

Hornee de 12 a 15 minutos o hasta que la masa se dore. Deje que se enfríe y guárdela a temperatura ambiente en un recipiente hermético.

Chips de manzana

Raciones: 4
Preparación: 10 minutos
Tiempo total: 1 hora y 10 minutos

Ingredientes

6 manzanas grandes, descorazonadas y cortadas en láminas finas
1 cucharadita de canela molida, y un poco más para espolvorear (opcional)
1 cucharadita de jengibre molido
1 cucharadita de nuez moscada molida

Preparación

Precaliente el horno a 195 °C. Forre con papel vegetal una bandeja de horno grande con borde.

Espolvoree las láminas de manzana con las especias y remueva bien para que se impregnen. Deposítelas en la bandeja de horno que ha preparado y métalas en el horno durante 1 hora. Al sacarlas, espolvoree un poco de canela por encima, si lo desea.

Hummus israelí

Raciones: 8
Tiempo total: 5 minutos

Ingredientes

1 bote (440 g) de garbanzos en conserva, enjuagados y escurridos
2 dientes de ajo, majados
80 g de tahini
60 ml de zumo de limón recién exprimido
1 cucharada de aceite de oliva virgen extra
1 cucharadita de sal marina
½ cucharadita de bicarbonato
Pimentón, al gusto

Preparación

Introduzca los garbanzos, el ajo, el tahini, el zumo de limón, el aceite de oliva, la sal y el bicarbonato en un robot de cocina y triture hasta obtener una masa lisa. Espolvoree el pimentón por encima antes de servir.

Tahini para untar

Raciones: 8
Tiempo total: 10 minutos

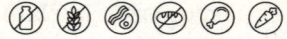

Ingredientes

125 ml de zumo de limón

125 ml de aceite de oliva virgen

80 g de tahini

2 dientes de ajo, picados

2 cucharadas de miel cruda o de sirope de arce (opcionales)

Sal marina y pimienta negra molida, al gusto

Coliflor, zanahoria, pepino y pimientos, en floretes y palitos, para servir (opcionales)

Preparación

Ponga el zumo de limón, el aceite de oliva, el tahini, el ajo y la miel (si la usa) en el vaso de un robot de cocina o en un cuenco. Triture o bata hasta obtener una masa lisa. Salpimiente. Si lo desea, puede servir el tahini acompañado de las verduras cortadas.

Hummus de coliflor

Raciones: 12
Tiempo total: 50 minutos

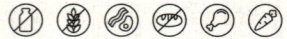

Ingredientes

315 g de floretes de coliflor

2 cucharadas de aceite de oliva virgen extra, separadas

3 dientes de ajo, picados gruesos

120 g de tahini

125 ml de agua

2 cucharadas de zumo de limón recién exprimido

1 cucharadita de sal marina

1 cucharadita de comino molido • ½ cucharadita de pimentón

Preparación

Precaliente el horno a 190 °C.

Deposite los floretes de coliflor sobre una bandeja de horno con borde, riéguelos con 1 cucharada de aceite de oliva y extiéndalos en una sola capa. Áselos al horno durante 40 minutos o hasta que se ablanden.

Pase los floretes al vaso de un robot de cocina y añada el ajo, el tahini, el agua, el zumo de limón, el resto del aceite de oliva, la sal, el comino y el pimentón. Triture hasta obtener una masa lisa.

SEGUNDOS PLATOS

Calabaza cabello de ángel con albóndigas de ternera de pasto

Raciones: 4
Preparación: 25 minutos
Tiempo total: 1 hora

Ingredientes

CALABAZA

2 cucharadas de aceite de oliva virgen extra, separadas
1 calabaza cabello de ángel grande, cortada por la mitad longitudinalmente y sin semillas
½ cucharadita de sal marina
½ cucharadita de pimienta negra molida

ALBÓNDIGAS

2 huevos grandes
500 g de carne de ternera de pasto picada
1 paquete (285 g) de espinacas congeladas, descongeladas y escurridas
20 g de queso de leche de oveja crudo (como Pecorino o zamorano), rallado fino

¼ de cucharadita de sal marina
½ cucharadita de pimienta negra molida
1 cucharada de aceite de oliva

Preparación

Precaliente el horno a 190 °C. Forre con papel vegetal una bandeja de horno con borde y esparza por encima 1 cucharada del aceite de oliva.

Salpimiente la cara cortada de las dos mitades de calabaza y colóquelas sobre la bandeja de horno con la cara salpimentada hacia abajo. Áselas durante 30 o 40 minutos o hasta que estén blandas al pincharlas con un tenedor.

Mientras tanto, para hacer las albóndigas, bata los huevos en un cuenco grande. Añada la carne, las espinacas, el queso, la sal y la pimienta. Amase bien con las manos y forme bolas de unos 2,5 cm.

Caliente el aceite a fuego medio-alto en una sartén grande. Añada las albóndigas y fríalas de 5 a 8 minutos o hasta que estén doradas por todas partes. Páselas a un plato.

Cuando saque la calabaza del horno, déjela enfriar durante unos 5 minutos. Extraiga los filamentos con una cuchara y deposítelos en una ensaladera grande. Añada las albóndigas y el resto del aceite de oliva y remueva bien.

Salmón teriyaki

Raciones: 4
Preparación: 20 minutos
Tiempo total: 40 minutos

Ingredientes

80 ml de tamari o aminoácidos de coco
2 cucharadas de azúcar de coco o de miel cruda
125 ml de aceite de sésamo o de coco, y un poco más para pintar
3 cucharadas de zumo de limón recién exprimido
3 dientes de ajo, picados

1 cucharadita de mostaza en grano molida
Sal marina y pimienta negra molida al gusto
4 filetes (de 170 g) de salmón de Alaska con piel y sin espinas

Preparación

Caliente el horno a 190 °C. Cubra con una hoja grande de papel de aluminio una bandeja de horno con borde.

En un cuenco pequeño, bata el tamari, el azúcar de coco, el aceite de sésamo, el zumo de limón, el ajo, la mostaza, la sal marina y la pimienta.

Deposite los filetes de salmón sobre la bandeja de horno que ha preparado y doble y levante los cuatro bordes del papel de aluminio. Pinte los filetes con el aceite de coco y vierta el aliño de tamari sobre ellos.

Una las cuatro esquinas del papel de aluminio y ciérrelo sobre los filetes de salmón, para hacerlo a la papillote.

Hornee de 15 a 20 minutos o hasta que el salmón esté hecho del todo.

Tiras de pollo al coco con salsa de mostaza a la miel

Raciones: 4
Tiempo total: 25 minutos

Ingredientes

SALSA
60 g de mostaza de Dijon
3 cucharadas de miel cruda
1 pizca de sal marina

TIRAS DE POLLO
2 huevos grandes
4 pechugas de pollo deshuesadas y sin piel, cortadas en tiras finas

160 g de harina de arroz sin gluten
Sazonador italiano y sal marina, al gusto
1 cucharada de aceite de coco

Preparación

Bata todos los ingredientes de la salsa en un cuenco pequeño hasta obtener una consistencia homogénea y sin grumos. Reserve.

Para el pollo, empiece por batir los huevos en un plato sopero.

Deposite la harina de arroz en otro plato sopero y condimente con el sazonador italiano y la sal.

Reboce una a una las tiras de pollo en el huevo batido, deje gotear el exceso y rebócelas en la harina.

Funda el aceite de coco a fuego medio en una sartén grande. Añada las tiras de pollo y fríalas durante unos 15 minutos o hasta que se doren por ambos lados.

Sirva las tiras de pollo acompañadas de la salsa de mostaza a la miel.

Pollo agridulce

Raciones: 4
Tiempo total: 45 minutos

Ⓐ Ⓑ

Ingredientes

POLLO

125 g de harina de tapioca
2 huevos grandes
500 g de pechuga de pollo deshuesada y sin piel, cortada en dados
1 cucharadita de sal marina
½ cucharadita de pimienta negra molida
1 cucharada de aceite de oliva virgen extra
Arroz integral o arroz de coliflor hervido, para acompañar
2 o 3 cucharadas de semillas de sésamo, para aderezar
Cebolleta laminada, para aderezar (opcional)

SALSA

1 cucharada de aceite de oliva virgen extra

2 pimientos rojos, sin semillas y en rodajas

½ cebolla roja, picada

2 dientes de ajo, picados

125 ml de jugo de piña

125 ml de vinagre de manzana

75 g de kétchup

45 g de azúcar de coco

1 cucharadita de sal marina

Preparación

Ponga la harina de tapioca en un plato sopero y bata los huevos en otro plato sopero.

Salpimiente el pollo. Reboce uno a uno los dados de pollo, primero en la harina de tapioca y luego en el huevo. Deje gotear el exceso de huevo y vuélvalos a rebozar en la harina, para que el rebozado sea uniforme.

Caliente el aceite de oliva a fuego medio-alto en una sartén grande. Añada el pollo por tandas y fríalo durante 3 o 4 minutos, deles la vuelta a los dados y fríalos durante 3 o 4 minutos más, hasta que estén hechos del todo. Páselos a una fuente.

Limpie la sartén con un paño. Para preparar la salsa, caliente el aceite de oliva a fuego medio-alto. Añada el pimiento, la cebolla y el ajo, y sofríalos durante 3 o 4 minutos o hasta que estén pochados. Añada el jugo de piña, el vinagre, el kétchup, el azúcar de coco y la sal y lleve a ebullición. Reduzca el fuego y deje hervir a fuego lento de 5 a 7 minutos o hasta que la salsa espese. Añada el pollo y remueva hasta que quede bien impregnado de salsa.

Sirva el pollo sobre el arroz y, si lo desea, puede espolvorearlo con las semillas de sésamo y la cebolleta.

Boniatos rellenos de lentejas

Raciones: 4
Tiempo total: 1 hora

Ingredientes
4 boniatos medianos, con la piel bien limpia
210 g de lentejas verdes
500 ml de agua
1 cucharada de aceite de oliva virgen extra
1 pimiento rojo, sin semillas y picado
1 cebolla, picada • 2 dientes de ajo, picados
1 lata (425 g) de salsa de tomate
2 cucharadas de concentrado de tomate
60 ml de aminoácidos de coco
2 cucharadas de aceite de coco
1 cucharadita de sal marina

Preparación
Precaliente el horno a 220 °C.

Coloque los boniatos sobre una fuente de horno con borde y áselos durante 50 minutos o hasta que estén blandos.

Mientras tanto, ponga las lentejas y el agua en un cazo pequeño y llévelas a ebullición a fuego medio-alto. Reduzca el fuego y deje hervir a fuego lento durante unos 18 minutos o hasta que las lentejas estén hechas. Escúrralas y reserve.

Caliente el aceite de oliva a fuego medio-alto en una sartén grande. Añada el pimiento, la cebolla y el ajo, y sofríalos, removiendo con frecuencia, durante 4 o 5 minutos o hasta que estén pochados.

Añada la salsa de tomate, el concentrado de tomate, los aminoácidos de coco, el azúcar de coco y la sal, y lleve a ebullición. Reduzca el fuego y deje hervir a fuego lento durante 15 minutos. Añada las lentejas y mantenga la sartén a fuego bajo.

Cuando los boniatos estén listos, córtelos por la mitad y rellénelos con las lentejas.

Plato de cereales ancestrales

Raciones: 4
Preparación: 20 minutos
Tiempo total: 50 minutos

Ingredientes

2 cucharaditas de aceite de coco, separadas

180 g de un cereal entero (como quinoa o arroz integral)

280 g de boniato, cortado en dados

Sal marina y pimienta negra molida, al gusto

½ cebolla, picada

100 g de champiñones laminados

140 g de kale, sin tallos y troceado

25 g de zanahoria en juliana

65 g de pesto sin lácteos

35 g de piñones, para aderezar

Preparación

Precaliente el horno a 205 °C. Engrase con 1 cucharadita de aceite de coco una bandeja de horno con bordes.

Extienda los dados de boniato en una sola capa sobre la bandeja de horno que acaba de preparar y salpimiéntelos. Hornéelos durante 30 minutos (deles la vuelta a media cocción) o hasta que estén dorados por ambos lados.

Mientras asa los boniatos, prepare el cereal entero elegido siguiendo las instrucciones del envase.

Caliente el resto del aceite de coco a fuego medio-alto en una sartén grande. Añada la cebolla, los champiñones y el kale, y sofríalos, removiendo con frecuencia, durante unos 5 minutos o hasta que se pochen.

Disponga en una ensaladera grande el boniato, los cereales, las verduras y el pesto y remueva bien. Reparta en cuatro platos y esparza los piñones por encima.

Tortitas de salmón

Raciones: 2
Tiempo total: 15 minutos

Ingredientes
2 huevos grandes
1 lata (160 g) de salmón de Alaska salvaje en conserva
¼ de cebolla, picada
25 g de harina de almendras o de galletitas saladas sin gluten trituradas
½ cucharadita de sal
½ cucharadita de pimienta negra molida
1 cucharada de aceite de oliva virgen extra

Preparación
Bata los huevos en un cuenco grande. Añada el salmón, la cebolla, la harina de almendras, la sal y la pimienta y amase con las manos. Forme 2 tortitas.

Caliente el aceite de oliva a fuego medio. Fría las tortitas de salmón hasta que estén bien doradas, de 5 a 8 minutos cada cara.

Pollo al curri

Raciones: 4
Tiempo total: 35 minutos

Ingredientes
1 cucharada de aceite de coco
1 cebolla, picada
2 pechugas de pollo deshuesadas y sin piel, cortadas en dados
1 lata (400 g) de leche de coco
180 g de brócoli troceado
4 dientes de ajo, picados
1 cucharadita de jengibre fresco rallado
1 lata (225 g) de castañas de agua, escurridas
2 cucharadas de curri en polvo

1 cucharadita de canela molida

Sal marina, al gusto

Arroz integral cocido, para servir

Preparación

Caliente el aceite a fuego medio en una sartén grande. Añada la cebolla y el pollo y sofríalos, removiendo con frecuencia, de 5 a 8 minutos o hasta que el pollo se haya dorado.

Incorpore la leche de coco, el brócoli, el ajo, el jengibre, las castañas de agua, el curri en polvo y la canela, y prolongue la cocción durante 5 minutos más. Tape la sartén, reduzca el fuego y cueza a fuego bajo durante 10 minutos más.

Sirva el pollo sobre el arroz integral.

Pizza de champiñones y cebolla

Raciones: 2

Preparación: 20 minutos

Tiempo total: 1 hora y 20 minutos

Ingredientes

BASE

95 g de harina de garbanzos

250 ml de agua

125 ml de aceite de oliva virgen extra o de aguacate

1 cucharadita de orégano seco

1 cucharadita de albahaca seca

½ cucharadita de ajo en polvo

½ cucharadita de sal marina

½ cucharadita de pimienta negra molida

COBERTURA

1 cucharada de aceite de oliva virgen extra o de aguacate

100 g de champiñones laminados

1 cebolla, cortada en aros
60 g de salsa de pizza
120 g de queso vegano o feta desmenuzado
Hojas de albahaca fresca

Preparación

Para preparar la base, mezcle todos los ingredientes en un cuenco pequeño y remueva bien. Deje reposar durante 1 hora.

Precaliente el horno a 220 °C y meta dentro una sartén de hierro forjado grande para que se caliente al mismo tiempo.

Saque la sartén del horno, vierta en su interior la mezcla de la base y hornee entre 5 y 8 minutos o hasta que la masa se tueste.

Mientras tanto, para la cobertura, caliente el aceite a fuego medio en una sartén grande. Añada los champiñones y la cebolla, y sofríalos entre 5 y 8 minutos, o hasta que se pochen, removiendo con frecuencia.

Extienda la salsa sobre la masa de la pizza y esparza uniformemente los champiñones, la cebolla, el queso y las hojas de albahaca por encima. Vuelva a meter la pizza en el horno durante 10 minutos más.

Deje que se enfríe durante 2 minutos antes de cortarla.

Pastel de cordero y falso puré de patatas

Raciones: 8
Preparación: 30 minutos
Tiempo total: 1 hora y 15 minutos

Ingredientes

RELLENO
1 ½ cucharaditas de aceite de coco
500 de carne de cordero o de ternera de pasto picada
2 zanahorias grandes, peladas y cortadas en láminas finas
1 cebolla, picada
230 g de guisantes congelados

FALSO PURÉ DE PATATAS

2 coliflores medianas

110 g de mantequilla ecológica sin sal

25 g de cebolleta fresca picada

4 dientes de ajo asados, picados

½ cucharadita de sal marina

½ cucharadita de pimienta negra molida

SALSA DE CARNE

500 ml de caldo de cordero o de ternera

90 g de coliflor troceada

1 cebolla, picada

½ cucharadita de sal marina

½ cucharadita de pimienta negra molida

3 dientes de ajo, picados

2 cucharadas de tomillo fresco picado

2 cucharadas de romero fresco picado

1 ½ cucharaditas de salsa Worcestershire

55 g de mantequilla ecológica sin sal, fundida

65 g de almidón de tapioca

Preparación

Precaliente el horno a 205 °C.

Para el relleno, caliente el aceite a fuego medio-alto en una sartén grande. Añada la carne picada, las zanahorias y la cebolla y sofría entre 10 y 15 minutos, hasta que la carne haya adquirido un color marrón y las verduras se hayan empezado a pochar. Separe la carne con una cuchara de madera para facilitar el proceso. Retire el exceso de grasa. Añada los guisantes y remueva bien. Vierta el relleno en una fuente de horno de 20 cm y reserve.

Mientras tanto, para hacer el falso puré, deposite un cesto de cocción al vapor en una cazuela grande y vierta agua hasta unos 2,5 cm de altura. Lleve a ebullición a fuego medio-alto. Añada la coliflor, tape la cazuela y cueza al vapor entre 7 y 10 minutos, o hasta que la coliflor esté blanda. Escúrrala, deposítela en el vaso de un robot de cocina y añada la mantequilla, la cebolleta, el ajo, la sal y la pimienta. Triture hasta obtener una textura homogénea y sin grumos y reserve.

Para preparar la salsa de carne, vierta en un cazo mediano el caldo, la coliflor, la cebolla, la sal y la pimienta. Lleve a ebullición a fuego medio-alto. Reduzca el calor, hierva a fuego lento durante 10 minutos y añada entonces el ajo, el tomillo y el romero. Pase el contenido del cazo a una batidora, añada la salsa Worcestershire y la mantequilla y triture hasta obtener un líquido homogéneo. Añada el almidón de tapioca y vuelva a triturar.

Vierta la salsa de carne de manera uniforme sobre el relleno en la bandeja de horno. A continuación extienda por encima el falso puré de patatas. Hornee durante 30 minutos o hasta que el puré se empiece a tostar y la sala burbujee. Déjelo enfriar durante 10 minutos antes de servir.

Pastel de carne paleo

Raciones: 4
Preparación: 15 minutos
Tiempo total: 1 hora y 15 minutos

Ingredientes

Aceite de coco, para engrasar el molde
3 cucharadas de harina de coco
2 cucharadas de harina de almendras
1 cucharadita de pimienta de Cayena
1 cucharadita de tomillo seco
1 cucharadita de comino molido
½ cucharadita de sal marina
½ cucharadita de pimienta negra molida
750 g de carne de ternera de pasto picada
1 huevo grande, batido
1 cebolla mediana, picada
2 dientes de ajo, picados

115 g de kétchup
1 cucharada de sirope de arce

Preparación

Precaliente el horno a 175 °C. Engrase un molde rectangular de 23 × 13 × 6 cm.

Deposite todos los ingredientes en un cuenco grande y amase bien con las manos.

Pase la masa de carne al molde que ha preparado y compáctela ligeramente. Métala en el horno durante 1 hora o hasta que vea que esté hecho.

Tacos con costillas

Raciones: 4
Preparación: 15 minutos
Tiempo total: 8 horas

Ingredientes

2 cucharadas de aceite de oliva virgen extra o de aguacate
6 u 8 costillas de ternera de pasto
½ cucharadita de sal marina
½ cucharadita de pimienta negra molida
1 ¼ l de caldo de huesos de ternera
1 cebolla, picada
4 dientes de ajo, picados
2 hojas de albahaca
2 cucharadas de azúcar de coco
1 cucharada de orégano seco
1 cucharada de comino molido
½ cucharadita de canela molida
Tortillas de maíz, para servir (opcionales)
Cilantro fresco picado, para aderezar (opcional)
Queso de cabra desmenuzado, para aderezar (opcional)

Preparación

Caliente el aceite a fuego medio en una sartén grande. Salpimiente las costillas por ambos lados y deposítelas en la sartén. Fríalas de 4 a 5 minutos hasta que estén ligeramente tostadas por ambas caras. Páselas a una fuente.

Ponga en una olla de cocción lenta el caldo, la salsa de tomate, la cebolla, el ajo, las hojas de laurel, el azúcar de coco, el orégano, el comino y la canela, y remueva bien. Añada las costillas y remuévalas para que queden bien impregnadas. Tape la olla y cueza a baja temperatura durante 8 horas.

Saque las costillas y separe la carne de los huesos. Sirva la carne, deshilachada, sobre tortillas de maíz (opcional), aderezadas con la salsa de la olla de cocción lenta. Si lo desea, espolvoree cilantro y queso de cabra por encima.

Lasaña de berenjena

Raciones: 8
Preparación: 25 minutos
Tiempo total: 1 hora y 20 minutos

Ingredientes

SALSA DE CARNE

2 cucharadas de aceite de oliva virgen extra

1 cebolla, picada

2 dientes de ajo, picados

750 g de carne de ternera de pasto picada

Sal marina y pimienta negra molida, al gusto

110 g de concentrado de tomate

110 g de salsa de tomate

250 ml de vino tinto

1 hoja de laurel

3 ramitas de tomillo

LASAÑA

1 berenjena grande, sin las puntas y cortada longitudinalmente en
    láminas de 0,5 cm de grosor
2 cucharadas de aceite de oliva virgen extra
Sal marina y pimienta negra molida, al gusto
90 gramos de Pecorino rallado
450 de mozzarella rallada, en dos mitades
10 g de hojas de albahaca fresca
1 cucharada de orégano seco

Preparación

Para preparar la salsa de carne, caliente el aceite de oliva a fuego
medio en una cazuela grande. Incorpore la cebolla y el ajo y sofríalos,
removiendo con frecuencia, durante 2 minutos. Añada la carne picada, salpimiente y sofría entre 10 y 15 minutos. Con una cuchara de
madera separe la carne mientras esta se va dorando.

Agregue la salsa y el concentrado de tomate, remueva bien y sofría durante 5 minutos. Vierta el vino tinto, remueva bien y mantenga al fuego durante 2 minutos más.

Añada la hoja de laurel y el tomillo. Reduzca al mínimo y prolongue la cocción, removiendo de vez en cuando, durante 45 minutos.
Si la salsa espesa demasiado, añada un poco de agua. Retire y deseche
la hoja de laurel y las ramitas de tomillo.

Mientras tanto, precaliente el horno a 205 °C. Forre una bandeja
de horno con papel de aluminio.

Para preparar la lasaña, disponga una capa de láminas de berenjena sobre la bandeja que acaba de preparar. Pinte ambas caras con
aceite de oliva y salpimiéntelas. Hornee durante 7 minutos, deles la
vuelta y hornee durante 7 minutos más.

Deposite en un cuenco grande el Pecorino, la mitad de la mozzarella y la albahaca y remueva bien.

Vierta 500 ml de la salsa de carne en una fuente de horno de
13 × 23 cm y extiéndala para que quede una capa homogénea y sin
grumos. Disponga la mitad de las láminas de berenjena encima y cú-

bralas con una capa uniforme de la mezcla de quesos. Repita las capas con otros 500 ml de la salsa de carne, el resto de la berenjena y el resto del queso. Espolvoree la mitad de la mozzarella que le quede por encima de la última capa.

Vierta el resto de la salsa de carne sobre la mozzarella y extiéndala de manera uniforme a lo largo de la fuente. Espolvoree la otra mitad restante de la mozzarella y el orégano uniformemente sobre la superficie del plato.

Tape la bandeja con papel de aluminio y hornee durante 30 minutos a 205 °C. Encienda el grill. Retire el papel de aluminio y gratine la lasaña durante 5 minutos. Déjela reposar un mínimo de 10 minutos antes de cortarla.

Macarrones con salsa de queso vegana

Raciones: 6
Tiempo total: 45 minutos

Ingredientes

SALSA DE QUESO VEGANA

140 g de patatas, peladas y troceadas
1 zanahoria, pelada y picada
1 pimiento rojo, sin semillas y picado
½ cebolla, picada
125 ml de leche de coco
60 ml de agua
15 g de levadura nutricional
½ cucharadita de ajo en polvo
½ cucharadita de mostaza en grano molida
1 cucharada de pasta de miso de garbanzo (opcional)
½ cucharadita de pimentón, y un poco más para aderezar (opcional)
Pimenta roja en grano, majada (opcional)
Queso vegano

PASTA

340 g de macarrones (o la pasta de su elección) de arroz
120 ml de aceite de oliva virgen extra

Preparación

Llene una olla grande de agua y llévela a ebullición a fuego medio-alto. Añada las patatas, la zanahoria, el pimiento y la cebolla y hierva la verdura durante unos 15 minutos o hasta que esté blanda al pincharla con un tenedor. Escúrrala.

Deposite la verdura hervida en el vaso de un robot de cocina y añada el resto de los ingredientes de la salsa de queso (si quiere potenciar el sabor umami, use la pasta de miso). Triture hasta obtener una salsa homogénea y sin grumos y, si es demasiado espesa, añada agua de cucharada en cucharada hasta que adquiera la consistencia deseada.

Mientras hierve la verdura, lleve a ebullición una olla grande de agua con sal a fuego medio-alto. Vierta la pasta y cuézala hasta que esté al dente. Escúrrala.

Pase la pasta a una ensaladera grande, vierta encima la salsa de queso y remueva bien. Repártala en seis platos y sírvala. Si lo desea, espolvoree más pimentón o pimienta roja majada por encima.

Hamburguesas de quinoa, frijoles negros y champiñones

Raciones: 6
Tiempo total: 45 minutos

Ingredientes

½ cebolla roja, cortada en rodajas
2 zanahorias, peladas y picadas
1 pimiento rojo, sin semillas y picado
1 jalapeño, sin semillas y troceado
65 g de cilantro fresco picado
2 botes (de 440 g) de frijoles negros, enjuagados y escurridos

100 g de champiñones picados

55 g de harina de almendras

2 cucharaditas de sal marina

1 cucharadita de pimienta negra molida

1 cucharadita de guindilla en polvo

1 cucharadita de comino molido

¼ de cucharadita de pimentón ahumado

90 g de harina de quinoa

½ cucharadita de aceite de coco

Complementos de hamburguesa, para servir (opcionales)

Pan de hamburguesa sin gluten u hojas de lechuga, para servir (opcionales)

Preparación

Precaliente el horno a 175 °C. Forre con papel vegetal una bandeja de horno.

En un robot de cocina, triture la cebolla, la zanahoria, el pimiento, el jalapeño y el cilantro hasta obtener una pasta homogénea y sin grumos. Añada los frijoles negros, los champiñones, la harina, la sal, la pimienta, la guindilla en polvo, el comino y el pimentón ahumado y vuelva a triturar hasta obtener una pasta homogénea y sin grumos.

Pase la pasta a un cuenco grande. Con las manos, forme seis hamburguesas del mismo tamaño y de aproximadamente 0,5 cm de grosor. (Añada más harina de quinoa para espesar la masa, si fuera necesario.)

Funda el aceite de coco a fuego medio en una sartén grande. Fría las hamburguesas, en tandas si es necesario, durante 8 minutos por cada lado o hasta que se tuesten. Pase las hamburguesas a la bandeja de horno que ha preparado y hornéelas durante 10 minutos. Deles la vuelta y vuélvalas a meter en el horno durante 10 minutos más.

Sírvalas acompañadas de sus complementos de hamburguesa preferidos y disfrútelas con un pan de hamburguesa sin gluten o envueltas en hojas de lechuga.

Fideos de arroz con pesto de miso

Raciones: 2
Tiempo total: 30 minutos

Ingredientes

475 g de kale *baby*
65 g de cilantro fresco picado
¼ de cebolla, picada gruesa
1 diente de ajo, picado grueso
1 cucharada de miso blanco
125 ml de aceite de oliva virgen extra o de aguacate
1 cucharadita de aceite de sésamo tostado
1 cucharadita de zumo de limón recién exprimido
Sal marina, al gusto
115 g de fideos de arroz integral
14 g de mantequilla ecológica sin sal, en trocitos
Semillas de sésamo tostado, para aderezar

Preparación

Triture el kale, el cilantro, la cebolla, el ajo, el miso, el aceite de oliva, el aceite de sésamo y el zumo de limón en un robot de cocina o con una batidora de mano hasta obtener una masa homogénea y sin grumos. Sazone y vierta el pesto en un cuenco mediano.

Lleve a ebullición una olla grande con agua a fuego medio-alto. Cueza los fideos hasta que estén al dente y escúrralos.

Vierta los fideos escurridos en el cuenco con el pesto. Añada la mantequilla y remueva bien hasta que esta se haya fundido y los fideos hayan quedado bien impregnados de pesto. Reparta en dos platos hondos y espolvoree las semillas de sésamo por encima.

Fideos con sésamo y jengibre

Raciones: 4
Preparación: 25 minutos
Tiempo total: 45 minutos

Ingredientes

SALSA

120 g de mantequilla de almendras cremosa
2 dientes de ajo, picados
½ cucharadita de jengibre fresco rallado
70 ml de tamari o de aminoácidos de coco
El zumo de 1 lima
½ cucharadita de sal marina

FIDEOS

1 cucharada de aceite de oliva virgen extra
500 g de pechuga de pollo, deshuesada y sin piel, cortada en dados, o 1 bloque (425 g) de tofu germinado extra firme, escurrido y cortado en dados
1 cucharadita de sal, separada
1 cucharadita de pimienta negra molida
100 g de col lombarda en juliana
El zumo de 1 lima
4 calabacines, cortados en tallarines
2 zanahorias medianas, peladas y cortadas en tallarines
2 cucharadas de cilantro fresco picado
2 cebolletas, laminadas
2 o 3 cucharadas de semillas de sésamo negro
Anacardos, almendras o cacahuetes picados, para aderezar (opcionales)

Preparación

Precaliente el horno a 220 °C. Forre una bandeja de horno con papel vegetal.

Para preparar la salsa, deposite en un cuenco mediano o en el vaso del robot de cocina la mantequilla de almendras, el ajo, el tamari, el zumo de lima y la sal. Triture o bata hasta obtener una crema homogénea y sin grumos. Aligérela con agua, cucharada a cucharada, hasta que consiga una textura más ligera, pero aún espesa. Pase 55 g de la salsa a un plato hondo y reserve el resto para servir.

Salpimiente el pollo con la pimienta negra y ¾ de la cucharadita de sal y páselo al plato con la salsa. Remueva bien para que quede impregnado. Déjelo marinar durante 15 minutos.

Deposite en un cuenco mediano la col lombarda, el zumo de lima y el resto de sal que le queda. Masajee la col hasta que se ablande (casi debería parecer encurtida).

Pase el pollo a la bandeja que ha preparado previamente y métalo en el horno durante 25 minutos.

Deposite en una ensaladera grande los tallarines de calabacín y de zanahoria y la col, vierta la salsa que ha reservado y remueva. Coloque encima el pollo, el cilantro, la cebolleta, las semillas de sésamo negro y los frutos secos (si ha decidido usarlos).

Pimientos rellenos

Raciones: 6
Preparación: 25 minutos
Tiempo total: 1 hora

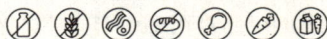

Ingredientes

540 g de quinoa
1 cucharada de aceite de coco
500 g de carne de ternera de pasto picada
½ cebolla, picada
115 g de tomates asados en conserva
60 g de queso feta desmenuzado
3 cucharadas de cilantro fresco picado
1 cucharadita de comino molido

1 cucharadita de ajo en polvo

½ cucharadita de guindilla en polvo

½ cucharadita de pimentón ahumado

½ cucharadita de sal marina

½ cucharadita de pimienta negra molida

6 pimientos (de cualquier color), sin el pedúnculo, sin semillas y sin el endocarpio

Yogur de leche de cabra natural, para servir (opcional)

Salsa, para servir (opcional)

Cebolleta picada, para servir (opcional)

Preparación

Precaliente el horno a 175 °C. Forre con papel vegetal una fuente de horno de 33 × 23 cm.

Cueza la quinoa siguiendo las instrucciones del envase.

Mientras tanto, caliente el aceite de coco a fuego medio en una sartén grande. Añada la carne picada y la cebolla y sofríalas durante 10 o 15 minutos. Con una cuchara de madera separe la carne hasta que haya perdido todo el color rosado.

Pase la carne a un cuenco grande y añada la quinoa, el tomate, el queso, el cilantro, el comino, el ajo en polvo, la guindilla en polvo, el pimentón, la sal y la pimienta. Remueva bien.

Rellene los pimientos con la carne condimentada con ayuda de una cuchara y deposítelos sobre la fuente de horno que ha preparado. Hornéelos entre 25 y 30 minutos o hasta que estén tiernos. Si lo desea, sírvalos con yogur, salsa y cebolleta picada por encima.

Ternera y brócoli

Raciones: 2
Tiempo total: 25 minutos

Ingredientes

100 de arroz integral

1 cucharada de aceite de coco

500 g de lomo bajo de ternera, cortado en filetes finos

1 cebolla en rodajas

130 g de zanahoria picada

1 brócoli, en floretes

2 dientes de ajo, picados

60 ml de tamari o de aminoácidos de coco

1 cucharada de vinagre de arroz blanco

1 cucharada de vinagre de manzana

½ cucharadita de granos de pimienta roja, majados

1 cucharada de semillas de sésamo

Preparación

Cueza el arroz integral siguiendo las instrucciones del envase.

Caliente el aceite de coco a fuego medio-alto en una sartén grande o en un wok. Añada la carne, la cebolla y la zanahoria y sofría sin dejar de remover durante 2 o 3 minutos o hasta que la cebolla se empiece a pochar.

Incorpore el brócoli, el ajo, el tamari, los vinagres y la pimienta roja. Remueva y mantenga al fuego hasta que la carne esté bien hecha.

Sirva inmediatamente sobre el arroz integral y esparza por encima las semillas de sésamo.

ACOMPAÑAMIENTOS

Falso arroz de coliflor

Raciones: 6
Preparación: 10 minutos
Tiempo total: 20 minutos

Ingredientes

2 cucharadas de mantequilla clarificada
400 g de coliflor rallada
3 dientes de ajo, picados
El zumo de 1 lima
8 g de cilantro fresco picado
Sal marina y pimienta negra molida, al gusto

Preparación

Funda la mantequilla clarificada a fuego medio-alto en una sartén grande. Añada la coliflor y el ajo, y sofríalos entre 8 y 10 minutos, removiendo de vez en cuando, o hasta que la coliflor esté blanda.

Pase la coliflor a un cuenco grande y añada el zumo de lima y el cilantro. Remueva bien y salpimiente.

Coles de Bruselas asadas con glaseado de miel

Raciones: 4
Preparación: 15 minutos
Tiempo total: 50 minutos

Ingredientes

COLES DE BRUSELAS

15 o 20 coles de Bruselas, cortadas por la mitad
1 cebolla roja pequeña, cortada por la mitad longitudinalmente y en láminas transversales finas

75 g de nueces, picadas
2 cucharadas de aceite de coco, fundido
Sal marina y pimienta negra, al gusto

SALSA
85 g de miel cruda
85 ml de vinagre de vino tinto
El zumo de ½ limón
2 cucharadas de mantequilla ecológica sin sal
3 cebolletas, picadas

Preparación
Precaliente el horno a 220 °C.

Ponga las coles de Bruselas, la cebolla roja, las nueces y el aceite en un cuenco grande. Remueva bien hasta que las coles hayan quedado totalmente impregnadas de aceite y dispóngalas en una sola capa sobre una bandeja de horno con borde. Salpimiéntelas y hornéelas entre 25 y 40 minutos o hasta que se hayan tostado ligeramente.

Para preparar la salsa, lleve la miel al punto de ebullición en un cazo pequeño a fuego medio-alto y, cuando rompa a hervir, retire el cazo del fuego. Añada el vinagre y el zumo de limón a la miel caliente y bata hasta obtener una consistencia homogénea y sin grumos. Devuelva el cazo al fuego y añada la mantequilla. Mantenga al fuego, sin dejar de remover, durante 3 minutos.

Pase las coles de Bruselas a una fuente para servir y vierta la salsa y la cebolleta por encima. Remueva bien.

Coliflor al horno con piñones

Raciones: 4
Preparación: 15 minutos
Tiempo total: 50 minutos

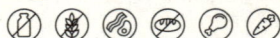

Ⓧ Ⓦ Ⓐ Ⓐ Ⓐ Ⓐ

Ingredientes

2 cucharadas de aceite de coco, y un poco más para la bandeja de horno
1 coliflor grande, en floretes
1 diente de ajo, picado
½ cucharadita de sal
El zumo de ½ limón
70 g de piñones
70 g de arándanos
30 g de perejil fresco, picado, para aderezar

Preparación

Precaliente el horno a 220 °C. Pinte con aceite una bandeja de horno con borde.

Coloque en un cuenco grande la coliflor, el ajo, el aceite y la sal marina y remueva bien. Disponga la coliflor sobre la bandeja de horno que ha preparado y ásela entre 30 y 40 minutos o hasta que se haya dorado un poco.

Pase la coliflor a un cuenco grande. Añada el zumo de limón, los piñones y los arándanos y remueva bien. Esparza el perejil por encima.

Tabulé de quinoa

Raciones: 8
Preparación: 10 minutos
Tiempo total: 30 minutos

Ⓧ Ⓦ Ⓐ

Ingredientes

180 g de quinoa
100 g de cebolleta picada

3 tomates medianos, cortados en dados

1 pepino, cortado en dados

60 g de perejil fresco, picado

2 dientes de ajo, picados

60 ml de aceite de oliva virgen extra

El zumo de 1 limón

Sal marina y pimienta negra molida, al gusto

Preparación

Cueza la quinoa siguiendo las instrucciones del envase. Pásela a un cuenco grande y añada la cebolleta, el tomate, el pepino, el perejil y el ajo.

Bata el aceite de oliva y el zumo de limón en un cuenco pequeño y vierta el aliño en el cuenco de quinoa. Remueva bien. Salpimiente. Sirva a temperatura ambiente o, aún mejor, cubra el cuenco y métalo en el frigorífico. Sírvalo al día siguiente: los sabores y aromas se habrán desarrollado plenamente.

Verduras asadas

Raciones: 4

Preparación: 15

Tiempo total: 40 minutos

Ingredientes

6 calabacines amarillos medianos, pelados y cortados en rodajas de 0,5 cm de grosor

3 remolachas medianas, peladas y en rodajas de 0,5 cm de grosor

4 boniatos medianos, pelados y en rodajas de 0,5 cm de grosor

1 cebolla mediana, cortada en rodajas finas

2 cucharadas de aceite de oliva

2 cucharaditas de hierbas provenzales

1 cucharadita de sal marina, y un poco más, al gusto

1 cucharadita de pimienta negra molida, y un poco más, al gusto

Preparación

Precaliente el horno a 350 °C.

Extienda el calabacín, la remolacha, el boniato y la cebolla en una fuente de horno. Riegue la verdura con el aceite de oliva, espolvoree las hierbas provenzales y salpimiente y remueva bien.

Ase las verduras entre 20 y 25 minutos o hasta que los boniatos estén tiernos. Pruébela y corrija el punto de sal y pimienta si es necesario.

Calabacín al horno

Raciones: 6
Preparación: 15 minutos
Tiempo total: 45 minutos

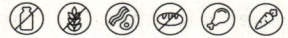

Ingredientes

3 cucharadas de aceite de oliva virgen extra
1 ¼ cucharaditas de orégano seco
2 calabacines amarillos, cortados en rodajas de 0,5 cm de grosor
2 calabacines, cortados en rodajas de 0,5 cm de grosor
285 g de tomates cherry, cortados por la mitad
½ cebolla roja, cortada en rodajas
1 cucharadita de sal marina
½ cucharadita de pimienta negra molida
90 g de parmesano vegano rallado (opcional)

Preparación

Precaliente el horno a 220 °C. Forre con papel vegetal o de aluminio una bandeja de horno con borde.

Bata el aceite de oliva y el orégano en un cuenco pequeño y deje reposar durante unos 5 minutos, para que el aceite adquiera el aroma de orégano.

Deposite los dos tipos de calabacín, los tomates y la cebolla en una fuente grande. Riegue la verdura con el aceite de oliva al orégano y remueva bien para que quede impregnada. Vuélquela sobre la bandeja de horno que ha preparado y extiéndala en una capa uniforme. Esparza el parmesano por encima (opcional).

Ase la verdura durante 30 minutos o hasta que se haya ablandado y se empiece a dorar.

Espinacas salteadas

Raciones: 4
Tiempo total: 10 minutos

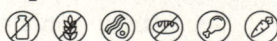

Ingredientes

1 cucharada de aceite de coco
3 dientes de ajo, picados
240 a 300 g de espinacas
Sal marina y pimienta negra molida, al gusto

Preparación

Funda el aceite de coco a fuego medio en una sartén grande. Añada el ajo y sofríalo durante 1 minuto, sin dejar de remover. Incorpore las espinacas, salpimiéntelas y manténgalas al fuego sin dejar de remover, durante unos 5 minutos o hasta que se pochen. Pruébelas y corrija el punto de sal y pimienta si es necesario.

Puré de boniato

Raciones: 4
Preparación: 10 minutos
Tiempo total: 40 minutos

Ingredientes

1 cucharada de aceite de coco, fundido
4 boniatos medianos, pelados y troceados
125 ml de leche de coco

30 g de mantequilla ecológica sin sal o 2 cucharadas de mantequilla
   clarificada
1 cucharadita de canela molida
2 cucharaditas de romero seco o fresco, picado
1 cucharadita de sal
Pimienta negra molida, al gusto

Preparación

Precaliente el horno a 175 °C. Forre con papel vegetal una bandeja de
horno con borde.

Deposite el boniato sobre la bandeja que acaba de preparar y rié-
guelo con el aceite de coco. Remuévalo para que se impregne bien y
extiéndalo en una sola capa. Áselo durante 30 minutos o hasta que los
trozos estén blandos cuando los pinche con un tenedor.

Pase el boniato al vaso de un robot de cocina. Añada la leche de
coco, la mantequilla, la canela, el romero, la sal y la pimienta y triture hasta obtener un puré homogéneo.

Chips de colinabo y boniato

Raciones: 4
Preparación: 10 minutos
Tiempo total: 50 minutos

Ingredientes

3 colinabos, pelados y cortados en tiras largas y finas
4 boniatos medianos, pelados y cortados en tiras largas y finas
2 cucharadas de aceite de coco o de mantequilla clarificada, fundidos
1 cucharadita de cebolla en polvo
1 cucharadita de ajo en polvo
1 cucharadita de sal marina
1 cucharadita de pimienta negra molida

Preparación

Precaliente el horno a 420 °C.

Deposite el colinabo y el boniato en una bandeja de horno con borde, riéguelos con el aceite de coco fundido y espolvoree por encima la cebolla y el ajo en polvo, la sal y la pimienta. Remueva bien y extienda los chips en una sola capa. Métalos en el horno durante 40 minutos o hasta que estén dorados y crujientes.

Chips de berenjena y de calabacín

Raciones: 4
Preparación: 15 minutos
Tiempo total: 35 minutos

Ingredientes

3 berenjenas medianas, cortadas en tiras largas y delgadas
5 calabacines largos, cortadas en tiras largas y delgadas
90 g de panko (pan rallado japonés) sin gluten
1 cucharada de sazonador italiano
1 cucharadita de sal
1 cucharadita de pimienta negra molida • 2 huevos grandes
60 g de harina de trigo sin gluten

Preparación

Precaliente el horno a 220 °C.

Vierta la harina en un cuenco grande. En otro cuenco, bata los huevos. En un tercer cuenco, mezcle el panko, el sazonador italiano, la sal y la pimienta.

Por tandas, reboce las tiras de verdura primero en la harina, luego en los huevos y para terminar en el panko; presione para que queden bien recubiertas.

Extienda las tiras de verduras rebozadas en una sola capa sobre una bandeja de horno con borde. Hornéelas durante 20 minutos o hasta que estén doradas y crujientes.

POSTRES

Galletas de chocolate

Raciones: 12 galletas
Preparación: 15 minutos
Tiempo total: 30 minutos

Ingredientes

95 g de harina de almendras
120 g de harina de trigo sin gluten
½ cucharadita de bicarbonato
½ cucharadita de sal marina
2 huevos grandes
60 ml de aceite de coco, fundido
60 ml de sirope de arce
2 cucharadas de leche de almendras sin azúcar o de leche de coco
2 cucharaditas de extracto de vainilla
85 g de chips de chocolate negro

Preparación

Precaliente el horno a 190 °C. Forre con papel vegetal una bandeja de horno con borde.

Mezcle las dos harinas, el bicarbonato y la sal en un cuenco grande.

En otro cuenco, bata los huevos junto con el aceite de coco fundido, el sirope de arce y la vainilla.

Añada gradualmente la mezcla seca a la húmeda y remueva hasta obtener una masa lisa. Añada los chips de chocolate.

Meta la masa en el congelador durante 10 minutos o hasta que haya cuajado ligeramente.

Saque la masa a cucharadas y forme bolas con cada una de ellas. Colóquelas sobre la bandeja de horno que ha preparado, con unos 5 cm de separación entre ellas. Aplaste las bolas con un tenedor para aplanarlas un poco.

Hornéelas de 12 a 15 minutos o hasta que los bordes estén dorados.

Deje que las galletas se enfríen sobre la bandeja durante unos 3 minutos y luego páselas a una rejilla para que se acaben de enfriar del todo.

Brownies mejorados

Raciones: 12
Preparación: 10 minutos
Tiempo total: 55 minutos

Ⓩ ⊛ 🎁

Ingredientes

120 ml de aceite de coco, y un poco más para engrasar la fuente de horno

55 g de chips de chocolate

2 huevos grandes

120 ml de sirope de arce

2 cucharaditas de extracto de vainilla

145 g de harina de almendras

20 g de cacao en polvo

1 cucharadita de levadura

1 cucharadita de sal

Preparación

Precaliente el horno a 175 °C. Engrase una fuente de horno de 20 cm.

Caliente el aceite de coco junto con los chips de chocolate a fuego medio en un cazo pequeño removiendo constantemente, hasta que los chips se hayan fundido e integrado del todo. Retire del fuego y reserve para que la mezcla se enfríe un poco.

Bata los huevos en un cuenco mediano. Añada el sirope de arce, la vainilla, la harina, el cacao en polvo, la levadura y la sal, y remueva bien, hasta que la masa espese. Añada el chocolate y el aceite de coco fundidos y remueva hasta que se haya integrado todo bien. Vierta la masa en la fuente que ha preparado.

Hornee entre 30 y 35 minutos o hasta que, si inserta un palillo en el centro, este salga limpio. Espere unos 15 minutos antes de cortar, para que se enfríe un poco.

Helado de té matcha

Raciones: 8
Preparación: 10 minutos
Tiempo total: 1 hora

Ingredientes

1 bote (400 g) de leche de coco entera

250 ml de leche de almendras y vainilla sin azúcar

175 g de dátiles Medjul sin hueso

60 ml de sirope de arce

3 cucharadas de té matcha en polvo

¼ de cucharadita de goma xantana

Preparación

Ponga la leche de coco y la leche de almendras, los dátiles, el sirope de arce y el té matcha en el vaso de un robot de cocina y triture hasta obtener una textura uniforme. Añada la goma xantana y vuelva a triturar. Pase la mezcla a un cuenco y refrigérela durante 3 horas.

Vierta la mezcla en una heladera fría y úsela siguiendo las instrucciones del fabricante. (Si no tiene heladera, vierta la base del helado en un recipiente apto para congelador, tápelo y métalo en el congelador. Remueva la mezcla cada hora, para airearla.)

Consúmalo blando o métalo en el congelador para que se endurezca. Sáquelo del congelador con unos 30 minutos de antelación, para que se ablande un poco.

Crujiente de manzana

Raciones: 8
Preparación: 10 minutos
Tiempo total: 55 minutos

Ingredientes

Aceite de coco, para engrasar la fuente de horno

6 u 8 manzanas, peladas, descorazonadas y troceadas

60 ml de sirope de arce

2 cucharadas de zumo de limón recién exprimido

120 ml de aceite de coco, fundido

260 g de copos de avena sin gluten

240 g de harina de trigo sin gluten

40 g de azúcar de coco

2 cucharaditas de canela molida

¼ de cucharadita de nuez moscada molida

½ cucharadita de sal marina

Preparación

Precaliente el horno a 175 °C. Engrase ligeramente una fuente de horno.

Deposite la manzana en un cuenco grande, añada el sirope de arce y el zumo de limón y remueva hasta que la manzana quede bien impregnada. Añada el aceite de coco fundido y vuelva a remover.

En un cuenco separado, bata la avena, la harina, el azúcar de coco, la canela, la nuez moscada y la sal.

Pase la manzana a la fuente de horno que ha preparado. Esparza uniformemente la avena especiada por encima. Hornee durante 45 minutos o hasta que se haya dorado ligeramente.

Pastel de arándanos

Raciones: 8
Preparación: 20 minutos
Tiempo total: 1 hora

Ingredientes

Aceite de coco, para engrasar el molde

2 huevos grandes

3 cucharadas de miel cruda

2 cucharaditas de zumo de limón recién exprimido

15 o 30 g de mantequilla de almendras o de otro fruto de cáscara

2 cucharadas de mermelada de arándanos sin azúcar ni aditivos

210 g de copos de avena tradicionales

2 cucharadas de semillas de chía

2 cucharaditas de canela molida

1 cucharadita de levadura

½ cucharadita de sal marina

420 g de arándanos congelados, descongelados

Preparación

Precaliente el horno a 205 °C. Engrase un molde para pasteles de 20 cm de diámetro.

Bata los huevos en un cuenco pequeño e incorpore la miel y el zumo de limón sin dejar de batir. Añada la mantequilla de almendras y la mermelada de arándanos mientras sigue batiendo.

Deposite en otro cuenco los copos de avena, las semillas de chía, la canela, la levadura y la sal, y remueva.

Vuelque la avena condimentada en el molde que ha preparado y extiéndala uniformemente. Añada los arándanos en una capa uniforme y, para terminar, vierta la mermelada por encima.

Hornee durante 40 minutos.

Pastel de calabaza

Raciones: 12
Preparación: 25 minutos
Tiempo total: 2 horas

Ingredientes

MASA

60 ml de aceite de coco, fundido, y un poco más para engrasar el molde

240 g de harina de almendras

50 g de azúcar de coco

¼ de cucharadita de sal

1 huevo grande

½ cucharadita de extracto de vainilla

RELLENO

1 lata (425 g) de puré de calabaza

3 huevos grandes

60 ml de sirope de arce

60 ml de leche de almendras sin edulcorar o de leche de coco

1 cucharadita de extracto de vainilla

40 g de azúcar de coco

1 ½ cucharaditas de canela molida

½ cucharadita de nuez moscada molida

½ cucharadita de jengibre molido

½ cucharadita de pimienta de Jamaica molida

¼ de cucharadita de sal marina

Preparación

Precaliente el horno a 175 °C. Engrase un molde de pastel.

Para preparar la masa, bata en un cuenco grande la harina de almendras, el azúcar de coco y la sal. Añada el aceite de coco fundido, los huevos y la vainilla, y bata hasta que todo quede bien integrado. La masa quedará seca y se desmenuzará. Siga removiendo, amasando, estirando y aplastando hasta que no quede harina visible. (También puede usar un robot de cocina para amasarlo todo.) Deposite la masa en el molde para pasteles y presiónela sobre el fondo. Hornee entre 10 y 12 minutos o hasta que se dore.

Para preparar el relleno, bata en un cuenco grande el puré de calabaza, los huevos, el sirope de arce, la leche de almendras, la vainilla, el azúcar de coco, la canela, la nuez moscada, el jengibre, la pimienta de Jamaica y la sal hasta obtener una masa lisa y homogénea y sin grumos. Viértala en el molde, sobre la masa.

Hornee de 50 a 60 minutos, hasta que el centro del relleno no tiemble. Después de haber sacado el pastel del horno déjelo reposar al menos 30 minutos antes de cortarlo.

Pastel de zanahoria

Raciones: 8
Preparación: 30 minutos
Tiempo total: 1 hora

Ingredientes

PASTEL

250 ml de aceite de coco, y un poco más para engrasar el molde
240 g de harina de trigo sin gluten
235 g de azúcar de arce
2 cucharaditas de bicarbonato
2 cucharaditas de levadura
1 cucharadita de sal marina
1 cucharadita de nuez moscada molida
150 g de zanahoria, rallada
4 huevos grandes, batidos
2 cucharaditas de extracto de vainilla
75 g de uvas pasas

500 g de queso de pasto orgánico para untar

125 ml de leche de coco evaporada o de leche de coco

40 g de azúcar de arce

60 g coco en escamas sin azúcares añadidos

Preparación

Precaliente el horno a 175 °C. Engrase un molde para pasteles de 23 cm de diámetro.

Para preparar el pastel, bata en un cuenco grande la harina, el azúcar de arce, el bicarbonato, la levadura, la sal y la nuez moscada. Añada la zanahoria, los huevos, la vainilla y las uvas pasas, y remueva bien. Vierta la masa del pastel de zanahoria en el molde que ha preparado y hornee durante 40 minutos o hasta que la parte superior esté dorada.

Mientras la masa está en el horno, deposite todos los ingredientes de la cobertura en el vaso de un robot de cocina y bata hasta obtener una masa homogénea y sin grumos.

Una vez haya sacado el pastel del horno, espere a que se enfríe antes de aplicar la cobertura.

Halva

Raciones: 8
Preparación: 15 minutos
Tiempo total: 3 horas

Ingredientes

Aceite de coco para engrasar la fuente de horno

120 g de tahini

1 cucharadita de extracto de vainilla

50 g de pistachos tostados

85 g de miel cruda

Preparación

Engrase una fuente de horno de vidrio pequeña.

Caliente el tahini, la vainilla y los pistachos a fuego bajo en un cazo pequeño.

En otro cazo, caliente la miel hasta que esté a punto de romper a hervir. Apártela del fuego y vierta el tahini templado en la miel caliente. Remueva con una cuchara de madera hasta que la mezcla empiece a espesar. Viértala inmediatamente en la fuente que ha preparado y, con una espátula de silicona, extiéndala y alise la superficie.

Deje que el halva se enfríe a temperatura ambiente durante un mínimo de 3 horas antes de sacarlo de la fuente de horno. Córtelo en cuadrados pequeños.

Mousse de chocolate y aguacate

Raciones: 10
Tiempo total: 15 minutos

Ingredientes

85 g de dátiles Medjul, deshuesados, en remojo de 4 a 6 horas y escurridos

125 ml de jarabe de arce

1 cucharadita de extracto de vainilla

3 aguacates medianos, pelados y sin hueso

65 g de cacao en polvo

125 ml de agua

Preparación

Ponga los dátiles, el jarabe de arce y la vainilla en el vaso de un robot de cocina y triture hasta conseguir una pasta homogénea y sin grumos. Añada el aguacate y el cacao en polvo y triture hasta obtener una crema. Interrumpa el triturado periódicamente para bajar la mezcla de los laterales del vaso con una espátula de silicona si es necesario. Añada el agua y triture de nuevo, hasta obtener una textura homogénea y sin grumos.

Sirva a temperatura ambiente o vierta el *mousse* en un recipiente hermético y guárdelo en el frigorífico hasta 3 días o en el congelador durante un máximo de 2 semanas.

Arroz con leche

Raciones: 8
Tiempo total: 30 minutos

Ingredientes
750 ml de leche de almendras sin edulcorar
1 bote (400 g) de leche de coco entera
30 g de mantequilla ecológica sin sal
210 g de arroz integral
75 g de uvas pasas
85 g de miel cruda
1 cucharadita de extracto de vainilla
1 cucharadita de canela molida
½ cucharadita de sal marina

Preparación
Ponga todos los ingredientes en un cazo grande y remueva bien. Lleve a ebullición a fuego medio. Reduzca el fuego y cueza a fuego lento durante 20 minutos o hasta que espese. Remueva de vez en cuando para evitar que el fondo se pegue. Sírvalo templado o deje que se enfríe a temperatura ambiente, viértalo en un recipiente hermético y métalo en el frigorífico para servirlo frío.

Flan de coco y semillas de chía

Raciones: 6
Preparación: 10 minutos
Tiempo total: 35 minutos

Ingredientes

1 bote (400 g) de leche de coco entera
1 cucharada de sirope de arce
1 cucharadita de extracto de vainilla
1 medida de proteína de colágeno en polvo con sabor a vainilla
½ cucharadita de canela molida
½ cucharadita de sal marina
½ cucharadita de semillas de chía
70 g de arándanos frescos (opcionales)

Preparación

Ponga en un cuenco grande la leche de coco, el sirope de arce, el extracto de vainilla, el colágeno en polvo, la canela y la sal y bata hasta que todo esté bien integrado. Añada las semillas de chía y remueva bien otra vez. Deje reposar durante unos 30 minutos, para que espese, o tape el cuenco y métalo en el frigorífico durante toda la noche.

Remuévalo bien antes de repartirlo en boles para servir. Si lo desea, adórnelos con los arándanos.

Discos de chocolate y menta

Raciones: 12 discos
Tiempo total: 30 minutos

Ingredientes

750 ml de aceite de coco, separados
170 g de miel cruda
1 cucharadita de extracto de menta
3 barras de chocolate negro (de 100 g y como mínimo un 72 % de cacao)

Preparación

Forre una bandeja con papel vegetal.

Deposite en un cuenco 500 ml de aceite de coco, la miel y el extracto de menta y remueva bien. Forme 12 discos con la masa y colóquelos sobre la bandeja que ha preparado. Métala en el congelador durante unos 30 minutos para que los discos se endurezcan.

Mientras tanto, funda las barras de chocolate con los 250 ml de aceite de coco restantes a fuego medio-bajo en un cazo. Retire del fuego y deje enfriar entre 5 y 10 minutos.

De uno en uno, sumerja los discos endurecidos en el chocolate hasta que queden cubiertos con una capa uniforme y vuelva a depositarlos en la bandeja. Devuelva los discos cubiertos de chocolate al congelador y déjelos ahí durante 15 minutos o hasta que el chocolate se haya endurecido. Sírvalos congelados.

Bombones de chocolate y pipas de girasol

Raciones: 12
Preparación: 25 minutos
Tiempo total: 1 hora

Ingredientes

COBERTURA DE CHOCOLATE

510 g de chips de chocolate (con entre un 70 y un 85 % de cacao)
1 cucharada de aceite de coco
1 cucharadita de extracto de vainilla

RELLENO

60 g de manteca de girasol
45 g de dátiles Medjul sin hueso
1 cucharadita de aceite de coco
1 cucharadita de sal marina
Sal rosa del Himalaya, para esparcir por encima

Preparación

Ponga cápsulas en dos moldes para minimagdalenas.

Deposite los chips de chocolate, el aceite de coco y la vainilla en un recipiente resistente al calor y póngalo al baño María para fundir los ingredientes. Remueva con suavidad para que se integre todo bien.

Ponga 1 o 2 cucharaditas del chocolate fundido en cada cápsula de magdalena. Reserve el chocolate que le sobre.

Meta los moldes para magdalenas en el frigorífico durante 30 minutos.

Para preparar el relleno, deposite en el vaso de un robot de cocina o de una batidora de mano la mantequilla de girasol, los dátiles, el aceite de coco y la sal. Triture hasta obtener una crema homogénea y sin grumos.

Saque los moldes del frigorífico. Ponga 1 cucharadita de la crema de mantequilla en cada cápsula. Luego, vierta encima 1 o 2 cucharadas del resto del chocolate caliente (vuelva a fundirlo si es necesario). Espolvoree una pizca de sal rosa del Himalaya por encima. Vuelva a meter los moldes en el frigorífico durante otros 30 minutos o hasta que los bombones hayan cuajado. Sírvalos congelados.

Frutos del bosque con chocolate negro

Raciones: 8
Preparación: 10 minutos
Tiempo total: 25 minutos

Ingredientes

2 tabletas (de 100 g) de chocolate negro (con un mínimo de 72 % de cacao)
2 cucharadas de semillas de lino tostadas
280 g de arándanos frescos

Preparación

Ponga el chocolate en un recipiente resistente al calor y fúndalo al baño María. Remueva con frecuencia hasta que se haya fundido del todo. Añada las semillas de lino y retire del fuego.

Forre con papel vegetal una bandeja de horno con bordes.

Seque los arándanos suavemente con un paño de cocina y vuélquelos en el chocolate fundido. Remueva con suavidad para que queden bien cubiertos. Con una cuchara, deposite montoncitos de arándanos con chocolate en la bandeja que ha preparado.

Meta la bandeja en el frigorífico durante unos 10 minutos o hasta que el chocolate se haya endurecido. Guárdelo en un recipiente hermético en el congelador durante un máximo de 2 días.

Bombones de chocolate negro

Raciones: 8
Preparación: 10 minutos
Tiempo total: 25 minutos

Ingredientes

2 tabletas (de 100 g) de chocolate negro (con un mínimo de 72 % de cacao)
8 nueces pacanas cortadas por la mitad
8 dátiles Medjul, sin hueso y cortados por la mitad
Sal rosa del Himalaya, para espolvorear

Preparación

Ponga el chocolate en un recipiente resistente al calor y fúndalo al baño María. Remueva con frecuencia hasta que se haya fundido del todo y retírelo del fuego.

Forre con papel vegetal una bandeja de horno con bordes.

Incruste una mitad de nuez pacana en cada mitad de dátil y sumérjalos en el chocolate fundido. Con ayuda de una cuchara, deposítelos en la bandeja que ha preparado. Espolvoree cada bombón con una pizca de sal del Himalaya.

Meta la bandeja en el frigorífico durante unos 10 minutos o hasta que el chocolate se endurezca. Guarde los bombones en un recipiente hermético durante un máximo de 1 semana.

Mochi

Raciones: 10
Preparación: 20 minutos
Tiempo total: 1 hora y 30 minutos

Ingredientes

6 cucharadas de aceite de coco fundido

1 bote (400 g) de leche de coco entera

300 g de jarabe de arce o 680 g de miel cruda

2 huevos grandes

2 cucharaditas de extracto de vainilla

1 cucharadita de sal marina

310 g de mochiko o de otra harina de arroz

3 cucharadas de té matcha en polvo

1 cucharadita de canela molida

1 cucharadita de levadura

15 g de coco en escamas

Preparación

Precaliente el horno a 175 °C. Engrase un molde de 23 cm de diámetro.

Caliente la miel, el aceite y la leche de coco a fuego medio-alto en un cazo pequeño, sin dejar de remover hasta que la textura quede homogénea y sin grumos. Retire del fuego y añada poco a poco los huevos, la vainilla y la sal sin dejar de batir hasta que todo quede bien integrado.

En un cuenco mediano, bata la harina de arroz, el té matcha, la canela y la levadura. Remueva bien y vierta sobre la mezcla anterior, sin dejar de batir hasta que todo quede integrado. Vierta la masa en el molde para pasteles que ha preparado y espolvoree por encima el coco en escamas.

Hornee entre 55 y 60 minutos o hasta que la superficie se dore y el bizcocho recupere la forma cuando lo presiona con un dedo y un palillo insertado en el centro salga limpio.

Transfiera el molde a una rejilla y déjelo enfriar durante 10 minutos. Pase un cuchillo afilado por el perímetro del pastel, tape el molde con un plato e inviértalo para desmoldar el bizcocho con suavidad.

AGRADECIMIENTOS

Quiero expresar mi agradecimiento a la magnífica Ginny Graves por haber ayudado a dar vida a este libro. También, mi más sincero agradecimiento a todo el equipo de Little, Brown Spark y en especial a Tracy Behar, Ian Straus, Betsy Uhrig y Karen Wise, por sus fenomenales comentarios, visión, edición y consejos. Vuestro entusiasmo por este proyecto ha hecho que sea un verdadero placer, de principio a fin. También estoy muy agradecido a mi agente literaria, Bonnie Solow que, sencillamente, es la mejor de su sector. Y tengo una enorme deuda de gratitud con Jordan Rubin, mi gran amigo y socio, además de con Gil Ben-Ami, mi mentor en la medicina china y querido amigo, y los Drs. Anis Khalaf y Christopher Motley, por su ayuda y su orientación. A mi magnífico equipo en Ancient Nutrition: gracias a todos por vuestro enorme esfuerzo y por vuestra dedicación a nuestra misión de mejorar la salud de nuestro país y del mundo. Para terminar, mi más profundo agradecimiento a todos mis seguidores en las redes sociales y a todos los que visitan mi página web, así como a aquellas personas que han comprado este libro. Espero que estos remedios ancestrales los ayuden a mejorar su salud y a aumentar su nivel de bienestar.

¡Mis mejores deseos para todos!

NOTAS

Introducción

1. Centros para el Control y la Prevención de Enfermedades, «Outpatient Antibiotic Prescriptions: United States, 2017», última revisión 22 de octubre de 2019, <http://www.cdc.gov/antibiotic-use/community/programs-measurment/state-local-activities/outpatient-antibiotic-prescriptions-US-2017.html>.

1. Medicina antigua para un mundo moderno

1. Centros para el Control y la Prevención de Enfermedades, «Therapeutic Drug Use», última revisión 19 de enero de 2017, <https://www.cdc.gov/nchs/fastats/drug-use-therapeutic.htm>.
2. Ashley Kirzinger, Tricia Neuman, Juliette Cubanski y Mollyann Brodie, «Data Note: Prescription Drugs and Older Adults», en *Kaiser Family Foundation Health Reform*, 9 de agosto de 2019.
3. Ben Boursi, Ronac Mamtani, Kevin Haynes *et al.*, «Recurrent Antibiotic Exposure May Promote Cancer Formation: Another Step in Understanding the Role of the Human Microbiota?», en *European Journal of Cancer* 17 (noviembre de 2016), pp. 2655-2664.
4. Centros para el Control y Prevención de Enfermedades, «Outpatient Antibiotic Prescriptions: United States, 2017» última revisión 22 de octubre de 2019. <https://www.cdc.gov/antibiotic-use/community/programs-measurement/state-local-activities/outpatient-antibiotic-prescriptions-US-2017.html>.

5. Centros para el Control y Prevención de Enfermedades, «Antibiotic Prescribing and Use in the U.S.», actualizado 9 de agosto de 2019, <https://www.cdc.gov/antibiotic-use/stewardship-report/index.html>.

6. Centros para el Control y Prevención de Enfermedades, «Be Antibiotics Aware: Smart Use, Best Care», última revisión 9 de noviembre de 2018. <https://www.cdc.gov/patientsafety/features/be-antibiotics-aware.html>.

7. Yan Xie, Benjamin Bowe, Yan Yan *et al.*, «Estimates of All Cause Mortality and Cause Specific Mortality Associated with Proton Pump Inhibitors Among US Veterans: A Cohort Study», en *British Medical Journal*, 365 (marzo de 2019).

8. Emily S. Mohn, Hua J. Kern, Edward Saltzman *et al.*, «Evidence of Drug-Nutrient Interactions with Chronic Use of Commonly Prescribed Medications: An Update», en *Pharmaceutics*, 10 (marzo de 2018).

9. Nadine Shebab, Maribeth C. Lovegrove, Andrew I. Geller *et al.*, «US Emergency Department Visits for Outpatient Adverse Drug Events, 2013-2014», en *Journal of the American Medical Association*, 316 (noviembre de 2016), pp. 2115-2125.

10. *Ibid.*

11. *Ibid.*

12. Benedict Carey y Robert Gebeloff, «Many People Taking Antidepressants Discover They Cannot Quit», en *New York Times*, 7 de abril de 2018, <https://www.nytimes.com/2018/04/07/health/antidepressants-withdrawal-prozac-cymbalta.html>.

13. Centros para el Control y Prevención de Enfermedades, «Antidepressant Use Among Persons Aged 12 and Over in the United States, 2011-2014», NCHS Data Brief núm. 283, de agosto de 2017. <https://www.cdc.gov/nchs/products/databriefs/db283.htm>.

14. Marta M. Maslej, Benjamin M. Bolker, Marley J. Russel *et al.*, «The Mortality and Myocardial Effects of Antidepressants Are Moderated by Preexisting Cardiovascular Disease: A Meta-Analysis», en *Psychotherapy and Psychosomatics*, 86 (septiembre de 2017), pp. 268-282.

15. Ramin Mojtabai y Mark Olfson, «Proportion of Antidepressants Prescribed without a Psychiatric Diagnosis Is Growing», en *Health Affairs* 30 (agosto de 2011), pp. 1434-1442.

16. Qin Xiang Ng, Nandini Venkatanarayanan y Collin Yih Xian Ho, «Clinical Use of Hypericum Perforatum (St. John's Wort) in Depression: A Meta-Analysis», en *Journal of Affective Disorders*, 210 (marzo de 2017), pp. 211-221.

17. Madhav Goyal, Sonal Singh, Erica M. S. Siginga *et al.*, «Meditation Program for Psychological Stress and Well-Being: A Systematic Review and Meta-Analysis», *JAMA Internal Medicine*, 174 (marzo de 2014), pp. 357-368.

18. Britta K. Holzel, James Carmody, Mark Vangel, *et al.*, «Mindfulness Practice Leads to Increases in Regional Brain Gray Matter Density», en *Psychiatric Research: Neuroimaging*, 191 (enero de 2011), pp. 36-43.

19. Nasrin Falsafi y Louisa Leopard, «Pilot Study: Use of Mindfulness, Self-Compassion and Yoga Practices with Low Income and/or Uninsured Patients with Depression and/or Anxiety», en *Journal of Holistic Nursing*, 33 (diciembre de 2015), pp. 289-297.

20. Robin E. Cushing, Kathryn L. Braun, Susan W. Alden y Alan R. Catz, «Military Tailored Yoga for Veterans with Post-Traumatic Stress Disorder», en *Military Medicine*, 183 (mayo de 2019), pp. e223-231.

21. Galia Oron, Erica Allnut, Tasha Lackman *et al.*, «A Prospective Study Using Hatha Yoga for Stress Reduction Among Women Waiting for IVF Treatment», en *Reproductive Biomedicine Online*, 30 (mayo de 2015), pp. 542-548.

22. Fang Wang, Eun-Kyoung, Othelia Lee *et al.*, «The Effects of Tai Chi on Depression, Anxiety and Psychological Well-Being: A Systematic Review and Meta-Analysis», en *International Journal of Behavioral Medicine*, 21 (agosto de 2014), pp. 605-617.

23. Harvard Health Letter, «Exercise Is an All-Natural Treatment to Fight Depression», actualizado en 30 de abril de 2018, <https://www.health.harvard.edu/mind-and-mood/exercise-is-an-all-natural-treatment-to-fight-depression>.

24. Centros para el Control y Prevención de Enfermedades, «Prevalence of Chronic Pain and High Impact Chronic Pain in the United States, 2016», 14 de septiembre de 2018, <https://www.cdc.gov/mmwr/volumes/67/wr/mm673a2.htm>.

25. National Institute on Drug Abuse, «Opioid Overdose Crisis», actualizado en enero de 2019, <https://www.drugabuse.gov/drugs-abuse/opioids/opioid-overdose-crisis>.

26. *Ibid.*

27. Centros para el Control y Prevención de Enfermedades, «Drug Overdose Deaths in the United States, 1999-2016», diciembre de 2017, <https://www.cdc.gov/nchs/products/databriefs/db294.htm>.

28. Erin E. Krebs, Amy Gravely y Sean Nugent, «Effect of Opioid vs Nonopioid Medications on Pain-Related Function in Patients with Chronic Back Pain or Hip or Knee Osteoarthritis Pain», en *Journal of the American Medical Association*, 319 (6 de marzo de 2018), pp. 872-882.

29. Cochrane, «Acupuncture for Tension-Type Headache», de enero de 2016, <https://www.cochrane.org/CD007587/SYMPT_acupuncture-tension-type-headache>.

30. Andrew J. Vickers, Angel M. Cronin, Alexandra C. Maschino, «Acupuncture for Chronic Pain Individual Patient Meta-Analysis», en *Archives of Internal Medicine*, 172 (octubre de 2012), pp. 1444-1453.

31. Sonja Vuckovic, Dragan Srebro, Katarina Savic Vujovic *et al.*, «Cannabinoids and Pain: New Insights from Old Molecules», en *Frontiers in Pharmacology*, 9 (noviembre de 2018).

32. Mario Maresca, Laura Micheli, Lorenzo Cinci *et al.*, «Pain Relieving and Protective Effects of Astragalus Hydroalcoholic Extract in Rat Arthritis Models», en *Journal of Pharmacy and Pharmacology*, 69 (diciembre de 2017), pp. 1858-1870.

33. Jia-Ming Yang, Yan-Fang Xian, Paul S. P. Ip *et al.*, «Schisandra Chinensis Reverses Visceral Hypersensitivity in Neonatal-Maternal Separated Rat Model», en *Phytomedicine*, 19 (marzo de 2012), pp. 402-408.

34. European Medicines Agency, «Assessment Report on Angelica Sinensis (Oliv.) Diels, Radix», julio de 2013, <http://www.e-lactancia.org/media/papers/AngelicaSinensis-EMA2013.pdf>.

35. James W. Daily, Mini Yang y Sunmin Park, «Efficacy of Turmeric Extracts and Curcumin for Alleviating the Symptoms of Joint Arthritis: A Systematic Review and Meta-Analysis of Randomized Clinical Trials», en *Journal of Medicinal Food*, 19 (agosto de 2016), pp. 717-729.

36. J. Winter, S. Bevan y E. A. Campbell, «Capsaicin and Pain Mechanisms», en *British Journal of Anesthesia*, 75 (1995), pp. 157-168.

37. Mahmood Rafieian-Kopaei, Ali Hasnpour-Dehkordi, Zahra Lorigooini *et al.*, «Comparing the Effect of Intranasal Lidocaine 4% with Peppermint Essential Oil Drop 1.5% on Migraine Attacks: A Double-Blind Clinical Trial», en *International Journal of Preventive Medicine*, 10 (julio de 2019).

38. Ashok Kumar Grover y Sue E. Samson, «Benefits of Antioxidant Supplements for Knee Osteoarthritis: Rationale and Reality», en *Nutrition Journal*, 15 (enero de 2016).

39. Shaheen E. Lakhan, Heather Sheafer y Deborah Tepper, «The Effectiveness of Aromatherapy in Reducing Pain: A Systematic Review and Meta-Analysis», en *Pain Research and Treatment*, 2016 (diciembre de 2016).

40. Ling Jun Kong, Romy Lauche, Petra Close *et al.*, «Tai Chi for Chronic Pain Conditions: A Systematic Review and Meta-Analysisof Randomized Controlled Trials», en *Scientific Reports* 6 (abril de 2016).

41. Jost Langhorst, Petra Klose, Gustav J. Dobos *et al.*, «Efficacy and Safety of Meditative Movement Therapies in Fibromyalgia Syndrome: A Systematic Review and Meta-Analysis of Randomized Controlled Trials», en *Rheumatology International*, 33 (enero de 2013), pp. 193-207.

42. Sharon L. Kolaninski, Marian Garfinkel, Adam Gilden Tsai *et al.*, «Iyengar Yoga for Treating Symptoms of Osteoarthritis of the Knees: A Pilot Study», en *Journal of Complementary and Alternative Medicine*, 11 (2005), pp. 689-693.

43. Erik J. Groessl, Kimberly R. Weingart, Kirsten Aschbacher *et al.*, «Yoga for Veterans with Chronic Low Back Pain», en *Journal of Complementary and Alternative Medicine*, 14 (2008), pp. 1123-1129.

44. Holger Cramer, Romy Lauche, Heidemarie Haller *et al.*, «I'm More in Balance: A Qualitative Study of Yoga for Patients with Chronic Neck Pain», en *Journal of Complementary and Alternative Medicine*, 19 (2013), pp. 536-542.

45. Lara Hilton, Susanne Hempel, Brett A. Ewing *et al.*, «Mindfulness Meditation for Chronic Pain: Systematic Review and Meta-Analysis», en *Annals of Behavioral Medicine*, 51 (2017), pp. 199-213.

46. Martins Ekor, «The Growing Use of Herbal Medicine: Issues Relating to Adverse Reactions and Challenges in Monitory Safety», en *Frontiers in Pharmacology*, 4 (2013).

2. Curar la causa subyacente

1. Luo Hui, Tang Qiao-ling, Shang Ya-xi *et al.*, «Can Chinese Medicine Be Used for Prevention of Corona Virus Disease 2019 (COVID-19)? A Review of Historical Classics, Research Evidence and Current Prevention Programs», en *Chinese Journal of Integrative Medicine*, 26 (abril de 2020), pp. 243-250.
2. Tanya Lewis, «Mystery Mechanisms», en *The Scientist*, 29 de julio de 2016, <https://www.the-scientist.com/news-analysis/mystery-mechanisms-33119>.

3. Comer según los cinco elementos

1. The 1000 Genomes Project Consortium, «A Global Reference for Human Genetic Variation», en *Nature*, 526 (septiembre de 2015), pp. 68-74.

4. La alimentación ancestral

1. Guida Shoba, David Joy, Thangam Joseph *et al.*, «Influence of Piperine on the Pharmacokinetics of Curcumin in Animals and Human Volunteers», en *Planta Medica*, 64 (mayo de 1998), pp. 353-356.
2. Yeon Soo Kim, Bong Kil Song, Ji Sun Oh y Seung Seok Woo, «Aerobic Exercise Improves Gastrointestinal Motility in Psychiatric Inpatients», en *World Journal of Gastroenterology*, 20 (agosto de 2014), pp. 10577-10584.
3. Le Xu, Xi Zhang, Jun Lu *et al.*, «The Effects of Dinner-to-Bed Time and Post-Dinner Walk on Gastric Cancer across Different Age Groups», en *Medicine*, 95 (abril de 2016).
4. *Science Daily*, «Chew More to Retain More Energy», 15 de julio de 2013, <https://www.sciencedaily.com/releases/2013/07/130715134643.htm>.
5. Yong Zhu y James H. Hollis, «Increasing the Number of Chews before Swallowing Reduces Meal Size in Normal-Weight, Overweight, and Obese Adults», en *Journal of the Academy of Nutrition and Dietetics*, 114 (junio de 2014), pp. 926-931.
6. Quanhe Yang, Zefeng Zhang, Edward W. Gregg *et al.*, «Added Sugar Intake

and Cardiovascular Diseases Mortality among US Adults», en *JAMA Internal Medicine*, 174 (abril de 2014), pp. 516-524.

7. Michelle A. Zabat, William H. Sano, Jenna I. Wurster *et al.*, «Microbial Community Analysis of Sauerkraut Fermentation Reveals a Stable and Rapidly Established Community», en *Foods*, 7 (mayo de 2018).

8. Su-Jin Jung, Soo-Hyun Park, Eun-Kyung Choi *et al.*, «Beneficial Effects of Korean Traditional Diets in Hypertensive and Type 2 Diabetic Patients», en *Journal of Medicinal Food*, 17 (enero de 2014), pp. 161-171.

9. Mengjiao Guo, Fahao Wu, Guangen Hao *et al.*, «Bacillus subtilis Improves Immunity and Disease Resistance in Rabbits», en *Frontiers in Immunology*, 8 (marzo de 2017).

10. Mona A. M. Ghoneim, Amal I. Hassan, Manal G. Mahmoud y Mohsen S. Asker, «Effect of Polysaccharide from Bacillus subtillis sp. on Cardiovascular Diseases and Atherogenic Indices in Diabetic Rats», en *BMC Complementary and Alternative Medicine*, 16 (marzo de 2016).

11. Yoshinori Tsukamoto, Hideyuki Ichise, Hiroyuki Kakuda y Masayoshi Yamaguchi, «Intake of Fermented Soybean (Natto) Increases Circulating Vitamin K2 (Menaquinone-7) and y-Carboxylated Osteocalcin Concentration in Normal Individuals», en *Journal of Bone and Mineral Metabolism*, 18 (junio de 2000), pp. 216-222.

12. Goro Hori, Shunsuke Kakinuma, Satoshi Nagaoka, Kazuhiro Yamamoto, «The Effects of the Miso Soup Containing Soy Protein Hydrolyzate with Bound Phospholipids on Serum Cholesterol Levels», en *Japanese Pharmacology and Therapeutics*, 31 (enero de 2003), pp. 155-161.

13. Hiromitsu Watanabe, «Beneficial Biological Effects of Miso with Reference to Radiation Injury, Cancer and Hypertension», en *Journal of Toxicological Pathology*, 26 (junio de 2013), pp. 91-103.

14. Esra Kupeli Akkol, Didem Deliorman Orhan, Ilhan Gurbuz y Erdem Yesilada, «In Vivo Activity Assessment of a "Honey-Bee Pollen Mix" Formulation», en *Pharmaceutical Biology*, 48 (marzo 2010), pp. 253-259.

15. Eric N. Hammond y Eric S. Donkor, «Antibacterial Effect of Manuka Honey on Clostridium difficile», en *BMC Research Notes*, 6 (mayo de 2013).

16. Rowena Jenkins, Neil Burton y Rose A. Cooper, «Manuka Honey Inhibits

Cell Division in Methicillin-Resistant Staphylococcus aureus», en *Journal of Antimicrobial Chemotherapy*, 66 (septiembre de 2011), pp. 2536-2542.

17. Ganesa Wegienka, Christine Cole Johnson, Suzanne Havstad *et al.*, «Lifetime Dog and Cat Exposure and Dog and Cat Specific Sensitization at Age 18 Years», en *Clinical and Experimental Allergy*, 41 (julio de 2011), pp. 979-986.

5. La comida es medicina

1. Ashkan Afshin, Patrick John Sur, Kairsten A. Fay *et al.*, «Health Effects of Dietary Risks in 195 Countries, 1990-2017: A Systematic Analysis For the Global Burden of Disease Study 2017», en *The Lancet*, 393 (mayo de 2019), pp. 1958-1972.

2. Jennifer M. Poti, Michelle A. Mendez, Shu Wen Ng y Barry M. Popkin, «Is the Degree of Food Processing and Convenience Linked with the Nutritional Quality of Foods Purchased by U.S. Households?», en *American Journal of Clinical Nutrition*, 101 (junio de 2015), pp. 1251-1262.

3. Euridice Martinez Steele, Barry M. Popkin, Boyd Swinburn y Carlos A. Monteiro, «The Share of Ultra-Processed Foods and the Overall Nutritional Quality of Diets in the US: Evidence from a Nationally Representative Cross-Sectional Study», en *Population Health Metrics*, 15 (febrero de 2017).

4. Kristine L. Clark, Wayne Sebstianelli, Klaus R. Flechsenhar *et al.*, «24-Week Study on the Use of Collagen Hydrolysate as a Dietary Supplement in Athletes with Activity-Related Joint Pain», en *Current Medical Research and Opinion*, 24 (junio de 2008), pp. 1485-1496.

5. Liane Bolke, Gerrit Schlippe, Joachin Gertz *et al.*, «A Collagen Supplement Improves Skin Hydration, Elasticity, Roughness, and Density: Results of a Randomized, Placebo-Controlled, Blind Study», *Nutrients* 10 (17 octubre 2019) p. 2494.

6. Barbara Rennard, B. A. Ertl, Ronald Grossman *et al.*, «Chicken Soup Inhibits Neutrophil Chemotaxis in Vitro», en *Chest* 118 (octubre de 2000), pp. 1150-1157.

7. Iris Shai, Dan Schwarzfuchs, Yaakov Henkin *et al.*, «Weight Loss with a Low-Carbohydrate, Mediterranean, or Low-Fat Diet», en *New England Journal of Medicine*, 359 (julio de 2008), pp. 229-241.

8. Lukas Schwingshackl y Georg Hoffmann, «Monounsaturated Fatty Acids and Risk of Cardiovascular Disease: Synopsis of the Evidence Available from Systematic Reviews and Meta-Analyses», en *Nutrients*, 4 (diciembre de 2012), pp. 1989-2007.

9. Kathleen A. Page, Anne Williamson, Namyi Yu *et al.*, «Medium-Chain Fatty Acids Improve Cognitive Function in Intensively Treated Type 1 Diabetic Patients and Support in Vitro Synaptic Transmission During Acute Hypoglycemia», en *Diabetes*, 58 (mayo de 2009), pp. 1237-1244.

10. Sivia Teres, Gwendolyn Barcelo-Coblijn, Regina Alemany *et al.*, «Oleic Acid Is Responsible for the Blood Pressure Reduction Induced by Olive Oil through Its "Membrane-Lipid Therapy" Action», en *Chemistry and Physics of Lipids* 149 (septiembre de 2007), pp. 13811-13816.

11. Muhammad Ali Hashmi, Afsar Khan, Muhammed Hanif *et al.*, «Traditional Uses, Phytochemistry, and Pharmacology of Olea Europaea (Olive)», en *Evidence-Based Complementary and Alternative Medicine* (febrero de 2015).

12. Sandra Martin-Pelaez, Juana Ines Mosele, Neus Pizarro *et al.*, «Effect of Virgin Olive Oil and Thyme Phenolic Compounds on Blood Lipid Profile: Implications of Human Gut Microbiota», en *European Journal of Nutrition*, 56 (febrero de 2017), pp. 119-131.

13. Pouya Nematolahi, Mitra Mehrabani, Somayyeh Karami-Mohajeri y Fatemeh Dabaghzadeh, «Effects of Rosmarinus Officinalis L. On Memory Performance, Anxiety, Depression, and Sleep Quality in University Students: A Randomized Clinical Trial», en *Complementary Therapy in Clinical Practice*, 30 (febrero de 2018), pp. 24-28.

14. Massimo Nabissi, Oliviero Marinelli, Maria Beatric Morelli *et al.*, «Thyme Extract Increases Mucociliary-Beating Frequency in Primary Cell Lines from Chronic Obstructive Pulmonary Disease Patients», en *Biomedicine and Pharmacotherapy*, 105 (septiembre de 2018), pp. 1248-1253.

15. Onder Aybastier, Sam Dawbaa, Cevdet Demir *et al.*, «Quantification of DNA Damage Products by Gas Chromatography Tandem Mass Spectrometry in Lung Cell Lines and Prevention Effect of Thyme Antioxidants on

Oxidative Induced DNA Damage», en *Mutation Research*, 808 (marzo de 2018), pp. 1-9.

16. Karin Ried, «Garlic Lowers Blood Pressure in Hypertensive Individuals, Regulates Serum Cholesterol, and Stimulates Immunity: An Updated Meta-Analysis and Review», en *Journal of Nutrition*, 146 (febrero de 2016), pp. 389S-396S.

17. Kyung-Bok Lee, Eun Cho y Young-Sook Kang, «Changes in 5-Hydroxytryptamine and Cortisol Plasma Levels in Menopausal Women after Inhalation of Clary Sage Oil», en *Phytotherapy Research*, 28 (noviembre de 2014), pp. 1599-1605.

18. Afef Bejaoui, Hedia Chaabane, Maroua Jemli *et al.*, «Essential Oil Composition and Antibacterial Activity of Origanum Vulgare Subsp. Glandulosum Desf. at Different Phenological Stages», en *Journal of Medicinal Food*, 16 (diciembre de 2013), pp. 1115-1120.

19. Mehrnaz Nikhah Bodagh, Iradj Maleki y Azita Hekmatdoost, «Ginger in Gastrointestinal Disorders: A Systematic Review of Clinical Trials», en *Food Science and Nutrition*, 7 (enero de 2019), pp. 96-108.

20. Christine M. Kaefer y John A. Milner, «The Role of Herbs and Spices in Cancer Prevention», en *The Journal of Nutritional Biochemistry*, 19 (junio de 2008), pp. 347-361.

21. Alan Jiang, «Health Benefits of Culinary Herbs and Spices», en *Journal of AOAC International*, 102 (marzo de 2019), pp. 395-411.

22. Kiran S. Panickar, «Beneficial Effects of Herbs, Spices and Medicinal Plants on the Metabolic Syndrome, Brain and Cognitive Function», en *Central Nervous System Agents in Medicinal Chemistry*, 13 (marzo de 2013), pp. 13-29.

23. Mendel Friedman from, «Chemistry, Nutrition, and Health-Promoting Properties of Hericium erinaceus (Lion's Mane) Mushroom Fruiting Bodies and Mycelia and Their Bioactive Compounds», en *Journal of Agricultural and Food Chemistry*, 19 (agosto de 2015), pp. 7108-7123.

24. Ye Jin, Xue Meng, Zhidong Qiu *et al.*, «Anti-Tumor and Anti-Metastatic Roles of Cordycepin, One Bioactive Compound of cordyceps militaris», en *Saudi Journal of Biological Sciences*, 25 (julio de 2018), pp. 991-995.

25. Alena G. Guggenheim, Kirsten M. Wright y Heather L. Zwickey, «Immune

Modulation Five Major Mushrooms: Application to Integrative Oncology», en *Integrative Medicine*, 13 (febrero de 2014), pp. 32-44.

26. Golnoosh Torabian, Peter Valtchev, Qayyum Adil y Fariba Dehghani, «Anti-Influenza Activity of Elderberry (Sambucus Nigra), en *Journal of Functional Foods*, 54 (marzo de 2019), pp. 353-60

27. Harunobu Amagase y Dwight M. Nance, «A Randomized, Double-Blind, Placebo-Controlled Clinical Study of the General Effects of a Standardized Lycium barbarum (Goji) Juice, GoChi», en *Journal of Complementary and Alternative Medicine*, 14 (junio de 2008), pp. 403-412.

28. Peter Bucheli, Qiutao Gao, Robert Redgwell *et al.*, *Herbal Medicine: Biomolecular and Clinical Aspects*, 2.ª ed., (Boca Raton: CRC Press/Taylor & Francis, 2011).

29. Memorial Sloan Kettering Cancer Center, «Triphala», actualizado el 7 de noviembre de 2019. <https://www.mskcc.org/cancer-care/integrative-medicine/herbs/triphala>.

30. Albert Jacob, Manju Pandey, Sorabh Kapoor, Raghavan Saroja, «Effect of the Indian Gooseberry (Amla) on Serum Cholesterol Levels in Men Aged 35-55 Years», en *European Journal of Clinical Nutrition*, 42 (noviembre de 1988), pp. 939-944.

31. Biswas Gopa, Jagatkumar Bhatt y Kovur G. Hemavathi, «A Comparative Clinical Study of Hypolipidemia Efficacy of Amla (Emblica officinalis) with 3-Hydroxy-3-Methylglutaryl-Coenzyme-A Reductase Inhibitor Simvastatin», en *Indian Journal of Pharmacology*, 44 (marzo-abril de 2012), pp. 238-242.

32. Kerry S. Kuehl, Diane L. Elliot, Adriana E. Sleigh y Jennifer L. Smith, «Efficacy of Tart Cherry Juice to Reduce Inflammation Biomarkers among Women with Inflammatory Osteoarthritis (OA)», en *Journal of Food Studies*, 1 (2012).

33. Hsin-Chia Hung, Kaumudi J. Joshipura, Rui Jiang *et al.*, «Fruit and Vegetable Intake and Risk of Major Chronic Disease», en *Journal of the National Cancer Institute*, 96 (noviembre de 2004), pp. 1577-1584.

34. Patricia Matanjun, Suhaila Mohamed, Kharidah Muhammed y Noordin Mohamed Mustapha, «Comparison of Cardiovascular Protective Effects of Tropical Seaweeds, Kappaphycus Alvarezii, Caulerpa lentillifera, and

Sargassum plycystum, on High Cholesterol/High-Fat Diet in Rats», en *Journal of Medicinal Food*, 13 (agosto de 2010), pp. 792-800.

35. Jee Ae Shim, Young Ae Son, Ji Min Park y Mi Kyung Kim, «Effect of Chlorella Intake on Cadmium Metabolism in Rats», en *Nutrition Research and Practice*, 3 (primavera de 2009), pp. 15-22.

36. Jung Hyun Kwak, Seung Han Baek, Yongje Wo *et al.*, «Beneficial Immunostimulatory Effect of Short-Term Chlorella Supplementation: Enhancement of Natural Killer Cell Activity and Early Inflammatory Response (Randomized, Double-Blinded, Placebo-Controlled Trial)», en *Nutrition Journal*, 11 (julio de 2012).

37. Toru Mizoguchi, Isao Takehara, Tohru Masuzawa *et al.*, «Nutrigenomic Studies of Effects of Chlorella on Subjects with High-Risk Factors for Lifestyle-Related Disease», en *Journal of Medicinal Food*, 11 (septiembre de 2008), pp. 395-404.

38. S. Sreelatha y R. Inbavalli, «Antioxidant, Antihyperglycemic, and Antihyperlipidemic Effects of Coriandrum Sativum Leaf and Stem in Alloxan-Induced Diabetic Rats», en *Journal of Food Science*, 77 (julio de 2012), pp. T119-T123.

39. Pascal J. Delaquis, Kareen Stanich, Benoit Girard y G. Mazza, «Antimicrobial Activity of Individual and Mixed Fractions of Dill, Cilantro, Coriander, and Eucalyptus Essential Oils», en *International Journal of Food Microbiology*, 74 (marzo de 2002), pp. 101-109.

40. Gil Bar-Sela, Miri Cohen, Eran Ben-Arye y Ron Epelbaum, «The Medical Uses of Wheatgrass: Review of the Gap Between Basic and Clinical Applications», en *Mini-Reviews in Medicinal Chemistry*, 15 (2015), pp. 1002-1010.

41. Sadaharu Miyazono, Tomoki Isayama, Francois C. Delori y Clint L. Makino, «Vitamin A Activates Rhodopsin and Sensitizes it to Ultraviolet Light», en *Visual Neuroscience*, 28 (noviembre de 2011), pp. 485-497.

42. Balu Muthaiyah, Musthafa M. Essa, Moon Lee *et al.*, «Dietary Supplementation of Walnuts Improves Memory Deficits and Learning Skills in Transgenic Mouse Model of Alzheimer's Disease», en *Journal of Alzheimer's Disease*, 42 (2014), pp. 1397-1405.

43. Shibu M. Poulose, Marshall G. Miller y Barbara Shukitt-Hale, «Role of Wal-

nuts in Maintaining Brain Health with Age», en *Journal of Nutrition*, 144 (abril de 2014), pp. 561S-566S.

44. Lee J. Wylie, James Kelly, Stephen J. Bailey *et al.*, «Beetroot Juice and Exercise: Pharmacodynamic and Dose-Response Relationships», en *Journal of Applied Physiology*, 115 (mayo de 2013), pp. 325-336.

45. Daniel Collado Mateo, Francesco Pazzi, Francisco J. Dominguez Munoz *et al.*, «Ganoderma lucidum Improves Physical Fitness in Women with Fibromyalgia», en *Nutrición Hospitalaria*, 32 (2015), pp. 2126-2235.

46. Majid Naghdi, Maryam Maghbool, Morteza Seifalah-Zade *et al.*, «Effects of Common Fig (Ficus carica) Leaf Extracts on Sperm Parameters and Testis of Mice Intoxicated with Formaldehyde», en *Evidence-Based and Complementary Medicine* (enero de 2016), pp. 1-9.

47. Mark A. Reger, Samuel T. Henderson, Cathy Hale *et al.*, «Effects of Beta-Hydroxybutyrate on Cognition in Memory-Impaired Adults», en *Neurobiological Aging*, 25 (marzo de 2004), pp. 311-314.

6. El valor curativo de las hierbas, las especias y las setas

1. Alena G. Guggenheim, Kirsten M. Wright y Heather L. Zwickey, «Immune Modulation from Five Major Mushrooms: Application to Integrative Oncology», en *Integrative Medicine*, 13 (febrero de 2014), pp. 32-44.

2. Yihuai Gao, Shufeng Zhou, Wenqi Jiang *et al.*, «Effects of Ganopoly (A Ganoderma Lucidum Polysaccharide Extract) on the Immune Functions in Advanced-Stage Cancer Patients», en *Immunological Investigations*, 32 (agosto de 2003), pp. 201-215.

3. Yun Zhang, Zhi-chun Lin, Ying Hu y Fu-zhe Wang, «Effect of Ganoderma Lucidum Capsules on T Lymphocyte Subsets in Football Players 'Living High-Training Low'», en *British Journal of Sports Medicine*, 42 (octubre de 2008), pp. 819-822.

4. Zichria Zakay-Rones, Erling Thom, T. Wollan y J. Wadstein, «Randomized Study of the Efficacy and Safety of Oral Elderberry Extract in the Treatment of Influenza A and B Virus Infections» en *The Journal of International Medical Research*, 32 (abril de 2004), pp. 132-140.

5. Evelin Tiralongo, Shirley S. Wee y Rodney A. Lea, «Elderberry Supplementation Reduces Cold Duration and Symptoms in Air Travellers: A Randomized, Double-Blind Placebo-Controlled Clinical Trial», en *Nutrients*, 8 (abril de 2016).

6. Jorg Melzer, Reinhard Saller, Andreas Schapowal y Reto Brignoli, «Systematic Review of Clinical Data with BNO-101 (Sinupret) in the Treatment of Sinusitis», en *Forsch Komplementmed*, 13 (abril de 2006), pp. 78-87.

7. Sachin A. Shah, Stephen Sander, C. Michael White *et al.*, «Evaluation of Echinacea for the Prevention and Treatment of the Common Cold: A Meta-Analysis», en *The Lancet Infectious Diseases*, 7 (julio de 2007), pp. 473-480.

8. M. Jawad, R. Schoop, A. Suter *et al.*, «Safety and Efficacy Profile of Echinacea purpurea to Prevent Common Cold Episodes: A Randomized, Double-Blind, Placebo-Controlled Trial», en *Evidence-Based Complementary and Alternative Medicine* (septiembre de 2012).

9. Karel Raus, Stephan Pleschka, Peter Klein *et al.*, «Effect of an Echinacea-Based Hot Drink Versus Oseltamivir in Influenza Treatment: A Randomized, Double-Blind, Double Dummy, Multicenter, Noninferiority Clinical Trial», en *Current Therapeutic Research, Clinical and Experimental*, 77 (diciembre de 2015), pp. 66-72.

10. R. C. Saxena, Ramlala Singh, P. Kumar y S. C. Yadav, «A Randomized Double Blind Placebo Controlled Clinical Evaluation of Extract of Andrographis paniculata (KalmCold) in Patients with Uncomplicated Upper Respiratory Tract Infection», en *Phytomedicine*, 17 (marzo de 2010), pp. 178-185.

11. Swati Gupta, K. P. Mishra y Lilly Ganju, «Broad-Spectrum Antiviral Properties of Andrographis», en *Archives of Virology*, 162 (marzo de 2017), pp. 611-623.

12. Kojo Agyemang, Lifeng Han, Erwei Liu *et al.*, «Recent Advances in Astragalus membranaceus Anti-Diabetic Research: Pharmacological Effects of Its Phytochemical Constituents», en *Evidence Based Complementary and Alternative Medicine* (noviembre de 2013).

13. Ping Liu, Haiping Zhao y Yumin Luo, «Anti-Aging Implications of Astragalus membranaceus (Huangqi): A Well-Known Chinese Tonic», en *Aging and Disease*, 8 (diciembre de 2017), pp. 868-886.

14. *Ibid.*

15. Estelle Viljoen, Janicke Visser, Nelene Koen y Alfred Musekiwa, «A Systematic Review and Meta-Analysis of the Effect and Safety of Ginger in the Treatment of Pregnancy-Associated Nausea and Vomiting», en *Nutrition Journal*, 19 (marzo de 2014), pp. 13-20.

16. Julie L. Ryan, Charles E. Heckler, Joseph A. Roscoe *et al.*, «Ginger (Zingiber officinale) Reduces Acute Chemotherapy-Induced Nausea: A URCC CCOP Study of 576 Patients», en *Supportive Care in Cancer*, 20 (julio de 2012), pp. 1479-1489.

17. Zhongzhi Wang, Junichi Hasegawa, Xinhui Wang *et al.*, «Protective Effects of Ginger against Aspirin-Induced Gastric Ulcers in Rats», en *Yonaga Acta Medica*, 54 (marzo de 2011), pp. 11-19.

18. Ming-Luen Hu, Christophan K. Rayner, Keng-Liang Wu *et al.*, «Effect of Ginger on Gastric Motility and Symptoms of Functional Dyspepsia», en *World Journal of Gastroenterology*, 17 (enero de 2011), pp. 105-110.

19. Vinay Rayudu y Akondi B. Raju, «Effect of Triphala on Dextran Sulphate Sodium-Induced Colitis in Rats», en *Ayu*, 35 (julio-septiembre de 2014), pp. 333-338.

20. Nguyen Dinh Thang, Pham Ngoc Diep, Pham Thi-Huong Lien y Le Thi Lien, «Polygonum multiflorum Root Extract as a Potential Candidate for Treatment of Early Graying Hair», en *Journal of Advanced Pharmaceutical Technology and Research*, 8 (enero-marzo de 2017), pp. 8-13.

21. Alexander Panossian y Georg Wikman, «Pharmacology of Schisandra chinensis Bail.: An Overview of Russian Research and Uses in Medicine», en *Journal of Ethnopharmacology*, 118 (2008), pp. 183-212.

22. Alexander Panossian y Georg Wikman, «Evidence-Based Efficacy of Adaptogens in Fatigue, and Molecular Mechanisms Related to Their Stress-Protective Activity», en *Current Clinical Pharmacology*, 4 (septiembre, 2009), pp. 198-219.

23. Sae Kwang Ku, Hyemee Kim, Joo Wan Kim *et al.*, «Ameliorating Effects of Herbal Formula Hemonine on Experimental Subacute Hemorrhagic Anemia in Rats», en *Journal of Ethnopharmacology*, 198 (febrero, 2017), pp. 205-213.

24. Noel M. Arring, Denise Millstine, Lisa A. Marks y Lillian M. Nail, «Ginseng as a Treatment for Fatigue: A Systematic Review», en *Journal of Alternative and Complementary Medicine*, 24 (julio de 2018), pp. 624-633.

25. Bao-qin Lin y Shao-ping Li, «Chapter 5: cordyceps as an Herbal Drug», en *Herbal Medicine: Biomolecular and Clinical Aspects*, 2.ª ed. (Boca Raton: CRC Press/Taylor & Francis, 2011).

26. Steve Chen, Zhaoping Li, Robert Krochmal *et al.*, «Effect of CS-4 (cordyceps sinensis) on Exercise Performance in Healthy Older Subjects: A Double-Blind, Placebo-Controlled Trial», en *Journal of Alternative and Complementary Medicine*, 16 (mayo de 2010), pp. 585-590.

27. Federico Brandalise, Valentina Cesaroni, Andrej Gregori *et al.*, «Dietary Supplementation of Hericium erinaceus Increases Mossy Fiber-CA3 Hippocampal Neurotransmission and Recognition Memory in Wild-Type Mice», en *Evidence-Based Complementary and Alternative Medicine* (enero de 2017).

28. Koichiro Mori, Satoshi Inatomi, Kenzi Ouchi y Yoshihito Azumi, «Improving Effects of the Mushroom Yamabushitake (Hericium erinaceus) on Mild Cognitive Impairment: A Double-Blind Placebo-Controlled Clinical Trial», en *Phytotherapy Research*, 23 (marzo de 2009), pp. 367-372.

29. Hsing-Chun Kuo, Bruce Lu, Chien-Heng Shen y Shui-Yi Tung, «Hericium erinaceus mycelium and Its Isolated Erinacine a Protection from MPTP-Induced Neurotoxicity through the ER Stress, Triggering an Apoptosis Cascade», en *Journal of Translational Medicine*, 18 (marzo de 2016).

30. Con Stough, J. Lloyd, L. A. Downey *et al.*, «The Chronic Effects of an Extract of Bacopa monniera (Brahmi) on Cognitive Function in Healthy Human Subjects», en *Psychopharmacology*, 156 (agosto de 2001), pp. 481-484.

31. Chuenjid Kongkeaw, Piyameth Dilokthornsakul, Phurit Thanarangsarit *et al.*, «Meta-Analysis of Randomized Controlled Trials on Cognitive Effects of Bacopa monnieri Extract», en *Journal of Ethnopharmacology*, 151 (noviembre de 2013), pp. 528-535.

32. Marco Canevelli, Nawal Adali, Eirini Keaiditi *et al.*, «Effects of Ginkgo Biloba Supplementation in Alzheimer's Disease Patients Receiving Cholinesterase Inhibitors: Data from the ICTUS Study», en *Phytomedicine*, 15 (mayo de 2014), pp. 888-892.

33. Julia Berger, Beth Burgwyn Fuchs, George Aperis *et al.*, «Antifungal Chemical Compounds Identified Using a C. elegans Pathogenicity Assay», en *PLOS Pathogens*, 3 (febrero de 2007), pp. 3833-3841.

34. Bin Shan, Yizhong Z. Cai, Mei Sun y Harold Corke, «Antioxidant Capacity of 26 Spice Extracts and Characterization of Their Phenolic Constituents», en *Journal of Agricultural and Food Chemistry*, 53 (septiembre de 2005), pp. 747-759.

35. Gang-sheng Wang, Jie-hua Deng, Yao-hui Ma *et al.*, «Mechanisms, Clinically Curative Effects, and Antifungal Activities of Cinnamon Oil and Pogostemon Oil Complex against Three Species of Candida», en *Journal of Traditional Chinese Medicine*, 32 (marzo de 2012), pp. 19-24.

36. Katey M. Lemar, Michael Patrick Turner y David Lloyd, «Garlic (Allium sativum) as an Anti-Candida Agent: A Comparison of the Efficacy of Fresh Garlic and Freeze-Dried Extracts», en *Journal of Applied Microbiology*, 93 (febrero de 2002), pp. 398-405.

37. Leyla Bayan, Peir Hossain Koulivand y Ali Gorji, «Garlic: A Review of Potential Therapeutic Effects», en *Avicenna Journal of Phytomedicine*, 4 (enero-febrero de 2014), pp. 1-14.

38. Yasunari Takada, Anjana Bhardwaj, Pravin D. Potdar y Bharat Aggarwal, «Nonsteroidal Anti-Inflammatory Agents Differ in Their Ability to Suppress NF-kappaB Activation, Inhibition of Expression of Cyclooxygenase-2 and Cyclin D1, and Abrogation of Tumor Cell Proliferation», en *Oncogene*, 23 (enero de 2005), pp. 9247-9258.

39. Kaiping Wang, Peng Cao, Weizhi Shui *et al.*, «Angelica sinensis Polysaccharide Regulates Glucose and Lipid Metabolism Disorder in Prediabetic and Streptozotocin-Induced Diabetic Mice through the Elevation of Glycogen Levels and Reduction of Inflammatory Markers», en *Food and Function*, 6 (marzo de 2015), pp. 902-909.

40. Adriene Fugh-Berman, «Herbs and Dietary Supplements in the Prevention and Treatment of Cardiovascular Disease», en *Preventive Cardiology*, 3 (invierno de 2000), pp. 24-32.

41. Ernst-Gerhard Loch, Hartmut Selle, and Normann Boblitz, «Treatment of Premenstrual Syndrome with a Phytopharmaceutical Formulation Containing Vitex agnus castus», en *Journal of Women's Health and Gender-Based Medicine*, 9 (abril de 2000), pp. 315-320.

42. Lynn M. Westphal, M. L. Polan y A. Sontag Trant, «Double-Blind, Placebo-Controlled Study of Fertilityblend: A Nutritional Supplement for Im-

proving Fertility in Women», en *Clinical and Experimental Obstetrics and Gynecology*, 33 (enero de 2006), pp. 205-208.

43. Elizabeth Steels, Amanda Rao y Luis Vitetta, «Physiological Aspects of Male Libido Enhanced by Standardized Trigonella foenum-graecum Extract and Mineral Formulation», en *Phytotherapy Research*, 25 (febrero de 2011), pp. 1294-1300.

44. Maryam Mehrpooya, Soghra Rabiee, Amir Larki-Harchegani *et al.*, «A Comparative Study on the Effect of 'Black Cohosh' and 'Evening Primrose Oil' on Menopausal Hot Flashes», en *Journal of Education and Health Promotion*, 7 (marzo de 2018).

45. K. Jiang, Y. Jin, L. Huang *et al.*, «Black Cohosh Improves Objective Sleep in Postmenopausal Women with Sleep Disturbances», en *Climacteric*, 18 (2015), pp. 559-567.

46. Ludovico Abenavoli, Raffaele Capasso, Natasa Milic y Francesco Capasso, «Milk Thistle in Liver Diseases: Past, Present, Future», en *Phytotherapy Research*, 24 (octubre de 2010), pp. 1423-1432.

47. Erica S. Lovelace, Jessica Wagoner, James MacDonald *et al.*, «Silymarin Suppresses Cellular Inflammation by Inducing Reparative Stress Signaling», en *Journal of Natural Products*, 78 (agosto de 2015), pp. 1990-2000.

48. Reneta Gevrenova, Magdalena Kondeva-Burdina, Nikolay Denkov y Dimitrina Zheleva-Dimitrova, «Flavonoid Profiles of Three Bupleurum Species and In Vitro Hepatoprotective Activity of Bupleurum flavum Forsk», en *Pharmacognosy Magazine*, 11 (enero-marzo, 2015), pp. 14-23.

49. Liangliang Cai, Dongwei Wan, Fanglian Yi y Libiao Luan, «Purification, Preliminary Characterization and Hepatoprotective Effects of Polysaccharides from Dandelion Root», en *Molecules*, 22 (agosto de 2017).

50. Olov Lindahl y Lars Lindwall, «Double Blind Study of Valerian Preparation», en *Pharmacology Biochemistry and Behavior*, 32 (abril de 1989), pp. 1065-1066.

51. Simin Taavoni, Neda Ekbatani, Maryam Kashaniyan y Hamid Haghani, «Effect of Valerian on Sleep Quality in Postmenopausal Women: A Randomized Placebo-Controlled Clinical Trial», en *Menopause*, 18 (septiembre de 2011), pp. 951-955.

52. John R. Keefe, Jun J. Mao, Irene Soeller *et al.*, «Short-Term Open-Label

Chamomile (Matricaria chamomilla L.) Therapy of Moderate to Severe Generalized Anxiety Disorder», en *Phytomedicine*, 23 (diciembre de 2015), pp. 1699-1705.

53. Scott Shannon, Nicole Lewis, Heather Lee y Shannon Hughes, «Cannabidiol in Anxiety and Sleep: A Large Case Series», en *Permanente Journal*, 23 (2019).

7. **Cannabis**: la hierba prohibida

1. A. E. Munson, L. S. Harris, M. A. Friedman *et al.*, «Antineoplastic Activity of Cannabinoids», en *Journal of the National Cancer Institute*, 55 (septiembre de 1975), pp. 597-602.

2. Pawel Sledzinski, Joanna Zeyland, Ryszard Slomski y Agnieszka Nowak, «The Current State and Future Perspectives of Cannabinoids in Cancer Biology», en *Cancer Medicine*, 7 (marzo de 2018), pp. 765-775.

3. Antonio Currais, Oswald Quehenberger, Aaron M. Armondo *et al.*, «Amyloid Proteotoxicity Initiates an Inflammatory Response Blocked by Cannabinoids», en *Aging and Mechanisms of Disease*, 2 (junio de 2016).

4. Ethan B. Russo, «Cannabis Therapeutics and the Future of Neurology», en *Frontiers in Integrative Neuroscience*, 18 (octubre de 2018).

5. Marcia Frellick, «Medical, Recreational Marijuana Should Be Legal, Most Clinicians Say», en *Medscape*, 8 de enero de 2020, <https://www.medscape.com/viewarticle/901761>.

6. Sanjay Gupta, «Dr. Sanjay Gupta to Jeff Sessions: Medical Marijuana Could Save Many Addicted to Opioids», en CNN.com, 24 de abril de 2018. <https://www.cnn.com/2018/04/24/health/medical-marijuana-opioid-epidemic-sanjay-gupta/index.html>.

7. Suzanne Ryan-Ibarra, Marta Induni y Danielle Ewing, «Prevalence of Medical Marijuana Use in California, 2012», en *Drug and Alcohol Review*, 34 (octubre de 2014), pp. 141-146.

8. Ethan B. Russo, «Taming THC: Potential Cannabis Synergy and Phytocannabinoid-Terpenoid Entourage Effects», en *British Journal of Pharmacology*, 163 (agosto de 2011), pp. 1344-1364.

9. Esther M. Blessing, Maria M. Steenkamp, Jorge Manzanares y Charles R. Marmar, «Cannabidiol as a Potential Treatment for Anxiety Disorders», en *Neurotherapeutics*, 12 (septiembre de 2015), pp. 825-836.

10. Linda A. Parker, Erin M. Rock y Cheryl L. Limebeer, «Regulation of Nausea and Vomiting by Cannabinoids», en *British Journal of Pharmacology*, 163 (agosto de 2011), pp. 1411-1422.

11. Emilio Perucca, «Cannabinoids in the Treatment of Epilepsy: Hard Evidence at Last?», en *Journal of Epilepsy Research*, 7 (diciembre de 2017), pp. 61-76.

12. Arthritis Foundation, «Arthritis Foundation CBD Guidance for Adults with Arthritis», 2019. <https://www.arthritis.org/living-with-arthritis/pain-management/chronic-pain/arthritis-foundation-cbd-guidance-for-adults.php>.

13. Benjamin J. Whalley, Royston A. Gray, Colin G. Scott y Nicholas A. Jones, «Antiseizure Properties of Cannabidiol (CBD) Are Attenuated in the Absence of Receptor Potential Vanilloid 1 (TRPV1) Receptors», en *Neurology*, 90 (abril de 2018).

14. Ethan B. Russo, «Clinical Endocannabinoid Deficiency Reconsidered: Current Research Supports the Theory in Migraine, Fibromyalgia, Irritable Bowel, and Other Treatment-Resistant Syndromes», en *Cannabis and Cannabinoid Research*, 1 (julio de 2016), pp. 154-165.

15. Danielle N. Rhyne, Sarah L. Anderson, Margaret Gedde y Laura M. Borgelt, «Effects of Medical Marijuana on Migraine Headache Frequency in an Adult Population», en *Pharmacotherapy*, 36 (mayo de 2016), pp. 505-510.

16. M. G. Gascio, L. A. Guason, L. A. Stevenson y R. A. Ross, «Evidence That the Plant Cannabinoid Cannabigerol Is a Highly Potent a2-adrenoceptor Agonist and Moderately Potent 5HT1A Receptor Antagonist», en *British Journal of Pharmacology*, 158 (diciembre de 2009), pp. 129-141.

17. Giovanni Appendino, Simon Gibbons, Anna Giana *et al.*, «Antibacterial Cannabinoids from Cannabis sativa: A Structure-Activity Study», en *Journal of Natural Products*, 71 (agosto de 2008), pp. 1427-1430.

18. Hayes Wong y Brian E. Cairns, «Cannabidiol, Cannabinol and Their Combinations Act as Peripheral Analgesics in a Rat Model of Myofascial Pain», en *Archives of Oral Biology*, 104 (agosto de 2019), pp. 33-39.

19. Jonathon A. Farrimond, Benjamin J. Whalley y Claire M. Williams, «Cannabinol and Cannabidiol Exert Opposing Effects on Rat Feeding Patterns», en *Psychopharmacology*, 223 (abril de 2012), pp. 117-129.

20. Noriyuki Usami, Takeshi Okuda, Hitoshi Yoshida *et al.*, «Synthesis and Pharmacological Evaluation in Mice of Halogenated Cannabidiol Derivatives», en *Chemical and Pharmaceutical Bulletin*, 47 (noviembre de 1999), pp. 1641-1645.

21. Radu Tanasescu y Cris S. Constantinescu, «Cannabinoids and the Immune System: An Overview», en *Immunobiology*, 215 (agosto de 2010), pp. 588-597.

22. Cristina A. J. Stern, Lucas Gazarini, Ana C. Vanvossen *et al.*, «Tetrahydrocannabinol Alone and Combined with Cannabidiol Mitigate Fear Memory through Reconsolidation Disruption», en *European Neuropsychopharmacology*, 25 (febrero de 2015), pp. 958-965.

23. William Notcutt, Mario Price, Roy Miller *et al.*, «Initial Experiences with Medicine Extracts of Cannabis for Chronic Pain: Results from 34 'N of 1' Studies», en *Anaesthesia*, 59 (2004), pp. 440-452.

24. Mary E. Lynch y Fiona Campbell, «Cannabinoids for Treatment of Chronic Non-Cancer Pain; A Systematic Review of Randomized Trials», en *British Journal of Clinical Pharmacology*, 72 (noviembre de 2011), pp. 735-744.

25. Siri Helle, Petter Andreas Ringen, Ingrid Melle *et al.*, «Cannabis Use Is Associated with 3 Years Earlier Onset of Schizophrenia Spectrum Disorder in a Naturalistic, Multi-Site Sample (N=1,119)», en *Schizophrenia Research*, 170 (enero de 2016), pp. 217-221.

26. Reto Auer, Eric Vittinghoff, Kristine Yaffe *et al.*, «Association between Lifetime Marijuana Use and Cognitive Function in Middle Age: The Coronary Artery Risk Development in Young Adults (CARDIA) Study», en *JAMA Internal Medicine*, 176 (marzo de 2016), pp. 352-361.

27. Silvia Rigucci, Tiago Reis Marques, M. Di Forti *et al.*, «Effect of High-Potency Cannabis on Corpus Callosum Microstructure», en *Psychological Medicine*, 46 (marzo de 2016), pp. 841-854.

28. Ethan B. Russo, «Taming THC: Potential Cannabis Synergy and Phytocannabinoid-Terpenoid Entourage Effects», en *British Journal of Pharmacology*, 163 (agosto de 2011), pp. 1344-1364.

29. *Ibid.*
30. *Ibid.*
31. *Ibid.*
32. Antonio W. Zuardi, Luis C. Pereira, Regina H. Queiroz *et al.*, «Cannabidiol Presents and Inverted U-Shaped Dose Response Curve in a Simulated Public Speaking Test», en *Brazilian Journal of Psychiatry*, 41 (enero-febrero de 2019), pp. 9-14.
33. Esther M. Blessing, Maria M. Steenkamp, Jorge Manzanares y Charles R. Marmar, «Cannabidiol as a Potential Treatment for Anxiety Disorders», en *Neurotherapeutics*, 12 (septiembre de 2015), pp. 825-836.
34. Carrie Cuttler, Alexander Spradlin y Ryan J. McLaughlin, «A Naturalistic Examination of the Perceived Effects of Cannabis on Negative Affect», en Journal of Affective Disorders, 1 (agosto de 2018), pp. 198-205.
35. Karan Mathur, Vahin Vuppalanchi, Kayla Gelow *et al.*, «Cannabidiol (CBD) Consumption and Perceived Impact on Extrahepatic Symptoms in Patients with Autoimmune Hepatitis», en *Digestive Diseases and Sciences*, 65 (enero de 2020), pp. 322-328.
36. Hefei Wen y Jason M. Hockenberry, «Association of Medical and Adult-Use Marijuana Laws with Opioid Prescribing for Medicaid Enrollees», en *JAMA Internal Medicine*, 178 (mayo de 2018), pp. 673-679.
37. Marcus A. Bachhuber, Brendan Saloner, Chinzano O. Cunningham *et al.*, «Medical Cannabis Laws and Opioid Analgesic Overdose Mortality in the United States, 1999-2010», en *JAMA Internal Medicine*, 174 (octubre de 2014), pp. 1668-1673.
38. *Ibid.*
39. Prakash Nagarkatti, Rupal Pandey, Sadiye Amcaoglu Rieder *et al.*, «Cannabinoids as Novel Anti-Inflammatory Drugs», en *Future Medicinal Chemistry*, 1 (octubre de 2009), pp. 1333-1349.
40. David Cheng, Adena S. Spiro, Andrew Jenner y Brett Garner, «Long-Term Cannabidiol Treatment Prevents the Development of Social Recognition Memory Deficits in Alzheimer's Disease Transgenic Mice», en *Journal of Alzheimer's Disease*, 42 (julio de 2014), pp. 1383-1396.
41. Carina Hasenoehrl, Martin Storr y Rudolf Schicho, «Cannabinoids for Treating Inflammatory Bowel Disease: Where Are We and Where Do We

Go?», en *Expert Review of Gastroenterology and Hepatology*, 11 (abril de 2017), pp. 329-337.

42. Timna Naftali, Lihi Bar-Lev Schleider, Iris Dotan *et al.*, «Cannabis Induces a Clinical Response in Patients with Crohn's Disease: A Prospective Placebo-Controlled Trial», en *Clinical Gastroenterology and Hepatology*, 11 (octubre de 2013), pp. 1276-1280.

43. Daniel Couch, Hollie Cook, Catherine Ortori *et al.*, «Palmitoylethanolamide and Cannabidiol Prevent Inflammation Induced Hyperpermeability of the Human Gut In Vitro and In Vivo: A Randomized, Placebo-Controlled, Double-Blind Controlled Trial», en *Inflammatory Bowel Diseases*, 25 (mayo de 2019), pp. 1006-1018.

44. Ester Pagano, Raffaele Capasso, Fabiana Piscitelli *et al.*, «An Orally Active Cannabis Extract with High Content Cannabidiol Attenuates Chemically Induced Intestinal Inflammation and Hypermotility in the Mouse», en *Frontiers in Pharmacology*, 4 (octubre de 2016).

45. Sean D. McAllister, Liliana Soroceanu y Pierre-Yves Desprez, «The Antitumor Activity of Plant-Derived Non-Psychoactive Cannabinoids», en *Journal of Immune Pharmacology*, 10 (junio de 2015), pp. 255-267.

46. Attila Olah, Arnold Markovics, Judit Szabo-Papp *et al.*, «Differential Effectiveness of Selected Non-Psychotropic Phytocannabinoids on Human Sebocyte Functions Implicates Their Introduction in Dry/Seborrhoeic Skin and Acne Treatment», en *Experimental Dermatology*, 25 (septiembre de 2016), pp. 701-707.

47. Michael Har-Noy, Raphael Mechoulam, Shimon Slavin y Ruth Gallily, «Cannabidiol Lowers Incidence of Diabetes in Non-Obese Diabetic Mice», en *Autoimmunity*, 39 (marzo de 2006), pp. 143-151.

48. Khalid A. Jadoon, Garry D. Tan y Saoirse E. O'Sullivan, «A Single Dose of Cannabidiol Reduces Blood Pressure in Healthy Volunteers in a Randomized Crossover Study», en *JCI Insight*, 15 (junio de 2017).

49. Christopher P. Stanley, William H. Hind y Saoirse E. O'Sullivan, «Is the Cardiovascular System a Therapeutic Target for Cannabidiol?», en *British Journal of Clinical Pharmacology*, 75 (febrero de 2013), pp. 313-322.

50. David M. Elliott, Narendra Singh, Mitzi Nagarkatti y Prakash S. Nagarkatti, «Cannabidiol Attenuates Experimental Autoimmune Encephalomyeli-

tis Model of Multiple Sclerosis Induction of Myeloid-Derived Suppressor Cells», en *Frontiers in Immunology*, 9 (agosto de 2018).

8. El poder de los aceites esenciales

1. Mahmoud M. Suhail, Weijuan Wu, Amy Cao *et al.*, «Boswellia Sacra Essential Oil Induces Tumor Cell-Specific Apoptosis and Suppresses Tumor Aggressiveness in Cultured Human Breast Cancer Cells», en *BMC Complementary and Alternative Medicine*, 11 (diciembre de 2011).
2. Xiao-ling Wang, Feng Kong, Tao Shen *et al.*, «Sesquiterpenoids from Myrrh Inhibit Androgen Receptor Expression and Function in Human Prostate Cancer Cells», en *Acta Pharmaceutica Sinica*, 32 (marzo de 2011), pp. 338-344.
3. Hiroki Harada, Hideki Kashiwanadi, Yuichi Kanmura y Tomoyuki Kuwaki, «Linalool Odor-Induced Anxiolytic Effects in Mice», en *Frontiers in Behavioral Neuroscience*, 12 (octubre de 2018).
4. Marlete Brum Cleff, Ana Raquel Meinerz, Melissa Xavier *et al.*, «In Vitro Activity of Origanum Vulgare Essential Oil against Candida Species», en *Brazilian Journal of Microbiology*, 41 (enero-marzo de 2010), pp. 116-123.
5. Giorgio Capello, M. Spezzaferro, L. Grossi *et al.*, «Peppermint Oil (Mintoil) in the Treatment of Irritable Bowel Syndrome: A Prospective Double-Blind Placebo-Controlled Randomized Trial», en *Digestive and Liver Disease*, 39 (junio 2007), pp. 530-536.
6. Shahla Enshaieh, Abolfazl Jooya, Amier Hossen Siadat y Fariba Iraji, «The Efficacy of 5% Topical Tea Tree Oil Gel in Mild to Moderate Acne Vulgaris: A Randomized, Double-Blind Placebo-Controlled Study», en *Indian Journal of Dermatology, Venereology and Leprology*, 73 (enero-febrero de 2007), pp. 22-25.
7. Roza Haghgoo y Farid Abbasi, «Evaluation of the Use of a Peppermint Mouth Rinse for Halitosis by Girls Studying in Tehran High Schools», en *Journal of International Society of Preventive and Community Dentistry*, 3 (enero-junio 2013), pp. 29-31.
8. Eun Hee Cho, Mi-Young Lee y Myung-Haeng Hur, «The Effects of Aro-

matherapy on Intensive Care Unit Patients' Stress and Sleep Quality: A Nonrandomised Controlled Trial», en *Evidence-Based Complementary and Alternative Medicine* (diciembre de 2017), pp. 1-10.

9. Siegfried Kasper, Markus Gastpar, Walter E. Muller *et al.*, «Lavender Oil Preparation Silexan Is Effective in Generalized Anxiety Disorder: A Randomized, Double-Blind Comparison to Placebo and Paroxetine», en *International Journal of Neuropsychopharmacology*, 17 (junio de 2014), pp. 859-869.

10. Payam Sasannejad, Morteza Saeedi, Ali Shoeibi *et al.*, «Lavender Essential Oil in the Treatment of Migraine Headache: A Placebo-Controlled Clinical Trial», en *European Neurology*, 67 (mayo de 2012), pp. 288-291.

11. Mahnaz Keshavarz Afshar, Sahra Behboodi Moghadam, Ziba Taghizadeh *et al.*, «Lavender Fragrance Essential Oil and the Quality of Sleep in Postpartum Women», en *Iranian Red Crescent Medical Journal*, 17 (abril de 2015).

12. Monica Hancianu, Oana Cioanca, Marius Mihasan y Lucian Hritcu, «Neuroprotective Effects of Inhaled Lavender Oil on Scopolamine-Induced Dementia Via Anti-Oxidative Activities in Rats», *Phytomedicine*, 20 (marzo de 2013), pp. 446-452.

13. Botros R. Mikhaeil, Galal T. Maatooq, Farid A. Badria, Mohamed M. A. Amer *et al.*, «Chemistry and Immunomodulatory Activity of Frankincense Oil», en *Zeitschrift fur Naturforschung C, Journal of Biosciences*, 58 (marzo-abril de 2003), pp. 230-238.

14. Mahmoud M. Suhail, Weijuan Wu, Amy Cao *et al.*, «Boswellia Sacra Essential Oil Induces Tumor Cell-Specific Apoptosis and Suppresses Tumor Aggressiveness in Cultured Human Breast Cancer Cells», en *BMC Complementary and Alternative Medicine*, 11 (diciembre de 2015).

15. Mark Barton Frank, Qing Yang, Jeanette Osban *et al.*, «Frankincense Oil Derived from Boswellia carteri Induces Tumor Cell Specific Cytotoxicity», en *BMC Complementary and Alternative Medicine*, 9 (marzo de 2009).

16. Yingli Chen, Chunlan Zhou, Zhendan Ge, *et al.*, «Composition and Potential Anticancer Activities of Essential Oils Obtained from Myrrh and Frankincense», en *Oncology Letters*, 6 (agosto de 2013), pp. 1140-1146.

17. Siamak Beheshti y Rezvan Aghaie, «Therapeutic Effect of Frankincense in a Rat Model of Alzheimer's Disease», en *Avicenna Journal of Phytomedicine*, 6 (julio-agosto de 2016), pp. 488-475.

18. Hermann P. T. Ammon, «Boswellic Acids (Components of Frankincense) as the Active Principle in Treatment of Chronic Inflammatory Diseases», en *Wiener Mdizinische Wochenschrift*, 152 (febrero de 2002), pp. 373-378.

19. Marciele Ribas Pilau, Sydney Hartz Alves, Rudi Weiblen *et al.*, «Antiviral Activity of the Lippia graveolens (Mexican oregano) Essential Oil and Its Main Compound Carvacrol against Human and Animal Viruses», en *Brazilian Journal of Microbiology*, 42 (octubre de 2011), pp. 1616-1624.

20. Mark Force, William Sidney Sparks y Robert A. Ronzio, «Inhibition of Enteric Parasites by Emulsified Oil of Oregano in Vivo», en *Phytotherapy Research*, 14 (mayo de 2000), pp. 213-214.

21. Eunkyung Kim, Youngshim Choi, Jihee Jang y Taesum Park, «Carvacrol Protects against Hepatic Steatosis in Mice Fed a High-Fat Diet by Enhancing SIRT1-AMPK Signaling», en *Evidence-Based Complementary and Alternative Medicine* (febrero de 2013).

22. Shigeharu Inouye, Katsuhisa Uchida, Yayoi Nishiyama *et al.*, «Combined Effect of Heat, Essential Oils and Salt on Fungicidal Activity against Trichophyton Mentagrophytes in a Foot Bath», en *Nihon Ishinkin Gakkai Zasshi*, 48 (febrero de 2007), pp. 27-36.

23. Sibel Karakaya, Sedef Nehir El, Nural Karagozlu y Serpil Sahin, «Antioxidant and Antimicrobial Activities of Essential Oils Obtained from Oregano (Origanum vulgare ssp. hirtum) by Using Different Extraction Methods», en *Journal of Medicinal Food*, 14 (mayo de 2011), pp. 645-652.

24. Christine F. Carson, Katherine A. Hammer y Thomas V. Riley, «Melaleuca alternifolia (Tea Tree) Oil: A Review of Antimicrobial and Other Medicine Properties», en *Clinical Microbiology Reviews*, 19 (enero de 2006), pp. 50-62.

25. Oleg V. Pyankov, Evgeny V. Usachev, Olga Pyankova e Igor E. Agranovski, «Inactivation of Airborne Influenza Virus by Eucalyptus Oils», en *Aerosol Science and Technology*, 46 (diciembre de 2012).

26. Andrew C. Satchell, Anne Saurajen, Craig Bell y Ross St. C. Barnetson, «Treatment of Interdigital Tinea Pedis with 25% and 50% Tea Tree Oil Solution: A Randomized, Placebo-Controlled, Blinded Study», en *Australasian Journal of Dermatology*, 43 (agosto de 2002), pp. 175-180.

27. Harsimran Kaur Malhi, Jenny Tu, Thomas V. Riley *et al.*, «Tea Tree Oil Gel for Mild to Moderate Acne: A 12-Week Uncontrolled, Open-Label Phase II

Pilot Study», en *Australasian Journal of Dermatology*, 58 (agosto de 2017), pp. 205-210.

28. Andrew C. Satchell, Anne Saurajen, Craig Bell y Ross St. C. Barnetson, «Treatment of Dandruff with 5% Tea Tree Oil Shampoo», en *Journal of the American Academy of Dermatology*, 47 (diciembre de 2002), pp. 852-855.

29. Diane L. McKay y Jeffrey B. Blumberg, «A Review of the Bioactivity and Potential Benefits of Peppermint Tea (Mentha Piperita L.)», en *Phytothera-py Research*, 20 (agosto de 2006), pp. 619-633.

30. Afshin Borhani Haghighi, S. Motazedian, Farshid Mohammadi *et al.*, «Cutaneous Application of Menthol 10% Solution as an Abortive Treatment of Migraine without Aura: A Randomized, Double-Blind, Placebo-Controlled, Crossed-Over Study», en *International Journal of Clinical Practice*, 64 (marzo de 2010), pp. 451-456.

31. Jacquelyn A. Reed, Jude Almeida, Ben Wershing y Bryan Raudenbush, «Effects of Peppermint Scent on Appetite Control and Caloric Intake», en *Appetite*, 51 (septiembre de 2008), pp. 393.

32. Parisa Yavari Kia, Farzaneh Safajou, Mahnaz Shahnazi y Hossein Naze-miyeh, «The Effect of Lemon Inhalation Aromatherapy on Nausea and Vomiting in Pregnancy: A Double-Blinded, Randomized, Controlled Clinical Trial», en *Iranian Red Crescent Medical Journal*, 16 (marzo de 2014).

33. Myung-Ae Kim, Jung-Kyu Sakong, Eun-Jin Kim *et al.*, «Effect of Aromatherapy Massage for the Relief of Constipation in the Elderly», en *Taehan Kanho Hakhoe Chi* (febrero de 2005), pp. 56-64.

34. Migiwa Komiya, Takashi Takeuchi y Etsumori Harada, «Lemon Oil Vapor Causes an Anti-Stress Effect Via Modulating the 5-HT and DA Activities in Mice», en *Behavioural Brain Research*, 172 (septiembre de 2006), pp. 240-249.

35. Kamrani Farhad, Nazari Mahboubeh, Sahebalzamani Mohammed *et al.*, «Effect of Aromatherapy with Lemon Essential Oil on Anxiety after Orthopedic Surgery», en *Iranian Journal of Rehabilitation Research in Nursing*, 2 (verano de 2016), pp. 26-31.

36. Hafsia Bouzenna, Sabah Dhibi, Noura Samout *et al.*, «The Protective Effect of Citrus Limon Essential Oil on Hepatotoxicity and Nephrotoxicity In-

duced by Aspirin in Rats», en *Biomedical Pharmacotherapy*, 83 (octubre de 2016), pp. 1327-1334.

37. Ane Orchard y Sandy van Vuuren, «Commercial Essential Oils as Potential Antimicrobials to Treat Skin Disease», en *Evidence-Based Complementary and Alternative Medicine* (enero de 2017), pp. 1-92.

38. Mark Moss, Jenny Cook, Keith Wesness y Paul Duckett, «Aromas of Rosemary and Lavender Essential Oils Differentially Affect Cognition and Mood in Healthy Adults», en *International Journal of Neuroscience*, 113 (enero de 2003), pp. 15-38.

39. Daiki Jimbo, Yuki Kumura, Miyako Taniguchi *et al.*, «Effect of Aromatherapy on Patients with Alzheimer's Disease», en *Psychogeriatrics*, 9 (diciembre de 2009), pp. 173-179.

40. Toshiko Atsumi y Keiichi Tonosaki, «Smelling Lavender and Rosemary Increases Free Radical Scavenging Activity and Decreases Cortisol Level in Saliva», en *Psychiatry Research*, 150 (febrero de 2007), pp. 89-96.

41. Jeremy J. Johnson, «Carnosol: A Promising Anti-Cancer and Anti-Inflammatory Agent», en *Cancer Letters*, 305 (junio de 2011), pp. 1-7.

42. Yunes Panahi, Mohsen Taghizadeh, Eisa Tahmasbpour Marzony y Amirhossein Sahebkar, «Rosemary Oil vs. Minoxidil 2% for the Treatment of Adrogenetic Alopecia: A Randomized Comparative Trial», en *SKINmed*, 13 (enero-febrero de 2015), pp. 15-21.

43. Ethel Burns, C. Blamey, Steven J. Ersser y Andrew Lloyd, «The Use of Aromatherapy in Intrapartum Midwifery Practice: An Observational Study», en *Complementary Therapies in Nursing and Midwifery*, 6 (marzo de 2000), pp. 33-34.

44. Kyung-Bok Lee, Eun Cho y Young-Sook Kang, «Changes in 5-Hydroxytryptamine and Cortisol Plasma Levels in Menopausal Women after Inhalation of Clary Sage Oil», en *Phytotherapy Research*, 28 (noviembre de 2014), pp. 1599-1605.

45. Geun Hee Seol, Yun Hee Lee, Purum Kang *et al.*, «Randomized Controlled Trial for Salvia sclarea or Lavendula angustifolia: Differential Effects on Blood Pressure in Female Patients with Urinary Incontinence Undergoing Urodynamic Examination», en *Journal of Alternative and Complementary Medicine*, 19 (julio de 2013), pp. 664-670.

46. Prasoon Gupta, Dinesh Kumar Yadav, Kiran Babu Siripurapu *et al.*, «Constituents of Ocimum Sanctum with Antistress Activity», en *Journal of Natural Products*, 70 (septiembre de 2007), pp. 1410-1416.

47. Marc Maurice Cohen, «Tulsi–Ocinum sanctum: A Herb for All Reasons», en *Journal of Ayurveda and Integrative Medicine*, 5 (octubre-diciembre de 2014), pp. 251-259.

48. Puja Agrawal, V. Rai y Ram B. Singh, «Randomized, Placebo-Controlled, Single Blind Trial of Holy Basil Leaves in Patients with Noninsulin-Dependent Diabetes Mellitus», en *International Journal of Clinical Pharmacology and Therapeutics*, 31 (agosto de 1996), pp. 4069.

49. Manjeshwar Shrinath Baliga, Rosmy Jimmy, Karadka Ramdas Thilakchand *et al.*, «Ocimum Sanctum L (Holy Basil or Tulsi) and Its Phytochemicals in the Prevention and Treatment of Cancer», en *Nutrition and Cancer*, 65 (mayo de 2013), pp. 26-35.

50. Shuhua Wu, Krupa B. Patel, Leland J. Booth *et al.*, «Protective Essential Oil Attenuates Influenza Virus Infection: An in Vitro Study in MDCK Cells», en *BMC Complementary and Alternative Medicine*, 10 (noviembre, 2010).

51. Nada Chami, Sanae Bennis, Fouzia Chami *et al.*, «Study of Anticandidal Activity of Carvacrol and Eugenol in Vitro and in Vivo», en *Oral Microbiology and Immunology*, 20 (abril de 2005), pp. 106-111.

52. Yang Suk Jun, Purum Kang, Sun Seek Min *et al.*, «Effect of Eucalyptus Oil Inhalation on Pain and Inflammatory Responses after Total Knee Replacement: A Randomized Clinical Trial», en *Evidence-Based Complementary and Alternative Medicine* (junio de 2013).

53. Juergen Fischer y Uwe Dethlefsen, «Efficacy of Ceneole in Patients Suffering from Acute Bronchitis: A Placebo-Controlled, Double-Blind Trial», en *Cough*, 9 (noviembre de 2013).

54. Daiji Kagawa, Hiroko Jokura, Ryuji Ochiai *et al.*, «The Sedative Effects and Mechanism of Action of Cedrol Inhalation with Behavioral Pharmacological Evaluation», en *Planta Medica*, 69 (junio 2003) pp. 637-641.

55. Isabelle C. Hay, Margaret Jamieson y Anthony D. Ormerod, «Randomized Trial of Aromatherapy Successful Treatment for Alopecia Areata», en *JAMA Dermatology*, 134 (noviembre de 1998), pp. 1349-1352.

9. Secretos emocionales y espirituales para una curación innovadora

1. Aditi Nerurkar, Asaf Bitton y Roger B. Davis, «When Physicians Counsel about Stress: Results of a National Study», en *JAMA Internal Medicine*, 173 (enero de 2013), pp. 76-77.
2. Heath Resources and Services Administration, «The Loneliness Epidemic», última revisión en enero de 2019. <https://www.hrsa.gov/enews/past-issues/2019/january-17/loneliness-epidemic>.
3. United States Congress Joint Economic Committee, «Long-Term Trends in Deaths of Despair», 5 de septiembre de 2019. <https://www.jec.senate.gov/public/index.cfm/republicans/2019/9/long-term-trends-in-deaths-of-despair>.
4. Centers for Disease Control and Prevention, «Adverse Childhood Experiences Journal Articles by Topic Area», última revisión el 15 de abril de 2019. <https://www.cdc.gov/violenceprevention/childabuseandneglect/acestudy/journal.html?CDC_AA_refVal=https%3A%2F%2Fwww.cdc.gov%2Fviolenceprevention%2Facestudy%2Fjournal.html>.
5. Lewina O. Lee, Peter James, Emily S. Zevon *et al.*, «Optimism Is Associated with Exceptional Longevity in Two Epidemiological Cohorts of Men and Women», en *PNAS 37* (septiembre de 2019), pp. 18357-18362.
6. Benjamin P. Chapman, Kevin Fiscella, Ichiro Kawachi *et al.*, «Emotion Suppression and Mortality Risk over a 12-Year Follow-Up», en *Journal of Psychosomatic Research*, 75 (octubre de 2013), pp. 381-385.
7. Matthew D. Lieberman, Naomi I. Eisenberger, Molly J. Crockett *et al.*, «Putting Feelings into Words: Affective Labeling Disrupts Amygdala Activity in Response to Affective Stimuli», en *Psychological Science*, 18 (2005), pp. 421-428.
8. Barbara L. Fredrickson, Michael A. Cohn, Kimberly A. Coffey *et al.*, «Open Hearts Build Lives: Positive Emotions, Induced through Loving-Kindness Meditation, Build Consequential Personal Resources», *Journal of Personality and Social Psychology*, 95 (noviembre de 2008), pp. 1045-1062.
9. Helen Y. Weng, Andrew S. Fox, Alexander J. Shackman, *et al.*, «Compassion Training Alters Altruism and Neural Responses to Suffering», Psychological Science 24 (julio de 2013), pp. 1171-1180.

10. Summer Allen, «The Science of Gratitude», en *Greater Good Science Center*, mayo de 2018. <https://ggsc.berkeley.edu/images/uploads/GGSC-JTF_White_Paper-Gratitude-FINAL.pdf>.

11. Aliya Alimujiang, Ashley Wiensch, Jonathan Boss *et al.*, «Association between Life Purpose and Mortality among U.S. Adults Older Than 50 Years», en *Journal of the American Medical Association Network Open*, 2 (mayo de 2019).

12. Jane K. Ferguson, Eleanor W. Willemsen y MayLynn V. Castaneto, «Centering Prayer as a Healing Response to Stress: A Psychological and Spiritual Practice», en *Pastoral Psychology*, 59 (junio de 2009), pp. 305-329.

13. Christopher G. Ellison, Matt Bradshaw, Kevin J. Flannelly y Kathleen C. Galek, «Prayer, Attachment to God, and Symptoms of Anxiety-Related Disorders Among U.S. Adults», en *Sociology of Religion*, 75 (febrero de 2014), pp. 208-233.

14. Cheryl J. Wakslak y Yaacov Trope, «Cognitive Consequences of Affirming the Self: The Relationship between Self-Affirmation and Object Construal», en *Journal of Experimental Social Psychology*, 45 (julio de 2009), pp. 927-932.

15. Christopher N. Cascio, Matthew Brook O'Donnel, Francis J. Tinney *et al.*, «Self-Affirmation Activates Brain Systems Associated with Self-Related Processing and Reward and Is Reinforced by Future Orientation», en *Social Cognitive and Affective Neuroscience*, 11 (abril de 2016), pp. 621-629.

16. Lee Rowland y Oliver Scott Curri, «A Range of Kindness Activities Boost Happiness», en *Journal of Social Psychology*, 159 (mayo de 2018), pp. 340-343.

10. Tratamientos y estilos de vida ancestrales para dolencias modernas

1. Paul F. Engelhardt, L. K. Daha, T. Zils *et al.*, «Acupuncture in the Treatment of Psychogenic Erectile Dysfunction: First Results of a Prospective Randomized Placebo-Controlled Study», en *International Journal of Impotence Research*, 15 (noviembre de 2003), pp. 343-346.

2. Centers for Disease Control and Prevention, «Therapeutic Drug Use», úl-

tima revisión el 19 de enero de 2017, <https://www.cdc.gov/nchs/fastats/drug-use-therapeutic.htm>.

3. Centers for Disease Control and Prevention, «Trends in Adults Receiving a Recommendation for Exercise of Other Physical Activity from a Physician or Other Health Professional», en *NCHS Data Brief*, núm. 86, febrero de 2012. <https://www.cdc.gov/nchs/products/databriefs/db86.htm>.

4. Arthur Yin Fan y Sarah Faggert, «Distribution of Licensed Acupuncturists and Educational Institutions in the United States in Early 2015», en *Journal of Integrative Medicine*, 16 (enero de 2018), pp. 1-5.

5. Yan Zhang, Lixing Lao, Haiyan Chen y Rodrigo Ceballos, «Acupuncture Use among American Adults: What Acupuncture Practitioners Can Learn from National Health Interview Survey 2007», en *Evidence-Based Complementary and Alternative Medicine* (febrero de 2012).

6. Klaus Linde, Gianni Allais, Benno Brinkhaus *et al.*, «Acupuncture for the Prevention of Episodic Migraine», en *Cochrane Database of Systematic Reviews*, 2016 (junio de 2016).

7. Yu-Jeong Cho, Yun-Kyung Song, Yun-Yeop Cha *et al.*, «Acupuncture for Chronic Low Back Pain: A Multicenter, Randomized, Patient-Assessor Blind, Sham-Controlled Clinical Trial», en *Spine*, 38 (abril de 2013), pp. 549-557.

8. Andrew J. Vickers, Angel M. Cronin, Alexandra C. Maschino *et al.*, «Acupuncture for Chronic Pain: Individual Patient Data Meta-Analysis», en *Archives of Internal Medicine*, 172 (octubre de 2012), pp. 1444-1453.

9. Andrew J. Vickers, Emily A. Vertosick, George Lewith *et al.*, «Acupuncture for Chronic Pain: Update of an Individual Patient Data Meta-Analysis», en *Journal of Pain*, 19 (mayo de 2018), pp. 455-474.

10. Huijuan Cao, Xingfang Pan, Hua Li y Jianping Liu, «Acupuncture for Treatment of Insomnia: A Systematic Review of Randomized Controlled Trials», en *Journal of Alternative and Complementary Medicine*, 15 (noviembre de 2009), pp. 1171-1186.

11. National Cancer Institute, «Acupuncture (PDQ)-Health Professional Version», actualizado el 17 de enero de 2020. <https://www.cancer.gov/about-cancer/treatment/cam/hp/acupuncture-pdq#cit/section_2.6>.

12. Wei Li, Ping Yin, Lixing Lao y Shifen Xu, «Effectiveness of Acupuncture

Used for the Management of Postpartum Depression: A Systematic Review and Meta-Analysis», en *BioMed Research International*, 2019 (marzo de 2019).

13. Huijuan Cao, Xun Li y Jianping Liu, «An Updated Review of the Efficacy of Cupping Therapy», en *PLOS One*, 7 (febrero de 2012).

14. Maximilian Braum, Miriam Schwickert, Arya Nielsen *et al.*, «Effectiveness of Traditional Chinese 'Gua Sha' Therapy in Patients with Chronic Neck Pain: A Randomized Controlled Trial», en *Pain Medicine*, 12 (marzo de 2011), pp. 362-369.

15. Qing Ren, Xinyu Yu, Fujiu Liao *et al.*, «Effects of Gua Sha Therapy on Perimenopausal Syndrome: A Systematic Review and Meta-Analysis of Randomized Controlled Trials», en *Complementary Therapies in Clinical Practice*, 31 (mayo de 2018), pp. 268-277.

16. Xiaolan Xie, Liqiong Lu, Xiaoping Zhou *et al.*, «Effect of Gua Sha Therapy on Patients with Diabetic Peripheral Neuropathy: A Randomized Controlled Trial», en *Complementary Therapies in Clinical Practice*, 35 (mayo de 2019), pp. 348-352.

17. Felix J. Saha, Gianna Brummer, Romy Lauche *et al.*, «Gua Sha Therapy for Chronic Low Back Pain: A Randomized Controlled Trial», en *Complementary Therapies in Clinical Practice*, 34 (febrero de 2019), pp. 64-69.

18. Erland Pettman, «A History of Manipulative Therapy», en *Journal of Manipulative Therapy*, 15 (2007), pp. 165-174.

19. *Ibid.*

20. Pamela M. Rist, Audrey Hernandez, Carolyn Bernstein *et al.*, «The Impact of Spinal Manipulation on Migraine Pain and Disability: A Systematic Review and Meta-Analysis», en *Headache*, 59 (abril de 2019), pp. 532-542.

21. Jessica J. Wong, Heather M. Shearer, Sivano Mior *et al.*, «Are Manual Therapies, Passive Physical Modalities or Acupuncture Effect for the Management of Patients with Whiplash-Associated Disorders or Neck Pain and Associated Disorders? An Update of the Bone and Joint Decade Task Force on Neck Pain and Its Associated Disorders by the OPTIMa Collaboration», en *Spine Journal*, 16 (diciembre de 2016), pp. 1598-1630.

22. Valter Santilli, Ettore Beghi y Stefano Finucci, «Chiropractic Manipulation in the Treatment of Acute Back Pain and Sciatica with Disc Protru-

sion: A Randomized Double-Blind Clinical Trial of Active and Simulated Spinal Manipulations», en *Spine Journal*, 6 (marzo-abril de 2006), pp. 131-137.

23. Madhu Mia Iyer, Evangelia Skokos y Denise Piombo, «Chiropractic Management Using Multimodal Therapies on Two Pediatric Patients with Constipation», en *Journal of Chiropractic Medicine*, 16 (diciembre de 2017), pp. 340-345.

24. N. H. Nielsen, G. Bronfort, T. Bendix *et al.*, «Chronic Asthma and Chiropractic Spinal Manipulation: A Randomized Clinical Trial», en *Clinical and Experimental Allergy*, 25 (enero de 1995), pp. 80-88.

25. Denise M. Goodman, Alison E. Burke, Edward H. Livingston, «Low Back Pain», en *JAMA Patient Page*, 309 (2013).

26. Hoon Chung, Tianong Dai, Sulbha K. Sharma *et al.*, «The Nuts and Bolts of Low-Level (Light) Therapy», en *Annals of Biomedical Engineering*, 40 (febrero de 2012), pp. 516-533.

27. Javad T. Hashmi, Ying-Ying Huang, Bushra Z. Osmani *et al.*, «Role of Low-Level Laser Therapy in Neurorehabilitation», en *PM&R: The Journal of Injury, Function, and Rehabilitation*, 2 (diciembre de 2010), pp. S292-305.

28. NIH National Center for Complementary and Integrative Health, «Yoga: What You Need to Know», actualizado en mayo de 2019. <https://nccih.nih.gov/health/yoga/introduction.htm>.

29. NIH National Center for Complementary and Integrative Medicine, «Tai Chi and Qi Gong: In Depth», actualizado en octubre de 2016. <https://nccih.nih.gov/health/taichi/introduction.htm>.

30. Chao Suo, M. F. Singh, Nicola J. Gates *et al.*, «Therapeutically Relevant Structural and Functional Mechanisms Triggered by Physical and Cognitive Exercise», en *Molecular Psychiatry*, 21 (noviembre de 2016), pp. 1633-1642.

31. Matthew P. Herring, Marni L. Jacob, Cynthia Suveg *et al.*, «Feasibility of Exercise Training for the Short-Term Treatment of Generalized Anxiety Disorder: A Randomized Controlled Trial», en *Psychotherapy and Psychosomatics*, 81 (2011), pp. 21-28.

32. Brett R. Gordon, Cillian P. McDowell, Mats Hallgren *et al.*, «Association of Efficacy of Resistance Exercise Training with Depressive Symptoms:

Meta-Analysis and Meta-Regression Analysis of Randomized Clinical Trials», en *JAMA Psychiatry*, 75 (junio de 2018), pp. 566-576.

33. Bum Jin Park, Yuko Tsunetsugu, Tamami Kasetani *et al.*, «The Physiological Effects of Shinrin-Yoku (Taking in the Forest Atmosphere or Forest Bathing) Evidence from Field Experiments in 24 Forests across Japan», en *Environmental Health and Preventive Medicine*, 15 (enero de 2010), pp. 18-26.

34. Paul K. Piff, Pia Dietze, Matthew Feinberg *et al.*, «Awe, the Small Self, and Prosocial Behavior», en *Journal of Personality and Social Psychology*, 108 (2015), pp. 883-899.

35. Ben Wigert y Sangeeta Agrawal, «Employee Burnout, Part 1: The 5 Main Causes», Gallup, 12 de julio de 2018. <https://www.gallup.com/workplace/237059/employee-burnout-part-main-causes.aspx>.

36. *Ibid.*

37. Denise Albieri, Jodas Salvagioni, Francine Nesello Melanda *et al.*, «Physical, Psychological and Occupations Consequences of Job Burnout: A Systematic Review of Prospective Studies», en *PLOS One*, 12 (octubre de 2017).

38. Benjamin Baird, Jonathon Smallwood, Michael D. Mrazek *et al.*, «Inspired by Distraction: Mind Wandering Facilitates Creative Incubation», en *Psychological Science*, 23 (agosto de 2012), pp. 1117-1122.

39. Nielsen Insights, «Time Flies: U.S. Adults Now Spend Nearly Half a Day Interacting with Media», 31 julio de 2018. <https://www.nielsen.com/us/en/insights/article/2018/time-flies-us-adults-now-spend-nearly-half-a-day-interacting-with-media/>.

40. American Psychological Association, «Stress in America: Coping with Change», 23 de febrero de 2017. <https://www.apa.org/news/press/releases/stress/2017/technology-social-media.pdf>.

41. Clare Anderson y Charlotte R. Platten, «Sleep Deprivation Lowers Inhibition and Enhances Impulsivity to Negative Stimuli», en *Behavioural Brain Research*, 217 (marzo de 2011), pp. 463-466.

42. Gaetan Chevalier, Stephen T. Sinatra, James L. Oschman y Richard M. Delany, «Earthing (Grounding) the Human Body Reduces Blood Viscosity: A Major Factor in Cardiovascular Disease», en *Journal of Alternative and Complementary Medicine*, 19 (febrero de 2013), pp. 102-110.

43. Richard Brown, Gaetan Chevalier y Michael Hill, «Grounding after Moder-

ate Eccentric Contractions Reduces Muscle Damage», en *Open Access Journal of Sports Medicine*, 6 (2015), pp. 305-317.

44. Gaetan Chevalier, Sheila Patel, Lizabeth Weiss *et al.*, «The Effects of Grounding (Earthing) on Bodyworkers' Pain and Overall Quality of Life: A Randomized Controlled Trial», en *Explore (NY)*, 15 (mayo-junio de 2019), pp. 181-190.

45. James L. Oschman, Gaetan Chevalier y Richard Brown, «The Effects of Grounding (Earthing) on Inflammation, the Immune Response, Wound Healing, and Prevention and Treatment of Chronic and Inflammatory and Autoimmune Diseases», en *Journal of Inflammation Research*, 8 (2015), pp. 83-96.

46. Shan Shu y Hui Ma, «Restorative Effects of Classroom Soundscapes on Children's Cognitive Performance», en *International Journal of Environmental Research and Public Health*, 16 (enero de 2019), pp. 293.

47. Cassandra D. Gould van Praag, Sarah N. Garfinkle, Oliver Sparasci *et al.*, «Mind-Wandering and Alterations to Default Mode Network Connectivity When Listening to Naturalistic Versus Artificial Sounds», en *Scientific Reports*, 7 (marzo de 2017).

11. Entender los cinco sistemas orgánicos de la MTC

1. Eric S. Kim, Kaitlin A. Hagan, Francine Grodstein *et al.*, «Optimism and Cause-Specific Mortality: A Prospective Cohort Study», en *American Journal of Epidemiology* 185 (enero de 2017), pp. 21-29.

12. Prescripciones para más de setenta enfermedades

1. Inger M. Janssen, Sibylle Sturtz, Guido Skipka *et al.*, «Ginkgo Biloba in Alzheimer's Disease: A Systematic Review», en *Wiener Medizinische Wochenschrift*, 160 (diciembre de 2010), pp. 539-546.

2. Dana Barchel, Orit Stolar, Tal D-Haan *et al.*, «Oral Cannabidiol Use in Children with Autism Spectrum Disorder to Treat Related Symptoms and Comorbidities», en *Frontiers in Pharmacology*, 9 (enero de 2019).

3. Noriko Kodama, Kiyoshi Komuta y Hiroaki Nanba, «Can Maitake MD-Fraction Aid Cancer Patients?», en *Alternative Medicine Review*, 7 (junio de 2002), pp. 236-239.

4. Suresh Kumar, Arun Bansal, Arunloke Chakrabarti y Sunit C. Singhi, «Evaluation of Efficacy of Probiotics in Prevention of Candida Colonization in a PICU: A Randomized Controlled Trial», en *Critical Care Medicine*, 41 (febrero de 2013), pp. 565-572.

5. Jennifer A. Shuford, James M. Steckelbert y Robin Patel, «Effects of Fresh Garlic Extract on Candida Albicans Biofilms», en *Antimicrobial Agents and Chemotherapy*, 49 (enero de 2005), pp. 473.

6. Alexandre R. de Mello Schier, Natalia P de Oliveira Ribeiro, Danielle S. Coutinho *et al.*, «Antidepressant-like and Anxiolytic-like Effects of Cannabidiol: A Chemical Compound of Cannabis Sativa», en *CNS & Neurological Disorders: Drug Targets*, 13 (2014), pp. 953-960.

7. Paul Crawford, «Effectiveness of Cinnamon for Lowering Hemoglobin A1C in Patients with Type 2 Diabetes: A Randomized, Controlled Trial», en *Journal of the American Board of Family Medicine*, 22 (septiembre-octubre de 2009), pp. 507-512.

8. Institute for Quality and Efficiency in HealthCare, «Can Probiotics Help against Diarrhea?», actualizado el 19 de diciembre de 2019. <https://www.ncbi.nlm.nih.gov/books/NBK373095/>.

9. Inaki Lete y Jose Allue, «The Effectiveness of Ginger in the Prevention of Nausea and Vomiting during Pregnancy and Chemotherapy», en *Integrative Medicine Insights*, 11 (2016), pp. 11-17.

10. Hsing-Chun Kuo, Bruce Lu, Chien-Heng Shen y Shui-Yi Tung, «Hericium erinaceus mycelium and Its Isolated Erinacine a Protection from MPTP-Induced Neurotoxicity through the ER Stress, Triggering an Apoptosis Cascade», en *Journal of Translational Medicine*, 18 (marzo de 2016).

11. Thivanka Muthumalage e Irfan Rahman, «Cannabidiol Differentially Regulates Basal and LPS-Induced Inflammatory Responses in Macrophages, Lung Epithelial Cells, and Fibroblasts», en *Toxicology and Applied Pharmacology*, 382 (noviembre de 2019).

12. Sina Mojaverrostami, Maryam Nazm Bojnordi, Maryam Ghasemi-Kas-

man *et al.*, «A Review of Herbal Therapy in Multiple Sclerosis», en *Advanced Pharmaceutical Bulletin*, 8 (noviembre de 2018), pp. 575-590.

13. *Ibid.*

14. Yuqing Zhang, Tuhina Neogi, Clara Chen *et al.*, «Cherry Consumption and Decreased Risk of Recurrent Gout Attacks», en *Arthritis and Rheumatology*, 64 (diciembre de 2012), pp. 4004-4011.

15. Khalid A. Jadoon, Garry D. Tan y Saoirse E. O'Sullivan, «A Single Dose of Cannabidiol Reduces Blood Pressure in Healthy Volunteers in a Randomized Crossover Study», en *JCI Insight*, 2 (junio de 2017).

16. R. K. Rao y Geetha Samak, «Protection and Restitution of Gut Barrier by Probiotics: Nutritional and Clinical Implications», en *Current Nutrition and Food Science*, 9 (mayo de 2013), pp. 99-107.

17. Itamar Yehuda, Zecharia Madar, Alicia Isabel Leikin-Frenkel y Snait Tamir, «Glabridin, an Isoflavan from Licorice Root, Down-Regulates Expression and Activity under High Glucose Stress and Inflammation», en *Molecular Nutrition and Food Research*, 59 (junio de 2015), pp. 1041-1052.

18. Deborah J. Cook, Jennie Johnstone, John C. Marshall *et al.*, «Probiotics: Prevention of Severe Pneumonia and Endotracheal Colonization Trial — PROSPECT: A Pilot Trial», en *Trials* 17 (2016).

19. Engy Victor Beshay, «Therapeutic Efficacy of Artemisia Absinthium against Hymenolepis nana: In Vitro and in Vivo Studies in Comparison with the Anthelmintic Praziquantel», en *Journal of Helminthology*, 92 (junio de 2017), pp. 1-11.

20. B. Palmieri, C. Laurino, M. Vadala, «A Therapeutic Effect of CBD-Enriched Ointment in Inflammatory Skin Diseases and Cutaneous Scars», en *Clinical Therapeutics*, 170 (marzo-abril de 2019), pp. e93-99.

21. Chao-xian Zhang, Yong-mei Qin y Bao-rui Guo, «Clinical Study on the Treatment of Gastroesophageal Reflux by Acupuncture» en *Chinese Journal of Integrative Medicine*, 16 (agosto de 2010), pp. 298-303.

22. Tina Didari, Shilan Mozaffari, Shekoufeh Nikfar y Mohammad Abdollahi, «Effectiveness of Probiotics in Irritable Bowel Syndrome: A Systematic Review with Meta-Analysis», en *World Journal of Gastroenterology*, 21 (marzo de 2015), pp. 3072-3084.

23. Hoseein Kehdmat, Ashraf Karbasi, Mohsen Amini *et al.*, «Aloe Vera in

Treatment of Refractory Irritable Bowel Syndrome: Trial on Iranian Patients», en *Journal of Research in Medical Sciences*, 18 (agosto de 2013).

24. Ernst-Gerhard Loch, Hartmut Selle y Normann Boblitz, «Treatment of Premenstrual Syndrome with a Phytopharmaceutical Formulation Containing Vitex agnus castus», en *Journal of Women's Health and Gender-Based Medicine*, 9 (abril de 2000), pp. 315-320.

25. Ruth E. Cooper, Emma Williams, Seth Seegobin *et al.*, «Cannabinoids in Attention-Deficit/Hyperactivity Disorder: A Randomised-Controlled Trial», en *European Neuropsychopharmacology*, 27 (agosto de 2017), pp. 795-808.

ÍNDICE ANALÍTICO
Y DE NOMBRES

Los números en cursiva indican ilustraciones o tablas.

agua, elemento, 71, 72, 74-76, 78-79,
240-241
características, 72, 78-79, 83, 86, 94,
94-95, 196, 239
sistemas orgánicos, 72, 79, 86, 93-94,
226, 227, 228, 229, 239-242
aguacate, 14, 58, 60, 87, 99, 105, 115,
117, 126, 238, 247, 248, 254, 258,
261, 264, 269, 270, 273, 275, 278,
279, 282, 283, 285, 287, 290, 299,
300, 306, 307, 308, 314, 324, 325,
326, 331, 335, 336, 361, 362, 377,
426
ajo, 38, 40, 48, 55, 56, 62, 63, 92, 93, 99,
102, 117, 118, 133, 144-145, 173, 195,
237, 247, 258, 266, 267, 268, 274,
275, 281, 286, 293, 297, 300, 303,
305, 312, 313, 315, 321, 322, 331,
332, 334, 353, 355, 362, 365, 366,
367, 370, 371, 372, 374, 375, 386,
386, 388, 391, 392, 394, 395, 397,
398, 399, 400, 402, 405, 409, 410,
412, 413, 415, 416
albahaca, 56, 87, 102, 117, 146, 148, 166,
183, 184, 252, 271, 281, 282, 290,
304, 308, 311, 328, 338, 356, 372,
395, 396, 399, 401
albahaca sagrada, 148, 166, 183-184
albóndigas
de pavo, 369
de ternera de pasto, 235, 238, 242,
245, 249, 387-388
alcachofas, 62, 88, 244, 266, 292, 295,
329, 339
alcohol, 48, 52, 56, 62, 83, 87, 183, 190,
196, 243, 253, 254, 256, 258, 261,
264, 266, 267, 268, 269, 273, 274,
275, 278, 279, 280, 282, 286, 288,
290, 292, 293, 294, 295, 296, 297,
299, 300, 301, 304, 306, 308, 311,
312, 314, 315, 317, 318, 320, 323,
324, 330, 332, 335, 337, 339
alegría, 83, 86, 89, 103, 110, 131, 193,
195, 196, 198, 200, 216, 243, 257,
269, 276,
alergias, 78, 88, 107, 109, 134, 236,
253-254, 271, 276, 282, 287
algas, 57, 58, 60, 94, 97, 106, 121-122,
151, 209, 253, 280, 289, 296, 301,

302, 304, 312, 314, 315, 323, 330,
340, 351
aliento, mal, 122, 232
alimentación, planes de, 232
alimentos, 13, 14, 35, 45, 51, 52, 55, 63
ancestrales, 37, 97, 98, 99, 110,
111-122
antiedad, basados en las plantas, 139
«doctrina de firmas» sobre los, 123,
125, 126
fermentados, 101, 105, 107-108
fríos y refrescantes, 56, 57, 57-58, 58
modernos que evitar, 104-106
para el hígado, 244
para el sistema digestivo, 234
para el sistema hormonal, 240-241
para el sistema inmunitario, 40, 41,
237-238
para los sistemas nervioso y
cardiovascular, 248-249
para reducir la humedad, 59, 96
para reducir la sequedad, 60
procesados, véase procesada, comida
que debilitan el qi, 52
que refuerzan el qi, 46, 52
templados y calientes, 56-58, 57, 58
véase también alimentación; y
alimentos específicos
almendras, 57, 92, 205, 237, 264, 273,
308, 324
véase también harina de almendras;
leche de almendras; mantequilla
de almendras
almuerzo en los planes de alimentación,
234-249
alubias, 237, 238, 241, 247, 255, 258,
314
Alzheimer, enfermedad de, 124, 127,
142, 143, 145, 158, 160, 169, 178,
187, 254-255, 307, 448
amígdala, 30, 197
amla, 120, 321, 332
anandamida, 164, 166
andrografólido, 136
anemia, 53, 64, 124, 140, 147, 233, 243,
255-256
ansiedad, 12, 15, 28, 29, 30, 48, 52, 55,
56, 73, 80, 83, 86, 89, 95, 117, 118,
143, 148, 152, 165, 194, 196, 196,

huesos, véase caldo de huesos

huesos, proteína en polvo de caldo de
huesos, 350, 356, 383

humedad en el cuerpo, 59-60, *61*, 96,
109, 135, 172
y la lengua, 64, 65
y los cinco elementos, 229, 233, 236

hummus
de coliflor, 386-387
israelí, 235, 238, 245, 249, 385

H1N1, pandemia de gripe, 40

ictus, 28, 105, 111, 121, 126, 212, 231,
257, 298, 300

Imming, Peter, 49

incienso, aceite de, 33, 143, 171, 255,
259, 263, 268, 281, 282, 283, 288,
295, 301, 303, 308, 311, 317, 319,
333, 341

India, 21, 30, 50, 51, 54, 98, 116, 120,
132, 157, 183, 199, 211, 212

infertilidad, 52, *64*, 72, 149, 239, 279,
280, 305-306, 327

inflamación, 11, 23, *61*, *64*, 66, 105, 109,
120, 135, 140, 146, 150, 160-161,
165, 168, 191, 192, 206, 209, 211,
212, 219, 236, 243, 252, 255, 258,
259, 260, 263, 265, 267, 272,
275-276, 277, 279, 280, 282-288,
291, 294-295, 297, 299, 307-308,
309, 310, 311, 312, 314, 316, 318,
321, 323, 327, 331, 335
aceites esenciales para, 33, 44
caldo de huesos para la, 113-114
CBD para la, 153, 155, 156, 158, 162,
169, 170
hierbas medicinales para, 32, 44,
103, 117, 137, 141, 143, 145
y el azúcar, 57, 104
y los ingredientes procesados, 37, 57

influenza véase gripe

infusiones, 37, 60, 73, 103, 117, 132, 146,
191, 252, 257, 260, 293, 305, 313

inmunitario, sistema, 39-42, 48, 62, 119,
122, 139, 196, 226, 236-238
aceites esenciales para el, 177, 183
hierbas medicinales para, 41, 42, 56,
103, 136-137, 237
jengibre y el, 37, 48, 103, 132

probióticos para el, 40, 107
setas y el, 103, 133, 146

insomnio, 28, 53, 57, *64*, 88, 152, 153,
168, 182, 208, 216, 246, 247, 301,
308-309, 325, 330

insulina, 44, 147, 261, 270

intervalos, entrenamiento de, 206, 258,
273

intestinal, salud, 136-138, 169, 178, 224

intestino grueso, 65, *65*, *86*, 92, 216, *218*,
288

intestino permeable, 44, 59, 90, 137,
169, 178, 302, 309-310

intestinos, 65, *163*, 274, 283

invierno, 11, 38, *86*, 91, 94, 102, 106,
121

ira, 42, 48, 62, 83, 85, 192, 194-195, 196,
197, 199, 201, 216, 224, 242, 243,
265, 286, 298, 312, 322, 323

irritabilidad, 55, *64*, 242, 286

jalapeños, 372, 403

Japón, 34, 51, 97, 111, 180, 207

jengibre, 37, 38, 48, 53, 56, *57*, 63, 92, *93*,
97, 98, 99, 102, 103, 117, 118, *125*,
126, 131, 137, 176, 234, 235, 244,
245, 263, 268, 271, 272, 273, 278,
279, 281, 283, 284, 285, 287, 293,
297, 300, 302, 303, 306, 307, 308,
309, 310, 311, 313, 315, 320, 322,
327, 328, 332, 333, 334, 335, 347,
350, 352, 353, 365, 366, 367, 368,
394, 406, 423
véase también aceite de jengibre

judías negras, 55, *57*, 94, 312

judías verdes, 60, 121, *240*, 252, 289, 295,
301, 302, 312, 314, 317, 369

kale, 53, *57*, 115, 117, 121, *240*, 241,
244, 290, 294, 301, 308, 314, 317,
329, 332, 336, 339, 340, 354, 355,
356, 363, 370, 371, 378, 393, 405

kéfir, 108, 109, 237, 274

Khalaf, Anis, 131, 435

kinesiología, 211

lactancia, 149, 180

lácteos, 52, 53, 57, 59, 60, 62, 63, 87, 90,
93, 99, 101, 104, 107, 108, 114, 117,

morrón, pimiento, véase pimientos; pimientos rojos

mostaza, *57*, 102, 237, 258, 389
   china, 56, 62
   de Dijon, 375, 377, 389
   salsa a la miel de, 389, 390

Motley, Christopher, 211, 435

Mousse de chocolate y aguacate, 426-427

movimiento, 30-31, 40, 45, 61-62, 100
   véase también yoga

MTC, véase medicina tradicional china

nabo, 62, 92, 102, 244, 364, 367

narcisina, 151

naturaleza, sonidos de la, 257, 263

náuseas, 13, 103, 107, 118, 126, 137, 138, 158, 161, 165, 176, 180, 187, 209, 233, 274, 278, 283, 312, 337

nervioso, sistema, 81, *86*, 138, 152, 153, 159, 160, 175, 210, 211, *226*, 246, 257, 263, 280, 283, 287
   parasimpático, 162, 163, *163*, 220
   simpático, 88, 102, 162, 163

neumonía, 12, 131, 139, 141, 145, 209, 313-314

neurotransmisores, 30, 106, 118, 143, 152, 159, 160, 174, 190, 214, 276

NK, células, 136

nogal del Japón, véase gingko biloba

Novella, Steven, 34

nueces, 46, 53, 55, 56, *57*, 59, 90, 124, *125*, 131, 237, *240*, 244, 247, 248, 254, 256, 258, 259, 264, 269, 275, 282, 287, 290, 297, 299, 300, 302, 307, 308, 311, 317, 318, 319, 328, 360, 373, 376, 411
   de macadamia, 234, 238, 242, 306, 383
   pacanas, 384, 431

oído, infecciones de, 23, 304

ojos, 76, 78, 86, 123-124, 182, 242, 243, 247

olivas, *57*, 60, 92, 102, 115, *125*, 126, 244, 247, 258, 267, 278, 292, 304, 306, 308, 325, 328, 329, 334, 377
   véase también aceite de oliva; aceite de oliva virgen extra

omega-3, ácidos grasos, 117, 167, 249, 252, 254, 256, 259, 260, 265, 269, 273, 278, 282, 284, 285, 287, 288, 290, 303, 308, 317, 319, 328, 329, 330, 336, 337, 339

opiáceos, véase opioides

optimismo, 192, 194, 195, 202, 231

ORAC (capacidad atrapadora de radicales de oxígeno), 146, 182

oración, 14, 22, 27, 35, *47*, 197, 198, 201, 224, 243, 267, 270, 273, 280, 284, 286, 288, 290, 298, 299, 300, 303, 306, 309, 310, 311, 313, 315, 316, 318, 327, 333, 337, 340

orégano, 38, 40, 56, 59, 63, 68, 117, 136, 144, 145, 173, 178, 293, 298, 304, 321, 331, 332, 334, 372, 395, 399, 401, 414
   aceite de, 171, 178, 179, 264, 269, 293, 305, 314, 316, 322, 334, 341

organismos del suelo (SBO), 107, 109, 333, 334

Organización Mundial de la Salud (OMS), 67

órganos reproductores, *95*, 182, 194, 239, 306, 330

Oriente Medio, 16, 21, 27, 35, 50, 98, 103, 115, 120, 123, 132

Osler, William, 26

osteoporosis, 33, 239, 314-315

otoño, *86*, 87, 90, 91, 92, 102, 106, 121

ovarios, cáncer de, 195

oveja, leche de, 108, 117, 387

Oz, Mehmet, 158

paleo, Pastel de carne, 248, 398-399

Palmer, Daniel David, 48

pan, 270, 313
   de espelta, 238
   de grano de trigo germinado, 361
   de hamburguesa sin gluten, 404
   de masa madre, 92, 105

páncreas, 23, *65*, 72, *86*, 90, 115, *125*, 126, *161*, *218*, 224, *226*, 229, 231, 232-233

Panecillos dulces con frutos del bosque, 358-359

Paracelso, 123

parasimpático, sistema nervioso, 162, 163, *163*, 220

parásitos, 62, 173, 178, 315-316

Parfait de yogur de coco, 238, 242, 245, 249, 361

Parkinson, enfermedad de, 62, 142, 187, 213, 282-283

Pastel de carne paleo, 248, 398-399

Pastel de cordero y falso puré de patatas, 235, 396-397

pasteles, 235, 248, 396-398, 422-425
    molde para, 381, 422, 424, 432

Pasteur, Louis, 38

pasto de trigo, jugo de, 122, 244

patatas, *57*, 60, 91, 238, 259, 270, 324, 340, 402, 403
    véase también boniatos

patatas fritas, 105, 116, 313

pavo, 53, 238, 248, 308, 369

peras, 58, 59, 60, 63, 92, 131, 237, 253, 260, 263, 266, 274, 283, 309, 318, 320, 324, 325, 326, 334, 360, 376

perdón, falta de, 195

perejil, 53, 59, 63, 87, 98, 117, 122, 247, 292, 293, 304, 313, 325, 326, 328, 329, 337, 339, 340, 351, 355, 364, 375, 412, 413

perros, beneficios de los, 109

pescado, 43, *55*, *57*, 58, 97, 113, 117, 205, 234, 237, 245, 247, 252, 255, 261, 263, 263, 270, 274, 275, 276, 278, 279, 281, 283, 288, 292, 300, 302, 307, 311, 315, 326, 327, 328, 335
    salvaje, 44, 52, 240, 244, 253, 254, 256, 258, 259, 260, 262, 266, 267, 269, 286, 289, 296, 297, 299, 301, 306, 308, 312, 314, 318, 319, 320, 323, 324, 325, 331, 337, 340, 345

peso, aumento de, 28, 104, 261-262, 289, 302, 308, 327, 330

pesto, 241, 393, 405

Phelps, Michael, 209

pie de atleta, 178, 179, 181, 187

piel, 53, *61*, *86*, 92, 116, 139, 140, 178, 179, 180, 183, 186, 209, 211-212, 225

piernas inquietas, síndrome de, 325-326

pies fríos, 61, 255

pimienta negra, 55, 56, 97, 98, 166, 247, 259, 350, 355, 361, 362, 364, 365, 366, 370, 371, 373, 374, 375, 376, 377, 386, 387, 388, 389, 390, 393,
394, 395, 397, 400, 401, 404, 406, 407, 408, 410, 413, 414, 415, 416, 417

pimientos, *57*, 89, 90, 106, 241, 247, 255, 259, 266, 296, 324, 340, 356, 372, 377, 386, 391, 392, 402, 403, 408

Pimientos rellenos, 241, 407-408

pineno, 165, 174, 181

piña, 60, 90, 106, 234, 259, 275, 279, 294, 307, 331, 335, 349

piñones, 56, *57*, 63, 234, 241, 244, 378, 393, 412

pistachos, 55, 56, 60, 102, 235, 247, 249, 425, 426

pizza, 102, 395-396

plátanos, 58, 59, 60, 63, 106, 258, 268, 271, 288, 290, 293, 330, 331, 346, 349

Plato de cereales ancestrales, 242, 245, 393

Platón, 230

Plinio el Viejo, 123

polen de abeja, 109, *241*, 254, 317, 353

pollo, 43, 52, 55, 56, 59, 63, 113, 127, 234, 235, 238, 241, 244, 248, 249, 252, 260, 264, 266, 274, 280, 281, 283, 286, 287, 292, 297, 301, 302, 306, 308, 309, 312, 313, 317, 320, 321, 323, 324, 326, 328, 330, 331, 332, 334, 337, 353, 362, 363, 368, 389, 390, 391, 394, 406, 407
    caldo de, 41, 48, 53, 56, 113, 114, 131, 237, 247, 259, 263, 264, 271, 303, 351, 352, 354, 362, 363, 367, 368
    caldo de huesos de, 57, 92, 259, 367, 368, 369, 371
    sopa casera de, 37, 38, 234, 242, 245, 322

Pollo agridulce, 390-391

Pollo al curri, 394-395

pomelo, 38, *57*, 59, 86, *125*, 187, 278, 314, 316
    semillas de, 269, 331, 334

postres, recetas de, 418-433

potasio, 24, 112, 124

presión arterial, 124, 126, 147
    véase también hipertensión arterial

primavera, *86*, 87, 91, 96, 101, 106, 121

probióticos, 12, 14, 40, 46, *93*, 106, 107,

108, 109, 117, 237, 249, 252, 253,
256, 262, 263, 264, 268, 272, 274,
277, 280, 281, 284, 285, 288, 293,
302, 304, 305, 310, 313, 316, 317,
321, 323, 324, 327, 332, 333, 334,
336, 337
procesada, comida, 14, 111-112, 171,
224, 253, 255, 259, 263, 264, 267,
273, 275, 279, 281, 282, 285, 287,
289, 294, 297, 302, 303, 309, 313,
315, 317, 318, 323, 337, 339
procesadas, carnes, 299
procesados, aceites, 105
propósito, sensación de, 200, 201
próstata, cáncer de, 23, 134, 149, 170,
195
prostatitis, 316-317
protones, inhibidores de la bomba de, 24
Proverbios, 35
Proyecto 1000 Genomas, 69
psoriasis, 317-318
pulmón, cáncer de, 134, 157, 195
pulmones, 56, 59, 62, 63, 65, *65*, 81, 82,
92, 126, 132, *161*, 175, 196, *218*, *226*,
232, 235-236, 237, 239, 253, 258, 260,
263, 264, 281, 285, 313, 318, 322
pulso, 63, 66, 228
Pure, White and Deadly (Yudkin), 104
Puré de boniato con longaniza de pollo,
235, 238, 248, 355

qi (energía vital), 40, 49, 51, 55, 77, 92,
93, 126, 193
cáncer y, 191, 195
CBD y, 155-156, 161-162
cinco elementos y, 229, 232-233, 243
déficit de, 46, 52, 64, 140, 205, 215,
229, 230, 232-233, 236, 253, 254,
257, 259, 260, 261, 262, 263, 268,
269, 270, 274, 276, 280, 281, 283,
286, 287, 289, 290, 291, 292, 294,
295, 297, 298, 301, 302, 303, 305,
309, 310, 313, 314, 315, 318, 324,
326, 327, 330, 333, 338
estancamiento del, 62, 64, 76, 191
lengua y la salud del, 63, 64, 65
qigong, 81-82, *93*, 260, 285
quemaduras, 319, 320
queso, 55, 62, 314, 323, 324, 402, 408

de cabra, 241, 245, 248, 371, 373,
376, 399, 400
de leche de oveja, 387
de pasto orgánico, 425
feta, 407
Pecorino, 387, 401
vegano, 371, 396, 402
¿Quién me desconectó el cerebro? (Leaf), 197
quimioterapia, 12, 15, 122, 137, 165, 193
quinoa, 52, 55, *55*, 57, 94, 106, 240, 241,
247, 266, 286, 289, 354, 393, 407, 412
quiropraxia, 13, 48, 210-211, 250, 254,
260, 263, 276, 291, 304, 307, 309,
312, 326

rábano picante, *57*, 62, 92, 237
rábanos, *57*, 58, 59, 62, 63, 92, 102, 106,
131, 237, 245, 266, 268, 286, 292,
304, 313, 323, 340, 374
refinados, cereales, 105, 233, 254, 256,
258, 260, 264, 276, 279, 289, 299,
300, 301, 302, 306, 313, 319, 320,
321, 331, 335
reflujo ácido, 24, 210, 233, 320
rehmannia, 52, 53, 60, 73, 140-141, 265,
271, 279, 281, 283, 290, 301, 306,
311, 312, 315, 326, 330, 340
reishi, 14, 52, 103, 119, *125*, 126, 134,
148, 254, 260, 267, 282, 290, 298,
299, 322, 333
relajación, 103, 127, 162, *163*, 209,
214-215, 219, 220, 257, 262, 270, 278,
282, 290, 309, 312, 328
remedios ancestrales, 16, 21-22, 27, 31,
34, 42, 44, 45, 50, 67, 112, 119, 132,
143, 207, 223, 250, 251
véanse también remedios ancestrales
y dolencias específicos
remolacha, 53, *57*, 62, 89, *90*, 106, 124,
125, *240*, 241, 244, 245, 247, 248, 255,
256, 264, 266, 267, 269, 275, 279,
282, 286, 287, 300, 301, 307, 308,
313, 317, 325, 326, 335, 339, 340,
373, 413, 414
resentimiento, 42, 77, 196, 236, 242,
326, 340
resfriado, virus del, 37, 52, 56, *61*, 88,
135, 136, 137, 141, 145, 166, 172,
177, 184, 209, 236, 321-322

respiración, 52, 81, 82, 92, *93*, 94, 199, 200, 211, 236, 240, 243, 255, 257, 260, 284, 285, 313, 321
    profunda, ejercicios de, 82, 94, 260
rhodiola, 52, 141, 143, 273
Rig Veda, 212-213
riñones, 46, 48, 65, 66, *67*, 79, *86*, 93, 94, 115, *125*, 126, 182, *218*, *226*, 236, 239-240, 260, 289, 291, 304
romero, aceite de, 182, 265, 283, 299, 326
rosácea, 322-323
rúcula, 88, 241, 245, 247, 248, 373, 376
rutina, 80, 151, 171, 198, 276

sabor, 84, *86*, 86-87, 88, 90, 92, 94, 117, 122, 126, 135, 139, 201, 334, 346, 347, 348, 349, 353
    en la teoría de los 5 elementos, 84, 86, 86-87, 88, 90, 92, 94
sal, 33
salmón, 14, 53, *57*, 59, 63, 99, 117, 179, 224, 234, 235, 238, 241, 242, 244, 245, 248, 252, 259, 261, 264, 268, 270, 273, 275, 279, 280, 281, 282, 285, 287, 290, 292, 295, 299, 300, 303, 304, 307, 308, 309, 311, 314, 317, 321, 329, 330, 332, 334, 335, 336, 339, 389, 394
Salomón, rey, 35
salvia, 63, 87, *89*, 99, 117, 118, 136, 172, 173, 182-183, *241*, 253, 258, 258, 265, 269, 279, 293, 314, 321, 328, 330, 331, 338
salvia esclarea, 182-183, 253, 258
    aceite de, 328, 330, 331
sándalo, 62, 187, 273, 317
sangre, 53, 62, 65, 85, 88, 101, 124, 191, 243
    déficit de, 53, 64, 65
    y el cáncer, 191, 195
    y la lengua, 63, 64, 65
    y las hierbas, 53, 140, 146
Santiago, 35
sardinas, 53, 117, 259, 261, 264, 270, 282, 292, 296, 314, 317
SARS (síndrome respiratorio agudo grave), 40
sauce, hojas de, 34

saúco, bayas de, 40, 41, 112, 119, 134, 135, 293, 304, 313, 322, 333
sauzgatillo, *88*, 148-149, 252, 279, 306, 328, 329, 330
SBO (organismos del suelo), 107, 109, 333, 334
segundos platos, recetas de, 387-409
semillas, 72, 73, 117, 234, 237, 240, 261, 267, 269, 270, 274, 276, 288, 292, 296, 300, 308, 325, 372
    véanse también semillas específicas
senos nasales, 331
sensibilidades alimentarias, 311, 323-324, 326
sequedad en el cuerpo, 55, 60, *61*, 65, *86*, 96, 102, 236, 242, 260, 288
séquito, efecto, 160
sésamo, aceite de, 388, 389, 405
setas, 17, 52, 102, 106, 118-119, 132, 133, 136
    caldo de, 352
    cola de pavo, 40, 136, 193, 322, 333
    reishi, 14, 52, 103, 119, 125, 126, 134, 148, 254, 260, 267, 282, 290, 299, 322, 333
    shiitake, 14, 52, 55, 119, 237, 241, 244, 247, 267, 293, 297, 309, 313, 314, 318, 330, 332, 334, 337, 351, 363
Shennong, emperador chino, 156
shiitake, véase setas
SIBO (sobrecrecimiento bacteriano en el intestino delgado), 333-334
SII (síndrome del intestino irritable), 137, 173, 326, 327
simpático, sistema nervioso, 88, 102, 162, *163*
síndrome del intestino irritable (SII), 137, 173, 326, 327
síndrome premenstrual (SPM), *64*, *87*, 148-149, 242, 328-330
síndrome respiratorio agudo grave (SARS), 40
sistemas orgánicos, 37-38, 41, 43-44
    de los cinco elementos, 71, 224-249, 228, 249
    y el elemento agua, 72, 79, 86, 93-94, 226, 227, 228, 229, 229, 239-242

124, *125*, 238, 247, 259, 260, 276, 292, 320, 324, 337, 364, 369, 371, 372, 374, 375, 377, 400, 407, 413, 414

torceduras y esguinces, 334-336

Tortitas de calabaza y arándanos, 235, 357

tos, 22, 23, 136, 179, 185, 236, 260, 263, 284, 292, 313, 321

Tostada elemental, 361-362

toxicidad, 12, 15, 38, 42, 48, 189, 194

trastorno por déficit de atención con hiperactividad (TDAH), 143, 336-337

triatlón espiritual, 200-201, 262, 266, 271, 274, 278, 283, 326, 329, 334

trifosfato de adenosina (ATP), 52, 141

triglicéridos de cadena media (TCM), 116, 127, 147

triphala, 120, 138, 289, 334

TRPV1, receptores, 162, 169

trufas negras, 166

tulsí, infusión de, 103, 166, 183

tumores, 119, 158, 170, 267

tuya, aceite de, 340

úlceras, 122, 137, 337-338

urinario, infecciones del tracto, *64*, 93, 304-305

útero, 66, *125*, 126, 262, 278

uvas, 94, *125*, 126, *240*, 258, 295, 306, 329, 334, 424, 427

uvas pasas, 94, 424, 425, 427

valeriana, 152, 257, 308

vejiga, 48, 65, 66, *67*, 79, *86*, 93-94, *163*, 178, *218*, *226*, 239, 305

venado, 53, 55, 56, 115, 234

venas varicosas, *64*, 338-339

verano, *86*, 89, 90, 91, 101, 106, 121

verduras, 14, 41, 44, 52, 55, 58, 60, 63, 87, 89, 90, 94, 99, 102, 103, 109, 112, 121-122, 138, 140, 171, 205, 234-235, 237, 238, 244-245, 247, 253, 255, 256, 258, 259, 261, 267, 270, 275, 276, 278, 279, 281, 282, 287, 288, 297, 299, 300, 302, 303, 304, 307, 309, 311, 312, 315, 318, 319, 321, 324, 330, 331, 334, 335, 355, 386
  caldo de, 365, 366, 370

véanse también las verduras específicas

Verduras asadas, 413-414

verduras de hoja verde, 52, 58, 87, *90*, 99, 121, 140, 244, 247, 254, 255, 259, 260, 274

véanse también verduras de hoja verde específicas

verrugas, 251, 339-341

vesícula, 65, *65*, 66, 85-86, *86*, 87, *163*, 196, 217, *218*, 226, *226*, 229, 243, 265, 266, 296

vetiver, aceite de, 188, 258, 263, 283, 337

viento, *39*, 51, *61*, 61-62, 63, *86*, 139, 282, 292, 303, 321

vinagre, 92, 101, 172, 174, 266, 286, 301, 312, 323, 368, 373, 376, 380, 391, 409, 411
  balsámico, 364, 373
  de arroz blanco, 409
  de manzana, 62, 86, 321, 368, 376, 379, 391, 409
  de vino blanco, 181
  de vino tinto, 375, 411

Vinyasa, yoga, 240

víricas, infecciones, 38, *39*, 127, 135, 171, 177, 209

vísceras, 114-115, 127, 132, 292, 325
  carne de, 114-115, 127, 132, 292, 325

vitaminas, 24, 40, 42, 99, 104, 112, 115, 116, 122, 127, 149, 249, 256, 278, 288, 303, 314, 323, 328, 337

wasabi, 97

yang, 46, 51, 53-54, *54*, 56, 156, 172, 205, 206
  déficit de, 46, 55, 64, 230, 240, 261, 272, 302
  y la lengua, 63, 64, 65

yemas de huevo, 90, 99, 255, 294

yin, 51, 53-60, 65, 91, 156, 161, 283, 301, 315
  déficit de, 39, 55, 60, 64, 140, 195, 236, 239-240, 246, 254, 270, 282, 284, 300, 305, 307, 318, 325, 326, 330

ylang-ylang, aceite de, 187, 257, 282, 291, 301, 306